PSYCHOLOGIE DES SÄUGLINGS

VON

DR. SIEGFRIED BERNFELD
WIEN

WIEN
VERLAG VON JULIUS SPRINGER
1925

Softcover reprint of the hardcover 1st edition 1925

ISBN 978-3-7091-5801-2 ISBN 978-3-7091-5810-4 (eBook)
DOI 10.1007/978-3-7091-5810-4

Vorwort.

Der Versuch, der in diesem Buche vorliegt, eine selbständige zusammenfassende Darstellung der psychischen Erscheinungen des Säuglingsalters zu geben, ist meines Wissens bisher noch nicht unternommen worden. Da dieses Alter sich einer beträchtlichen Anzahl von praktisch und theoretisch Interessierten erfreut, bedarf es kaum einer Rechtfertigung für das Thema dieser Publikation. Weil aber meine Absicht nicht war, eine bloße Kompilation zu geben, sind vielleicht einige orientierende Worte über die Absichten und den Standpunkt des Buches am Platze.

Im Tatsächlichen habe ich mich bemüht, eine gewisse Vollständigkeit zu erreichen, d. h. was sich in der kinderpsychologischen Literatur, in den zusammenfassenden Werken sowohl wie in den Spezialuntersuchungen, an Beobachtungen über den Lebensabschnitt von der Geburt bis zur Entwöhnung vorfand, habe ich mich zu berücksichtigen bestrebt. Leider waren mir eine kleine Anzahl ausländischer Schriften nicht zugänglich. Aber es ist nicht anzunehmen, daß dadurch wesentliche Lücken entstanden sind. Eingreifender war eine andere Einschränkung, die sich als unvermeidlich erwies: ich mußte mich entschließen, gewisse psychische Erscheinungen, die dem Säuglingsalter zugehören, in diesem Band völlig unberücksichtigt zu lassen, die Sprache in erster Linie, und andere kürzer, lückenhafter zu behandeln als der Anlage einer ausführlichen Monographie entspräche: die Wahrnehmungen und die Intelligenzphänomene. Diese Einschränkung war notwendig, weil diese Phänomene nicht aus ihren Anfängen, die ins erste Lebensjahr fallen, verständlich gemacht werden können, sondern vielmehr diese Anfänge erst rückblickend von dem Studium eines entwickelteren Stadiums aus darstellbar werden. Sollte also der Rahmen des Säuglingsalters erhalten bleiben, mußte dieser Mangel in Kauf genommen werden. Eine für spätere Zeit beabsichtigte Psychologie der frühen Kindheit wird in diesen Punkten die Psychologie des Säuglings zu ergänzen haben. Hierauf beziehen sich auch gelegentliche Verweisungen auf einen „späteren Zusammenhang".

Anderseits habe ich das Tatsachenmaterial, das die psychologische Literatur bot, durch kulturhistorische und ethnographische Data, bei gewissen Kapiteln sehr reichlich, bei anderen flüchtiger, erweitert. Ein

Versuch, der so weit die Tatsachen und nicht deren Deutung in Frage stehen, dem Leser vermutlich erfreulich sein wird, auch wenn er mit den methodischen Erwägungen, die dabei leiteten und die an ihrer Stelle mitgeteilt sind, nicht einverstanden sein sollte.

Neue Tatsachen werden in diesem Buch nicht gegeben. Das lag nicht in seinem Plan. Ich habe daher dort, wo Beispiele nötig waren, nicht meine eigenen Beobachtungen gebracht, sondern bereits publizierte zitiert. Doch habe ich natürlich das vorliegende Material nach den Eindrücken aus meiner eigenen Erfahrung aufgefaßt und ausgewählt und diese entschied gelegentlich, wenn zwischen widersprechenden Befunden zu entscheiden war.

Trotz der angestrebten Vollständigkeit möchte dieses Buch aber keineswegs ein Nachschlagewerk sein, sondern es sind in ihm eine Reihe von Gedanken entwickelt, die eine einheitliche Ordnung und Deutung der vorgefundenen Tatsachen ermöglichen wollen. Die späteren Kapitel setzen daher die voranstehenden voraus; in diesen begonnene Erörterungen werden in jenen aufgenommen und fortgeführt. Diese Darstellung entspricht der Absicht, den Akzent des Buches auf die in ihm gegebene „Theorie" zu legen. Es versucht die psychischen Fakta des behandelten Lebensabschnittes unter den Gesichtspunkten der Entwicklungspsychologie des Triebes zu geben. Da die Trieblehre in der Psychologie bisher noch nicht jenes Maß von Aufmerksamkeit gefunden hat, das sie verdient, ergab sich eine Reihe von Schwierigkeiten, aus denen eine gewiß ebenso große Reihe von Mängeln entstand. Der Verfasser empfindet sie sehr deutlich. Aber da die Kinderpsychologie der Ordnungsprinzipien, der Erklärung der von ihr festgestellten Fakta auf die Dauer nicht entraten kann, ist auch ein mangelhafter Versuch wohl nicht ohne Nutzen. Er wird vielleicht Anregung zu neuen Beobachtungen und Versuchen sein.

Über die Annahmen und Auffassungen, die auf den folgenden Seiten vertreten werden, braucht im einzelnen an dieser Stelle kaum gesprochen zu werden. Sie sind im Buche selbst begründet, soweit sie nicht, was für die Mehrzahl gilt, von anderen Autoren ihre Fundierung erhalten haben. In diesem Fall mußte der Hinweis auf den betreffenden Autor genügen. Nur bei einem, dem meistbenützten Autor, bedarf dieses selbstverständliche Verfahren einer ausdrücklichen, rechtfertigenden Erwähnung. Ich habe nämlich die Kenntnis der Freudschen Schriften beim Leser nicht weniger vorausgesetzt, als die anderer Entwicklungspsychologen, von ihnen daher nicht mehr mitgeteilt, als im unmittelbaren Zusammenhang der Erörterung nötig war. Die vorgetragene Psychologie des Säuglings steht auf dem Boden der Freudschen Psychologie. Die ausführliche Begründung mancher allgemeinen theoretischen Anschauung ist daher nicht im Buche selbst, sondern in den zitierten Freudschen Arbeiten enthalten. Es ist dies gewiß ein Mangel des Buches, an dem aber die Schuld nicht den Verfasser trifft, der vielmehr nur darum ein empfindlicher ist,[1] weil die entwicklungspsychologisch bedeutsamsten Schriften Freuds im Kreise der Kinderpsychologie noch immer weniger bekannt sind, als manche belanglose Dissertation experimental psychologischen Inhalts. Eine Einführung in die Psychoanalyse konnte aber nebenbei keinesfalls geleistet werden, dies wäre eine Aufgabe für sich, die an Umfang und Schwierigkeit vielleicht die der Säuglingspsychologie überträfe. So muß ich gewärtig sein, daß manchem Leser die Einführung einiger Begriffe und Termini in ihrer vollen Bedeutung nicht einsichtig werden wird. „Unkritische Einseitigkeit" war ich sorgfältig bemüht zu vermeiden; es kommen daher auch alle anderen psychologischen Methoden zu ihrem Recht. Was um so leichter möglich war, als sie und die Psychoanalyse — beide Partner wohl verstanden — einander keineswegs ausschließen, sondern, wie ich gezeigt zu haben hoffe, einander ergänzen, indem die Psychologie Freuds gerade die von den anderen Schulen allzusehr vernachlässigte Triebpsychologie einem intensiven Studium unterzogen hat. Auf diesem Gebiet ist von niemand anderem irgend nennenswertes geleistet worden. An Freud vorüberzugehen wäre darum allein schon unmöglich gewesen. Wenn aber die Aufgabe gestellt war, das Triebleben zur Grundlage einer theoretischen Zusammenfassung zu machen, so mußte die Freudsche Psychologie zum Fundament des Baues werden, da es eine andere umfassende Trieblehre in der Psychologie derzeit nicht gibt. Vielleicht hilft dieses Buch mit, die Kinderpsychologie durch die Funde der Psychoanalyse und die Theorien Freuds zu bereichern, indem es deren Fruchtbarkeit für das Verständnis der anderwärts festgestellten Fakta und für den Ausbau der theoretischen Grundgedanken anderer Schulen nachweist.

Wien, im Juni 1925.

Dr. Siegfried Bernfeld.

Inhaltsverzeichnis.

A. Das Neugeborene.

Die Geburt und psychophysische Retardierungen.

Die Geburt ist die größte plötzliche Veränderung der meisten grundlegenden Lebenserscheinungen, die das Leben dem Menschen bringt. Von den physiologischen Veränderungen des Blutkreislaufes, der Ernährung, den veränderten Temperaturverhältnissen usw. abgesehen, hat sich durch die Geburt die Lebensumwelt des Kindes innerhalb weniger Stunden grundsätzlich gewandelt. Es ist aus einer alle Reize abhaltenden oder doch dämpfenden und gleichförmig machenden Flüssigkeits- und Körperhülle mitten in die unendliche Fülle der nicht allein mannigfaltigen und intensiven, sondern auch wechselnden Reize der Lebensumwelt des erwachsenen Menschen versetzt; und die Befriedigung elementarer Lebensbedürfnisse findet nicht mehr völlig automatisch statt: Der Stoffwechsel spielt sich nicht mehr gänzlich im Rahmen des einheitlichen Organismus Mutter — Fötus ab, sondern bedarf der Einleitung von außerhalb des neugebildeten selbständigen Organismus Kind; der Gaswechsel steht für einige Minuten still, und muß erst durch einen neuen Lebensakt, die Einleitung der Lungenatmung, in Gang gesetzt werden, und funktioniert von da ab zwar in der Regel automatisch, aber unter Muskelbewegung.

Freilich will die Tatsache beachtet sein, daß gewisse Einrichtungen die Plötzlichkeit dieses Überganges bis zu einem gewissen Grad mildern. Der Organismus tritt zwar in die Reizwelt des Erwachsenen durch die Geburt plötzlich ein, aber der psychische Apparat antwortet zunächst nicht auf die Fülle dieser Reize. Ein Sinnesorgan ist unmittelbar nach der Geburt noch nicht funktionsfähig: das Ohr. Das Mittelohr ist mit Flüssigkeit, keinesfalls mit Luft gefüllt, und es bedarf zweifellos mehrstündigen Luftatmens, bis es neben Flüssigkeit auch Luft enthält (Preyer). Ganz einwandfrei läßt sich der Beginn des Hörens nicht genau feststellen. Es bleibt aber nach allen Untersuchungen noch unsicher, ob vor dem vierten Tag Schallreize perzipiert werden (Dix). Zweifelhaft ist auch, ob das Geruchsorgan bereits in den ersten Stunden des Lebens — wie wir der Kürze halber in Zukunft statt des genaueren Ausdrucks des postfötalen Lebens sagen wollen — funktionsfähig ist, nach manchen Untersuchungen wäre man freilich geneigt, sich positiv zu entscheiden. Gesichtssinn, Tastsinn und Geschmack sind zweifelsfrei wenige Minuten nach der Geburt, ja zum Teil während der Geburt in Funktion, so daß der völlige Ausfall ganzer Kategorien von Reizen, was die energischeste Abschwächung des Umweltwandels bei der Geburt wäre, nur für die Schallreize und vielleicht für die Geruchsreize zutrifft.

Aber auch bei den funktionierenden Sinnesorganen ist eine beträchtliche Einschränkung zu machen. Der gesamte nervenphysiologische Apparat ist in seiner Erregbarkeit, sowohl in bezug auf die sensiblen als auch auf die motorischen Bahnen beim Neugeborenen beträchtlich herabgesetzt (Solltmann). Im Besonderen sind überdies Beine, Füße, Rücken, Brust und Bauch, der überwiegende Teil der Körperoberfläche vermutlich weniger tastempfindlich als einige Wochen nach der Geburt; und der Gesichtssinn ist auf die Empfindung von Helligkeitsunterschieden beschränkt. Schließlich darf die Vernix vielleicht als eine Art Reizschutz aufgefaßt werden.

Die Funktion der Säuglingspflege.

Das Neugeborene ist zwar anatomisch-physiologisch ein selbständiger Organismus, aber auch nur in dieser Beziehung; und man kann daher seine Lebenserscheinungen nicht beschreiben, gewiß nicht verstehen, wenn man nicht all das mitbeachtet, was seine Umgebung — die Mutter in erster Linie — für ihn und mit ihm tut. Das Neugeborene für sich allein ist nicht lebensfähig. Seine mitgebrachten Instinkte und Triebe sind nicht umfangreich genug, der ihnen zur Verfügung stehende motorische Apparat nicht ausgebaut genug, um zur Erhaltung des neuen Lebens hinreichend zu sein. Vielmehr bedürfen seine Instinkt- und Triebhandlungen, wie wir vorläufig noch ohne rechtfertigende Erörterung, aber unmittelbar verständlich, sagen wollen, ergänzender Handlungen der Mutter (oder stellvertretender Personen). Das Entscheidende ist physiologischer Vorgang in der Mutter, so die Sekretion der Milchdrüsen; aber bei keinem Volk und zu keiner Zeit ist damit die Leistung der Mutter für das Neugeborene erschöpft, so viel uns Ethnographie und Kulturgeschichte heute lehren können. Das Neugeborene wird von der Mutter nicht allein ernährt, sondern auch in irgend einem Maß und in irgend einer Weise gepflegt und gewartet. Und der überwiegende Teil all der Handlungen, die diesen Komplexen angehören, sind Trieb- und Instinkthandlungen von seiten der Mutter; ein Bruchteil freilich entspringt religiösen und sozialen Anschauungen und Bedingungen; schließlich — bei Völkern bestimmter Kulturform — dem empirisch geprüften Nachdenken, der Wissenschaft. Erst die beiden Reihen triebmäßiger oder instinktiver Handlungen, die Lebensäußerungen des Kindes, die Pflegetätigkeit der Mutter, zusammen ermöglichen Erhaltung und Entwicklung des Neugeborenen. Sie sind so gut eine untrennbare Einheit, wie der Blutkreislauf des Fötus und der der Mutter.

Die mannigfaltigen Vorschriften, welche die Wissenschaft der Mutter für die Behandlung des Neugeborenen macht, lassen sich in einem Satz formulieren: Wärme und Schutz vor Reizen. Das heißt die Pflege des Neugeborenen setzt die Tendenz fort und verstärkt sie, die wir im psychophysischen Zustand des Kindes angedeutet fanden: die Plötzlichkeit in der Veränderung der Lebensumwelt, der Biosphäre, soll gemildert werden. (Die Forderung der peinlichsten Reinlichkeit ist eine allgemeine der wissenschaftlichen Hygiene und Medizin, die selbstverständlich auch für die Säuglingspflege aufgestellt wird, für sie aber nicht spezifisch ist.)

Mit der Wissenschaft in gutem Einklang befindet sich die traditionelle Kinderpflege, wie sie seit Jahrhunderten, gewiß seit dem 13. Jahrhundert, in West- und Zentraleuropa geübt wird (Müllerheim). Das Kind wird unmittelbar nach der Geburt zum erstenmal, dann in den ersten Wochen häufig, warm gebadet, in warme, möglichst vor Reizen schützende Hüllen gepackt, in der Wiege oder einer ähnlichen, im Prinzip identischen Vorrichtung vor Kälte, starkem Licht, plötzlichen Veränderungen geschützt gehalten, beim Erwachen gesäugt, möglichst im Schlaf erhalten, nicht zum geringsten durch die leise rhythmische Bewegung der schaukelnden Wiege. Aberglaube, Sitte, wechselnde medizinische Meinungen fügen diesem Bild jeweils diesen oder jenen Zug hinzu; im wesentlichen bleibt es konstant. Anstatt der Wiege, dem Körbchen oder ähnlichem Ort, ist das Bett der Mutter nicht selten des Kindes allgemeiner Liegeplatz, und die Einhüllung des Kindes steigert sich zum beengendsten Wickeln — das dürften die zwei deutlichsten Abweichungen von diesem Schema sein; die erste fügt sich wohl in die Tendenz, die wir der Kinderpflege zuschreiben; die zweite vielleicht nicht ganz so gut, von ihr wird noch zu sprechen sein. Noch deutlicher als beim Säugling, der, den Vorschriften der heutigen wissenschaftlichen Hygiene entsprechend gelagert, schläft, drängt sich bei dem traditionsgemäß in schaukelnder, mit Vorhang abgeschlossener Wiege in Hüllen wohlverpackt, von einem engen feuchtwarmen Dunstkreis umgeben, schlummernden Neugeborenen der Gedanke an den Fötus und seine Biosphäre auf. Im Prinzip sind beide Methoden identisch; doch hat die Wissenschaft auf eine Reihe von üblichen Maßnahmen: das Wiegen, den abgeschlossenen, feuchtwarmen Dunstkreis z. B., als unnötig oder schädlich verzichten gelehrt.

Diese vorwissenschaftliche, volksübliche Pflegeweise des Neugeborenen in den ersten Lebenstagen ist keineswegs auf West- und Zentraleuropa beschränkt, man findet sie ganz ebenso, oder wichtige Teile ihrer, in allen Klimaten und Breiten. Sie ist uralt, denn man findet sie bei Völkern aller Kulturformen und aller Grade der Primitivität. Sie ist wie Ploß (2) mehrfach betont, und wie mir scheint, sehr wahrscheinlich macht, von allen geographischen, sozialen, wirtschaftlichen, religiösen Faktoren unabhängig.

Im einzelnen läßt sich folgende Zusammenstellung machen:

Warme Bäder und Waschungen werden berichtet von den Malabar, Persern, Armeniern, aus dem südlichen Arabien; von den afrikanischen Hoer und Ewe, den Negern in Old-Calabar und am unteren Kongo, den dravidischen Nair (Vorderindien), den Kirghisen, Samojeden, Esthen, Sinnos-Indianern in Nikaragua. Dazu kommen noch die Australier und offenbar die Japaner und Chinesen (dieser Passus ist bei Ploss nicht ganz eindeutig). Die Anwendung heißer Bäder ist wohl mit hieher zu zählen und wird von Armeniern, Russen, afrikanischen Maravis, den Taukluhs in Manipur, den Tataren und vornehmen türkischen Kreisen berichtet. Hiezu kommen die Juden, mindestens seit der talmudischen Zeit (Feldmann).

Wärmende und schützende Hüllen verwenden sehr zahlreiche Völker; deren Aufzählung wäre ermüdend; ich entnehme daher Ploß (2) die Reihe der Völker, die ihre Neugeborenen grundsätzlich nackt lassen: die Araber, Neger, malayisch-polynesische Völker, die dravidischen Malediven-Insulaner, die Karaiben, Tupin-Inba (Südamerika), die Feuerländer und die Eskimo; ferner die armen Schichten der alten Deutschen und der Japaner und wie man annehmen darf, mancher anderen Völker.

Die Wiege ist weit verbreitet: nehmen wir Beutel, Körbe, Hängematten und alle dergleichen Tragapparate hinzu, so wird der Katalog der Völker, die ihrem Neugeborenen eine mehr oder weniger fötale Situation schaffen, sehr umfangreich und umfaßt Vertreter aller Völkergruppen: die Indoeuropäer, Kaukasusvölker, Semiten, Hamiten, Sudan-, Bantuneger, Hottentotten und Buschmänner, malayisch-polynesischen Völker, Australier, Japaner, Koreaner, Chinesen, Siamesen, Ural-Altaien, Hyperboräer und Indianer. Bei den Völkern, die den Säugling in solcher Hülle und Traggpparat auf dem Rücken tragen, ist die fötale Situation noch vollkommener hergestellt, so schreibt Wernich (Ploß 2) von den Japanern: „Wie eine Fortsetzung des intrauterinen Gemeinlebens erscheint das fortwährende Herumtragen des Kindes auf dem Rücken im eigenen Gewande der Mutter .... das so wie ein Parasit auf der Mutter lebt.“ Diese Analogie wird gelegentlich von den Autoren gestreift, aber soviel ich sehe, nirgends so ernst genommen, als sie verdient. Das Wiegen und Tragen auf dem Arm hat unter den Ärzten eine heftige Diskussion hervorgerufen, die uns noch beschäftigen wird, aus der ich aber hier schon in durchsichtigem Zusammenhang die Meinung von Ploß (2) mitteilen will: Er hält passive Bewegungen des Kindes, wie das Tragen auf dem Arm, oder sanftes Wiegen für nützlich, „weil die Natur selbst dem Kinde im Mutterleibe ganz ähnlich passive Bewegungen gewährt, indem die Mutter alle ihre Bewegungen auf das im Fruchtwasser leicht schwingende Kind überträgt.“

Diesen Tatsachen entsprechend wäre man leicht versucht, eine einfache, sehr selbstverständliche und problemlose, auch affektiv befriedigende Formel aufzustellen: die Funktion der Säuglingspflege ist ganz allgemein den Fötalzustand wiederher zustellen — wenn nicht feststünde, daß die beschriebene Form der Pflege des Neugeborenen keineswegs die einzige ist. Statistische oder einigermaßen genaue zahlenmäßige Angaben lassen sich beim derzeitigen Stand der ethnographischen Jugendkunde nicht machen; aber gewiß ist, daß die Maßnahmen prinzipiell anderer Art, die wir antreffen, ebenfalls sehr verbreitet sind, Völkern aller Kulturstufen, aller Klimate und aller sozialen Bedingungen zukommen. Für diese andere Art läßt sich eine einheitliche Charakteristik nicht so einfach finden, vielmehr scheinen die Formen recht mannigfaltig zu sein. Immerhin läßt sich ohne Zwang ein sehr häufiger Typus aufzeigen, dessen Charakteristikum darin besteht, daß er Zug für Zug genau das Gegenteil des bisher beschriebenen darstellt. Wir haben ihn bereits erwähnt, indem wir jene Völker anführten, die die Neugeborenen und Säuglinge nicht in schützende und wärmende Hüllen packen, sondern nackt lassen. Ein ähnlicher Gegensatz läßt sich auch für die anderen Maßnahmen nachweisen.

Mit kalten Bädern werden die Neugeborenen nach Ploß-Renz bei folgenden Völkern behandelt: die alten und heutigen Inder, die alten Perser, Meder, Baktrer, die ungarischen Zeltzigeuner, die Urbevölkerung von Italien, Deutschland und England; im alten Rom und Griechenland, die afrikanischen Schangallas, Nyumba, Bubis, Laongo-Neger, Kaffern, Hottentotten; auf den Andaman-Inseln, Philippinen, Karolinen, Sandwichinseln, Neuguinea, Samoa, und in Australien; bei den alten Szythen, in der asiatischen Türkei, bei den Ostjaken, samojedischen Juraken, Lappen; die Aleuten und Koluschen (Indianer), die Indianer Neuschottlands am Hudson, in Virginia, die Novi in Kalifornien; bei den Karaiben der Sierra Nevada de Santa Marta, im alten Peru, in Chile, bei den Caringangs, Tapuya, Caraja und den Patagonen.

Die Wiege oder eine andere Liegestatt, die teilweise oder ganz geschlossen wäre, vermeiden die Inder im Dekan, die Isländer, einige Guineanegerstämme, teilweise die Kalmüken, die Finnen, die transsilvanischen Zeltzigeuner, die Araber, die ausgestorbenen Guanchen, die Hawaiser, die Njam-njam und die Wahamba. Bei diesen Völkern liegt das Kind uneingehüllt auf dem nackten Boden oder auf einer flachen Unterlage, die mehr oder weniger weich gewählt ist. Dazu kommen zahlreiche von jenen Völkern, die das nackte Neugeborene, bezw. den Säugling auf dem Rücken, den Hüften oder Schultern tragen, und höchstens ein schmales Tragband verwenden, aber keine Hüllen, Sack, Kleiderfalten, in denen das Kind zum größeren Teil verborgen wäre.

Gegen das Schaukeln und Wiegen gibt es nicht allein unter den Ärzten unserer Zeit Opposition, sondern manches Volk verhält sich so, als wollte es jede passive Bewegung des Kindes ängstlich vermeiden, als sollte es womöglich unbewegt auf seiner Unterlage oder in seinem fixierten Behältnis ruhen, so lange, als nur irgend möglich; nicht einmal zum Säugen wird es auf den Arm genommen, sondern die Mutter legt sich zu ihm oder kniet über ihm. Doch wird davon noch in einem anderen Zusammenhang zu sprechen sein, so erwähne ich diese Gruppe hier nur gerade.

Schließlich darf man das feste Wickeln, ja Einschnüren der Neugeborenen und Säuglinge, das weitverbreitet ist, in diesen Zusammenhang bringen, da es jedenfalls von der fötalen Situation entfernter ist, als lose Hüllen, innerhalb derer das Kind eine gewisse Bewegungsfreiheit für Arme und Beine behält, und nicht zur gestreckten Lage krampfhaft gezwungen ist.

Fügt man diese Einzelzüge zu einem Gesamtbild, so gewinnt man die Vorstellung einer Kinderpflege, die das denkbar vollständigste Gegenteil zur fötalen Situation darstellt: Das Kind wird gleich nach der Geburt — und von da an in wechselnder Häufigkeit — in kaltem Wasser gebadet oder gewaschen, ohne Hüllen auf flacher Unterlage oder durch Wickeln gestreckt, unbewegt liegen gelassen. Zwar kommt es kaum irgendwo vor, daß alle Pflegemaßnahmen diesem Typus entnommen sind, ebenso wie eine reine Verwirklichung des anderen Typus selten ist, aber ideell ergeben sich zwei scharf gesonderte Pole, der fötophilen und der fötophoben Pflege, wenn diese Worte erlaubt wären, zwischen denen sich die jeweils anzutreffenden konkreten Fälle befinden.

Man hat es schwer, an die Existenz der fötophoben Pflege überhaupt zu glauben; sie erscheint uns mörderisch. Wir sind die fötophile Tendenz so sehr gewöhnt, und durch die Wissenschaft in unserer Gewohnheit, wenn auch in ermäßigten Formen, so doch so bestärkt worden, daß sich uns die Frage aufdrängt: ja sterben nicht die so behandelten Kinder? Und die Antwort ist tatsächlich: gewiß, sie sterben; aber nicht alle. Genaue und zuverlässige Nachrichten über die Säuglingssterblichkeit sind mir nicht zugänglich gewesen, doch schreibt Ploß (2) in Übereinstimmung mit anderen Autoren von hohen Sterblichkeitsziffern bis zu 80% der Lebendgeborenen. Man kann von der fötophoben Pflege, besonders wenn ihr noch die eigenartigen Methoden der Ernährung, von denen wir später sprechen, hinzugefügt werden, kaum anderes erwarten. Und es erhebt sich die zweite Frage, warum verwenden die betreffenden Völker diese unrationelle Methode?

Soll diese Frage einer Antwort zugeführt werden, muß die auf die erste etwas näher erörtert sein. Wir haben nämlich keine Unterlage für die Behauptung, daß die starke Kindersterblichkeit von der fötophoben Pflege herrühre, denn erstlich kommt sie — wie schon erwähnt wurde — kaum jemals rein vor, zweitens fehlen einigermaßen zuverlässige Darstellungen, die uns das Mischungsverhältnis der beiden Tendenzen beurteilen ließen und ihr Resultat in der Mortalitätsziffer kennen lehrten. Vielmehr müssen wir festhalten, daß die Kinderpflege jeder Art in einem hohen Prozentsatz der Fälle nicht hinreicht, die tausendfache Gefährdung des Neugeborenen und Säuglings zu kompensieren; daß aber andererseits alle geübten Methoden hinreichen, um die Erhaltung des Stammes zu garantieren. Man muß sich klar machen, daß unsere heutige Einstellung zum Kind, unsere heutige Wertung seines Lebens das Resultat einer langen psychologischen Entwicklung ist. Nicht alle Völker und Kulturen empfinden, daß die Geburt eines Kindes ihm auch das Recht auf Leben gibt, nicht alle bewerten den Tod des Kindes als ein Unglück, seine Tötung als Verbrechen. Die Zahl der Völker, die prinzipiell einen Prozentsatz, eine Kategorie (etwa die Erstgeborenen) oder Gruppen (etwa schwächliche) von Kindern töten, ist sehr groß, die Art der Motivierung sehr mannigfaltig. Sehr wahrscheinlich war das in früheren Entwicklungszuständen auch bei manchen Völkern der Fall, die heute anders denken und handeln. Reik hat sehr wahrscheinlich gemacht, daß die sehr eigenartigen Riten der Couvade (Männerkindbett) und der Pubertätsinitiation entstellten und erstarrten Ausdruck ehemals aktueller Tendenzen die Neugeborenen (oder eine bestimmte Kategorie von ihnen) zu töten, ,enthalten. Die Ethnographen haben dies oft nachgewiesen.

Man kann in den Gebräuchen der heutigen Kulturvölker noch manchen Hinweis auf diese uralte säkular verdrängte Tendenz nachweisen. Wenn wir dies berücksichtigen, so werden wir geneigter sein, anzunehmen, daß die hohe Ziffer der Kindersterblichkeit die betroffenen Völker gar nicht erschüttert, daß sie sich mit ihr als einem notwendigen Übel abgefunden haben, mit ihr rechnen, ja daß bei einigen dieses Resultat gewünscht wird, bei vielen als Befriedigung unbewußter Wünsche hingenommen wird, wenn auch mit dem Gefühl, einem (notwendigen) Übel gegenüberzustehen.

Der Leser wird hier vielleicht doch ein verwerfendes Wort vermissen; zu dem wir aber — wie mir scheint — nicht berechtigt sind. Es ist für das wissenschaftliche Verständnis der Zusammenhänge, die hier studiert werden, schädlich, eine zu große Distanz zwischen das Handeln und Fühlen der primitiven Völker und dem unserer Zeit zu setzen, darum möchte ich anstatt der erwarteten Empörung darauf hinweisen, daß keineswegs dem Fehlen der feindseligen Tendenz das Aufblühen des Säuglingsschutzes in diesem Jahrhundert zu danken ist, sondern in erster Linie dem wirtschaftlich-politischen Interesse des Staates an einer zahlreichen Bevölkerung. (Die psychologische Voraussetzung hiefür ist wahrscheinlich, wie Reik bemerkt, die Reaktionsbildung auf die Verdrängung jener feindseligen Impulse.) Und trotz des Aufschwungs der Fürsorge und Hygiene bleiben die Mortalitätsziffern für bestimmte Gruppen der europäischen Bevölkerung nicht so weit zurück, als nach der Höhe der medizinischen Wissenschaft und der Empörung über kindesmörderische Einrichtungen bei den Primitiven zu erwarten wäre. So weist die offizielle Statistik für Berlin die allerdings verhältnismäßig niedrige Säuglings-Sterblichkeits-Ziffer von 18,1 % auf, aber dies ist, wie Rühle feststellt, eine Durchschnittsziffer, in der das reiche Tiergartenviertel mit 5,2 % und das arme Proletarierquartier Wedding mit 42 % enthalten ist.

Wo die Kindersterblichkeit Problem wird, da versucht man sie mit den Mitteln des Zaubers, der Magie, des Exorzismus, mit den Techniken der animistischen Weltanschauung, mit Gebet und Opfer der religiösen Weltanschauung, zu vermindern. Die Behandlung des Kindes mit Salz oder anderen heiligen Substanzen z. B. soll es stärken und immunisieren, Amulette sollen es vor den bösen Dämonen schützen, Opfer sollen die erzürnte Gottheit versöhnen. Viele Überreste dieser Gebräuche leben neben der wissenschaftlichen Kinderpflege heute noch als Aberglaube. Es kann kaum ein Zweifel bestehen, daß Dämonen, die das Kind bedrohen wie alle bösen Geister als Projektionen der bösen Impulse der Gläubigen selbst entstanden sind (Freud 12). Und es wird die zärtliche, hingebende Sorgfalt und Sorge, mit der die Primitiven zuweilen ihre Kinder pflegen, und die grausame Absurdität, ja mörderische Wirkung mancher Züge oder des ganzen Ensembles ihrer Gebräuche als Manifestation der ambivalenten, der zärtlichen und zugleich feindseligen, Einstellung, die sie beherrscht, verständlich werden.

Den ganzen Umkreis der hierhergehörigen Probleme zu erörtern, kann in diesem Buch nicht unsere Aufgabe sein, sie soll in einer späteren Arbeit versucht werden, darum sei bloß andeutend, wenn auch nicht überzeugend, das an dieser Stelle Nötige zusammengefaßt. Ein großer Teil all jener Pflegemaßnahmen, die weder dem fötophilen noch dem fötophoben Typus angehören, läßt sich als entstellter und gemilderter Ausdruck verdrängter Feindseligkeit erweisen, oder als Reaktion auf eine solche; manches ist Feindseligkeit schlechthin, altruistisch gerechtfertigt durch den Hinweis auf den Zweck: um das Kind rechtzeitig an die Härten des Lebens zu gewöhnen. Für die fötophoben Maßnahmen gilt das gleiche. Was im Gebet, das die Hebamme bei den Mexikanern nach dem ersten Bad des Kindes zu sprechen hatte, schön zum Ausdruck kommt: „Kind! Kostbarer als alles! Dich haben Ometecuhtli und Omecihuatl im zwölften Himmel erschaffen, damit du in dieser Welt geboren würdest. Wisse denn, daß diese Welt traurig, voll Schmerz, Mühsal und Elend, ein Tal der Tränen ist, und daß du, wenn erwachsen, dein Brot mit Schmerzen essen und mit deiner Hände Arbeit verdienen mußt.“ (Ploß 2).

Der Träger dieser feindseligen Tendenz scheint der Vater zu sein, oder vielleicht richtiger, scheinen die Männer der Horde, des Stammes zu sein. Als Stütze dieser Vermutung darf man anführen: 1. Sehr häufig ist bei den Säugetieren das Junge in Gefahr, vom Männchen gefressen zu werden (Mitchell; Brehm); 2. Freuds Untersuchung „Totem und Tabu“ und die genannten Arbeiten Reiks haben Motive im Völkerleben aufgedeckt, die uns ein gut Stück dieser Feindseligkeit voll verständlich machen, und die in dieser schematischen Allgemeinheit nur oder eher den Männern zukommen.

Um ein Mißverständnis zu vermeiden, betone ich, daß damit nichts über die individuelle psychische Einstellung eines bestimmten Mannes oder einer bestimmten Frau ausgesagt ist.

Die fötophobe Säuglingspflege ist demnach kein Instinkt; sie ist nach jenen Freudschen Annahmen (Vatermord in der Urhorde und daraus entstandene Vergeltungsfurcht) verstehbar als Einschränkung, die die Vergeltungsfurcht fortschreitend erfährt oder als Durchbruch dieser Furcht — um vereinfachend diesen einen Faktor für die zahllosen wirkenden zu nennen. Vielleicht bleibt dennoch ein Stück Feindseligkeit als instinktives Verhalten des Männchens gegenüber dem hilflosen Jungen übrig, dann hätten wir gewissermaßen einen kleinen Instinktkern, um den sich das komplizierte sozialpsychische Gebilde aufbaut. Man kann es wagen, für die fötophile Pflegeform den entgegengesetzten Aufbau anzunehmen. Die Brutpflege bei den Säugetieren, Funktion der Mutter, bei den Beuteltieren geradezu ein extrauterines Fötalleben darstellend, weist bei den Affen deutlich fötophile Züge auf. So schildert z. B. Brehm: „Das Affenkind hängt sich bald nach seiner Geburt mit beiden Vorderhänden an dem Hals, mit beiden Hinterhänden aber an den Weichen der Mutter fest, in der geeignetsten Lage, die Mutter nicht zu behelligen und ungestört zu saugen.“ Von der Mutter heißt es: „.... bald leckt sie ihn (den Affensäugling), bald laust sie ihn wieder, bald drückt sie ihn an sich.... bald legt sie ihn an die Brust, bald schaukelt sie ihn hin und her....“ Wesentliche Züge der Pflege sind hier vorgebildet, und man kann auch die komplizierteste Form der rein fötophilen Säuglingspflege als Anpassung dieses Instinktes an kompliziertere soziale Gegebenheiten oder als Einfügung von anderweitig gemachten Entdeckungen in den Instinkt auffassen. Dennoch wird man vielleicht den Wunsch haben, der Erfindung der Menschheit auch auf diesem Gebiet eine größere Rolle zuzuweisen. Dann sind einige Gedanken naheliegend. Die primitive Mutter hat keine richtige Kenntnis von dem fötalen Zustand, doch kann sie einige Züge der fötalen Biosphäre erraten, und vor die Situation gestellt, ein hilfloses, schwaches Kind irgendwie zu versorgen, wird sie leicht das Vorbild, das sie — schwanger — selbst bot, nachzuahmen wissen. Stellen wir uns dies nicht als rationalen Prozeß vor, so sind wir vielleicht der Wahrheit nahe. Denn wir sehen die Mutter bei der Erfindung der Säuglingspflege unterstützt durch die triebhaften Äußerungen der Liebe, die dem Neugeborenen als einem Stück und Produkt ihres Körpers leicht zukommt: An-sich-pressen, In-Körpernähe-halten

u. dgl. Und schließlich darf man noch heranziehen, daß die Psychoanalyse als „Urphantasie" der Menschheit, vielleicht in jedem Menschen wirksam, die Sehnsucht auffand aus den Mühen und Entsagungen des Lebens weg, zurückzukehren in die Welt der reizelosen Ruhe des vorgeburtlichen Lebens, ins Nirvana oder in den Mutterleib. Auch bei der Erfindung der Säuglingspflege mag diese Phantasie, sich an dem Stück des Körpers, das Kind heißt, erfüllend mitwirken. Sie wäre dann gewissermaßen das sozialpsychologische Korrelat zu der konservativen Tendenz, die wir im psychophysischen Zustand des Neugeborenen vorfanden und in den Äußerungen seiner Triebe noch sehr deutlich nachweisen werden.

Die Bemerkung von Krauß, daß beim Primitiven das Kind Tabu sei, als ein Stück der Schwangeren, der „Trägerin und Ernährerin eines seinem Ursprung nach rätselhaften Geschöpfes" ist sehr wahrscheinlich, und muß zum Verständnis manchen Kindespflege-Gebrauches herangezogen werden; doch nicht jener, die den Typen fötophil und -phob angehören, und wird noch in anderem Zusammenhang Verwertung und Kritik erfahren.

Einen kleinen Beleg zu dieser Auffassung sehe ich in den folgenden Sätzen des japanischen Irrenarztes Dr. T. Ischikawa: „ich bin zur Ansicht geneigt, daß man die natürliche Entwicklung des Kindes dann vervollkommnen könnte, wenn man es während gewisser Zeiträume in ein neues Medium, sozusagen einen „künstlichen Mutterleib" versetzte, welcher die dem eigentlichen Mutterleib sehr nahe stehenden Bedingungen in bezug auf Licht, Geräusch und Temperatur hätte..."

Der Schlaf.

Die Hauptbeschäftigung des Säuglings, seine hauptsächlichste Lebenstätigkeit, ist der Schlaf. Wenn nicht Hunger oder sonst eine grobe Störung ihn hindert, so schläft er; etwa zwanzig Stunden im Tag (Vierordt). Diese lange Schlafzeit nimmt allmählich ab, so daß das einjährige Kind noch immer viel mehr schläft, als es wacht, und erst im vierten Jahr sich dieses Verhältnis umkehrt. Die Tatsache ist allgemein aufgefallen; kaum eine Schrift über die Psychologie des Säuglings vergißt sie zu erwähnen, und doch scheint sie nicht genügend studiert zu sein. Die Details, die festgestellt erscheinen, sind kurz mitteilbar.

Ist die Schlafzeit im ganzen auch sehr beträchtlich, so ist die Dauer des einzelnen zusammenhängenden Schlafes gering, nämlich „nicht oft länger als zwei Stunden" (Preyer). Sie steigert sich nach Preyer recht rasch: im zweiten Monat oft dreistündiger, zuweilen fünf- bis sechsstündiger Schlaf, im sechsten Monat sechs- bis achtstündiger Schlaf nicht selten. Der Schlaf des Säuglings ist demnach anders als der des Erwachsenen und Kindes, er hat einen viel rascheren Rhythmus. Dazu gehört, daß der Säugling rasch einschläft und leise schläft, leicht geweckt werden kann. Doch gilt dies offenbar nicht für alle Weckreize; denn im Gegensatz zur leicht zu beobachtenden Tatsache, daß der Säugling empfindlich ist und leicht geweckt werden kann, kann man ebenso einfach feststellen, daß er auf eine Anzahl von Reizen zwar (etwa mimisch) reagiert, aber ohne zu erwachen. Ein gutes Beispiel dafür findet sich bei Dix: „Bubi liegt auf dem Rücken, die Ärmchen in fötaler Lage am Kopfe aufwärts. Die auf der Straße vorüberfahrende elektrische Straßenbahn läßt ihn leicht zusammenschrecken; die Augenlider zucken zusammen; die Mundwinkel ziehen sich herab wie zum Weinen. Aber er schläft weiter. Plötzlich spitzt er den Mund zum Saugen. Die Finger ziehen sich von Zeit zu Zeit zusammen; ja, es bilden sich vorübergehend Fäustchen. Die Augen rollen unter den geschlossenen Augenlidern nach oben und zur Seite. Plötzlich stößt er einen kleinen Jammerton aus. Gleich darauf fängt er an zu lächeln ... So scheint er zu träumen. Darauf folgt wieder ruhiger Schlaf, der ohne jede Störung zehn Minuten bleibt ...“

Diese Beobachtung wurde am 65. Tage gemacht; es gilt aber ähnliches auch für die ersten Lebenstage. So schlief der Knabe von Dix am siebenten Tage so fest, daß ihn auch Anschreien nicht weckte, während er mit $0,{}^1/_4$ beim Niederlegen, wenn er an der Brust eingeschlafen war, zusammenschreckte, saugte, knurrte und wieder einschlief. So viel kann man an jedem Fall beobachten: Der Säugling erwacht spontan nach zirka zweistündigem Schlaf für eine kurze Zeit; die Schlafperiode kann durch verschiedene Reize beliebig gekürzt werden; anderseits wecken nicht immer und nicht alle Reize, auf die vom Schlafenden reagiert wird; und schließlich, nicht selten ist überhaupt nicht festzustellen ob ein schlafstörender Reiz irgendwelche Reaktion hervorruft. Die Reize, deren Weckwirkung konstatiert werden konnten, sind: Hautreizungen, helles Licht, Kälte (siehe insbesondere Ischikawa) und Geräusche aller Art, freilich erst einige Tage nach der Geburt. Daß nicht jeder Reiz weckt, der reaktive Folgen hat, zeigt außer dem oben mitgeteilten, die Veränderung unbequemer Gliederlagen während des Schlafes. Für das Alter von zirka vier Wochen weisen die Untersuchungen von Caramaussel klar nach, wie Reize Veränderungen der Atemtätigkeit hervorrufen, ohne daß das Kind erwachte. Über den Schlaf in den ersten Wochen hat Caramaussel noch festgestellt, daß die Atmungskurve von der in späterer Zeit völlig verschieden ist, sie ist außerordentlich unregelmäßig und häufig folgt die Exspiration nicht unmittelbar auf die Inspiration, oder auch umgekehrt, sondern eine sekundenlange Pause der Atmung tritt ein, so als hätte das Kind das richtige Atmen noch nicht erlernt. Das gibt der Kurve die charakteristischen Plateaus wie bei Atemnot. Bald nähert sich freilich das Bild der Kurve dem gewohnten regelmäßigen des Erwachsenen. Das Kind von einem Monat zeigt dieses merkwürdige

Zögern zwischen Ex- und Inspiration nicht mehr, außer eine Störung des Schlafes setzt ein. Wird der Säugling geweckt, so erfährt er, je jünger, desto stärker einen „wahren Angstzustand“ (Preyer): Zusammenzucken des Körpers, Werfen der Gliedmaßen, zuweilen sehr ähnlich einer Art leichten Krampfes.

Die theoretische Einordnung dieser Tatsachen ergibt sich aus der jeweils vertretenen Anschauung über den Schlaf überhaupt. Die Sichtung dieser Anschauungen hat Claparède (1) sehr klar und eindrucksvoll vorgenommen. An dieser Stelle kann es sich nur um deren Anwendung auf den Schlaf des Kindes handeln. 1. Die älteste Erklärung knüpft an die Auffassung an, daß der Schlaf eine Folge der Intoxikation durch die Ermüdungsstoffe ist. Da der Stoffwechsel umso rascher ist, je jünger der Organismus ist, ergibt sich — in Verbindung mit der geringeren Leistungsfähigkeit der Organe — daß der Säugling mehr und rascher ermüdet, als das ältere Kind, also länger und schon nach kürzerem Wachsein (Schreien, Saugen, Betätigen der Sinnesorgane) schläft. Preyer nimmt noch überdies eine ermüdende (einschläfernde) Wirkung der Milch an. 2. Die zweite Erklärung zieht die Solltmannschen Untersuchungen heran, die — soweit sie hier in Rede stehen — ergeben haben, daß die Ermüdbarkeit des Nervensystems neugeborener, bezw. junger Tiere groß, die Reizbarkeit gering ist, was die Quantität des Schlafes, bezw. das schnelle und leichte Einschlafen zu erklären hilft (Bühler, Koffka). Die Reize haben keine Kraft, das Wachhalten zustande zu bringen, wie Dekker es hübsch ausdrückt: das Neugeborene schläft, „weil es noch nichts zu wachen gibt“. 3. Die dritte Hypothese geht von der aufbauenden Wirkung des Schlafes aus; während des Schlafes werden nicht bloß die Ermüdungstoxine zerstört und keine neuen in beträchtlichem Maß gebildet, sondern er ist der Entwicklung, dem Aufbau günstig, indem der Sauerstoffverbrauch bedeutend sinkt und die Organe sich dadurch restituieren; so beträgt das Plus im Fettaufbau 24% (Key). Schlafbedürfnis finden wir demnach in Wachstumperioden gesteigert (Trömner), und die ersten Lebenswochen sind eine solche katexochen. Dies ist Claparèdes Anschauung, die natürlich nicht haltbar ist, ohne die weitergehende Auffassung, wie er sie in der genannten Arbeit vertritt, nach der Schlaf keine automatische (Reflex-) Folge einer bestimmten Quantität von aufgespeicherten Ermüdungsstoffen ist, sondern ein Instinkt, der zur Aufgabe hat, die Erschöpfung zu verhindern (und wie man wohl hinzufügen muß, Wachstum und Aufbau zu fördern); dessen Mittel vielleicht durch jene physiologischen Vorgänge anzugeben sind, auf denen die anderen Auffassungen basieren, der den Schlaf aber zu einer aktiven biologischen Funktion macht.

Es kann sich uns nicht darum handeln, nun die Entscheidung über die Richtigkeit dieser Theorien zu treffen, denn das Schlafproblem ist offenbar sehr kompliziert, und die ausgedehnte Literatur — auch die neueste, über die de Sanctis orientiert — hat nicht die Lösung, sondern widersprechende Tatsachen und Anschauungen gebracht. Wie es in solchen Fällen in der Wissenschaft zu sein pflegt, haben auch wohl hier die verschiedenen Meinungen je ein Stück Wahrheit erfaßt, aber es fehlt an ihrer Einordnung je an ihrem Platz. Wir werden uns in diesem Buch nicht selten im gleichen Fall finden: eine kinderpsychologische oder allgemein jugendkundliche Frage wird mit der Lösung eines allgemein psychologischen Problems verknüpft sein, die noch nicht befriedigend erfolgt ist. Wir können dann gewiß nie eine Entscheidung uns arrogieren, für die wir — als Autor und Leser eines kinderpsychologischen Buches — nicht kompetent sind. Aber wir werden versuchen, mit jener Hypothese weiterzuarbeiten, die für unsere spezielle kinderpsychologische Frage, oder für unseren allgemeinen Standpunkt am fruchtbarsten erscheint, was selbstverständlich nur dann der Fall sein kann, wenn die Tatsachen unseres Gebietes durch sie erklärt werden, ihr wenigstens in nichts widersprechen.[1]) Von diesem Standpunkt aus, bietet sich uns in erster Linie die Claparèdesche Anschauung an; sie versucht die Schlafphänomene als Triebäußerungen (instinct sagt Claparède) anzusehen, und wir müßten, da wir uns als Aufgabe setzten die Entwicklung des Kindes vom Trieb als dem Zentrum aus zu betrachten, sie erfinden, läge sie nicht bereits vor. Ihr fügen sich alle Tatsachen, die uns die Beobachtung bot, und die mir zugängliche Literatur nachwies, leichter als den anderen Anschauungen. Diese haben etliche Schwierigkeiten. Die zweite Annahme (2), die uns das schnelle Einschlafen des Säuglings plausibel macht, erschwert das Verständnis seines Erwachens, insbesondere des baldigen, und des Erwachens nach verhältnismäßig schwachen Reizen, das für die zweite Lebenswoche gewiß, vielleicht für die erste bereits festgestellt ist. Annahme (1), die den kurzen Rhythmus des Schlafes verstehen läßt, ist unzulänglich eine Tatsache zu ertragen, die ich zwar in der Literatur nur kurz erwähnt finde (Dyroff, Bühler), die aber nicht übersehen werden darf, daß nämlich das Neugeborene sehr rasch an viel längere Schlafperioden gewöhnbar ist. Das Tagebuch, das über mein ältestes Kind vom achten bis zum 150. Tag geführt wurde, hält fest, daß zu Anfang der dritten Woche sechs Mahlzeiten in Abständen von dreieinhalb Stunden und einer zusammenhängenden Nachtruhe von sechseinhalb Stunden gegeben wurden, an die das Kind sich bereits gewöhnt hat, zuweilen, aber nicht immer, nach fünfeinhalb Stunden erwachend und einige Minuten schreiend und dann wieder einschlafend. Ähnliches ist mir von mehreren Müttern bestätigt worden und erinnere ich mich von meinem zweiten Kind, über das Aufzeichnungen sich nicht erhalten haben. In die Claparèdesche

[1]) Des näheren ausgeführt: Bernfeld, Die Psychoanalyse in der Jugendforschung.

Auffassung fügen sich beide Schwierigkeiten, die letztere ist geradezu geeignet sie zu bestätigen.

Hat man einen Schlafinstinkt oder -trieb einmal eingeführt, so wird man sich schwer der Verpflichtung entziehen können, auch einige Andeutungen darüber zu machen, wie seine Entstehung hypothetisch vorzustellen wäre. Claparède versucht, den Schlafinstinkt ausgehend von dem Phänomen des Sich-Tot-Stellens, einzugliedern in einen umfassenden Schutz- und Verteidigungstrieb, innerhalb dessen der Schlaf den Schutz vor der Erschöpfung zur Aufgabe hätte. Diese Idee soll hier nicht diskutiert werden. Aber es ist wohl ein nützliches, methodisches Prinzip, zu Annahmen, die so weit zurück in die Tierreihe greifen, erst dann Zuflucht zu nehmen, wenn man sich die Überzeugung geholt hat, daß die Erklärungs- und Konstruktionsmittel innerhalb der Menschheit versagen. Es scheint als hätte Claparède dies nicht genügend erwogen. Denn eine vierte Gruppe von Schlaftheorien weist mehr oder weniger nachdrücklich darauf hin, daß der nahezu andauernde Schlaf des Neugeborenen eine Fortsetzung des embryonalen Zustandes ist. Unter den Kinderpsychologen vertritt diese Anschauung, freilich bloß durch einen beiläufigen Satz Stern, und Perez schreibt vom schlafenden Neugeborenen: „es scheint wieder zu dem abgesonderten Dasein zurückzukehren, das sein normaler Zustand im Mutterleibe war, und dessen Gewöhnung sein Organismus noch beibehalten hat." Claparède erwähnt diesen Hinweis und erledigt ihn kurz: der fötale Zustand habe mit dem Schlaf nichts zu tun, der relativ sei, und da nicht vorhanden, wo es kein Wachsein gibt. Dieser Standpunkt ergibt eine recht beträchtliche Schwierigkeit. Beim Neugeborenen ist es meistens sehr schwer festzustellen ob er schläft oder wacht. Die Kriterien des Schlafes beim Erwachsenen, Kind und älteren Säugling versagen völlig oder zum Teil in den ersten Lebenswochen. Die Bewegungslosigkeit kann auch dem Wachzustand zukommen, und ist anderseits im Schlaf nur relativ. Für die geschlossenen Augen gilt ähnliches; sie sind zuweilen im Schlaf halb offen (Dix); gelegentlich liegt das Kind mit einem offenen und einem zugekniffenen Auge da und kann ebenso gut schlafen wie wachen. Geschlossene Augen sind nicht notwendig Schlaf. Die Reaktionsfähigkeit des Säuglings ist im allgemeinen gering, wir haben keinen Grund, wenn Reaktionen ausbleiben sicher auf Schlaf zu schließen, und finden Reaktionen ohne Erwachen (Caramaussel, Canestrini). Bacalo hat gezeigt, daß die Differenzen der Herz- und Pulsschläge zwischen Schlaf und Wachen sehr gering sind (de Sanctis). Canestrini betont, daß die Hirnpulskurve „vom ruhigen zum wachen Zustande meist keine scharfe Grenze beim Säugling" zeigt.

Das entscheidende Kriterium wäre die Kenntnis des Wach- und Schlafbewußtseins. Wir haben keine Möglichkeit dieses zu erfassen, sollen wir darum sagen, der Neugeborene schläft nicht? Oder sollen wir

Schlaf nur jene Höhepunkte der Schlaftiefe nennen, die nach Canestrini ungefähr eine Stunde nach dem Einschlafen erreicht sind und bald wieder verlassen werden? Ich glaube, man wird bei dem Wort Schlaf bleiben wollen. Alle Lebenserscheinungen sind beim Neugeborenen viel weniger differenziert, als später; sie sind vieldeutig, Ergebnis, zahlreicherer Prozesse als später. Dasselbe gilt für den Schlaf, auch er differenziert sich im Laufe des Lebens; die Zustände des Voll-Wachseins, des Dämmerns, der „gedankenlosen" Ruhe, des hypnagogischen Zustandes, des Tiefschlafes, „Luxusschlafes", Postdormitoriums usw., sondern sich nach und nach aus dem Zustand des Säuglings, bei dem wir ganz kurze Perioden unbezweifelbaren Voll-Wachseins und nicht viel längere Perioden sicheren Tiefschlafes unterscheiden können, dessen überwiegender Teil des Lebenstages in einem undifferenzierten Zustand verläuft, der mit dem späteren Schlaf mehr Ähnlichkeit hat als mit dem späteren Wachsein. Es entspricht durchaus den Regeln wissenschaftlicher Begriffsbezeichnung, diesen indifferenten Zustand mit dem Namen jenes Phänomens zu belegen, das sich aus ihm deutlich entwickeln wird unter Enthaltung wesentlicher Charakteristika. Man spricht mit Recht vom Schlaf des Neugeborenen.

Und das gleiche gilt offenbar für den embryonalen Zustand. Er mag noch weniger differenziert sein als der Schlaf des Neugeborenen, er mag noch vieldeutiger sein, so ist er doch der Entwicklungsanfang für die späteren Schlafphänomene und enthält sehr wichtige ihrer Charakteristika. Ja bis zu einem gewissen Grad wird im Schlaf regelmäßig, normalerweise, oder sehr häufig die fötale Situation wieder hergestellt: der größere Wärmeschutz, die Verdunkelung (beide auch physiologisch sehr förderlich) und sehr häufig die Schlafstellung. Beim Neugeborenen kann man beinahe von einem Festhalten der fötalen Situation anstatt von der Rückkehr zu ihr sprechen, denn die Unterbrechungen sind so kurz, daß sie der Zeit nach kaum in Betracht kommen. Gerade sie sind aber für die Entwicklung des Neugeborenen von so fundamentaler Bedeutung, daß wir wohl besser tun, sie voll zu nehmen und zu sagen: der Schlaf des Neugeborenen ist die Rückkehr zum fötalen Zustand, die sobald als möglich nach jeder Unterbrechung desselben tendiert wird. Die erste Unterbrechung dieser Art ist die Geburt. Prinzipiell der gleichen Art ist eine umfangreiche Kategorie der späteren Schlafunterbrechung in den ersten Lebenswochen: plötzliche Hautreizungen aller Art, Licht und Bewegungsempfindungen, plötzliches Emporheben. Alle anderen Faktoren, wie Ermüdung, Torbidität des Nervensystems, kommen von Anfang an hinzu und sind eingeordnet in diese Tendenz zur Konservierung des bisherigen Lebenszustandes. Und das Ganze ist gewiß keine individuelle Erfindung des einzelnen Neugeborenen, sondern verdient die Bezeichnung Instinkt, Trieb.

Diese Auffassung hat zwei Vorteile vor der Claparèdeschen (soweit sie über sie hinaus geht): sie vermeidet die Schwierigkeit, den Schlaf des Neugeborenen von dem des älteren Säuglings zu trennen, was die Folge der Festlegung auf die Relativität wäre; sie hat nicht nötig, auf die tieferen Schichten der Tierreihe zu rekurrieren. Uns ermöglicht sie — soviel ich sehe, ohne eine widersprechende Tatsache — den Schlaf in jene Phänomene einzuordnen, die uns den Eindruck vom Walten jener konservativen Tendenz, den fötalen Zustand festzuhalten, zu ihm nach dessen Unterbrechung zurückzukehren, gaben. Ähnlich wie wir zu dem psychophysischen Zustand des Neugeborenen ein völkerpsychisches Korrelat fanden, so wirkt, wie es scheint, diese konservative Tendenz als Rest im Leben des Erwachsenen nach, der nach Freuds (11) tiefsinniger Bemerkung vielleicht sich genötigt sieht, periodisch, alle Nacht, ein großes Stück der Erwerbungen seines Wachlebens aufzugeben und zum primären Ausgangspunkt seines Lebens zurückzukehren. De Sanctis bemerkt, er habe nach dem plötzlichen Erwachen aus dem Tiefschlaf das Gefühl, von irgendwo weit her zu kommen. Wenn diese Beobachtung allgemein zutrifft, so könnte man sie leicht als ein Bewußtsein von jener Regression deuten; man kehrte dann freilich von recht weit her zurück, aus dem Fötalzustand. Kempf bringt eine Reihe von Bildern bei, die diese Auffassung für den Schlaf in Völkerbrauch und -Psyche durch die Bestattungsgebräuche illustrieren könnte.

Dem naiven Volksglauben erscheint der Schlaf des Neugeborenen (und des Säuglings überhaupt) beinahe als heilig. Der Wunsch, vom Kinde ungestört zu bleiben, vermengt sich wohl mit einer Ahnung von der aufbauenden Wichtigkeit des Schlafes, gestützt durch Erfahrungen an sich und den Kindern. Und vielleicht spielt auch hier etwas wie unbewußtes Verstehen, wie Erinnern an den psychoökonomischen Wert der konservativen Tendenz des Säuglingsschlafes mit, wie es häufig genug in Wiegenliedern zum Ausdruck kommt. Und dennoch ist es nicht selten Brauch, den Säugling (auch in den ersten Tagen) zu wecken, um ihn zu reinigen oder zu säugen. Die Ärzte haben nicht selten diesen Gebrauch gefördert. Heute freilich sind sie wohl einstimmig dagegen, indem sie den Schlaf für eine unvergleichlich wichtige Lebenstätigkeit halten, und zum Teil auch allzu häufiges, unnötig häufiges Erschrecken des Neugeborenen mit seinen tetanischen Neigungen vermieden wissen wollen. Ein Beispiel für die Verknüpfung der beiden Richtungen, der Schätzung des Schlafes und der rational begründeten Empfehlung des Weckens, wie es bei den älteren Autoren so häufig ist, seien folgende Sätze aus des Med. Dr. und Physici Joh. Helferecht Jungkens Wohlunterrichtendem, sorgfältigen Medicus: „Das Schlaffen betreffend, ist es sehr gut, wenn die Kinder viel schlaffen, es sey Tag oder Nacht, und je mehr sie schlaffen, je gesunder es ihnen ist, es sey dann daß sie zu lang und zu viel schlaffen sollten, mag man sie woll aufheben und ermuntern, und zwar um des willen, damit wann es sich unrein gemacht, man es butzen und säubern könne. Zu dem End kan man das Kind, des Tages wol 2. oder 3. mall aufheben.“

Eine andere als hygienische Rechtfertigung des Weckens junger Säuglinge kenne ich nur noch von einem Fall, den Juden, von denen Feldmann berichtet: „In some places the smiling of a child during sleep indicates.... playing with Lilith (especially during the night of the Sabbath or new moon) and the child should be woke up.“

Das Schreien.

Von unserer Auffassung des Schlafes aus muß man die Frage stellen — und sie ist auch gelegentlich gestellt worden — warum wachen wir? Insbesondere, warum erwacht das Neugeborene, warum vermag die konservative Tendenz, die wir zu erkennen glauben, sich nicht durchzusetzen, was stört sie so nachhaltig, daß der Mensch, erwachsen, das Wachsein für sein eigentliches Leben, für das Selbstverständliche, und den Schlaf für eine zwar sehr angenehme, aber doch eine Unterbrechung, für das Problem hält? Es ist leicht einzusehen, daß dies im Grunde die Frage nach den Ursachen der Entwicklung des Neugeborenen überhaupt ist. Und niemand wird glauben, daß die Wissenschaft sie voll befriedigend beantworten kann; ebensowenig, daß die Beiträge, die zur Antwort gegeben werden können, auf wenigen Seiten erledigbar sind. Offenbar ist eine ganze Anzahl von Faktoren hier wirksam, von denen wir einige vielleicht erkennen werden. Ein Faktor läßt sich leicht aufstellen. Das Erwachen geschieht nämlich zum Zweck, das Weiterschlafen zu ermöglichen. Die Sache ist nicht so befremdlich, wie sie vielleicht jemandem erscheinen könnte. Normalerweise erwacht das Neugeborene mit Geschrei, das die wartende Person, die Mutter herbeiführt. Sie nimmt an, daß ihr Kind Hunger habe oder irgend eine Unlust spüre und schafft den störenden Reiz weg, und das Kind schläft wieder ein. Der Schlaf ist gerettet. Das Schreien wäre demnach ein Hilferuf, und das Erwachen geschähe, um diesen Hilferuf zu ermöglichen.

Das Schreien des Neugeborenen wird daher von vielen Psychologen zu den Ausdrucksbewegungen gezählt (z. B. Darwin, Preyer, Bühler, Koffka). Vielleicht ist das nicht ganz genau, denn wir heißen beim Erwachsenen Ausdrucksbewegungen im Grunde zwecklose Bewegungen, die den Affekt begleiten und für die man eben wegen ihrer Zwecklosigkeit anzunehmen pflegt, daß sie entweder motorische Abreaktion zu starker Affekte, oder Reste ehemals nützlicher (vielleicht instinktiver) Handlungen sind. Beides gilt nicht für das Schreien des Neugeborenen; vielmehr ist es durchaus zweckmäßig, das einzig Zweckmäßige, das er, sozusagen, in seinem Falle tun kann. Aber es ist verständlich, was mit dem Wort Ausdrucksbewegung gemeint ist, und gewiß entwickeln sich die Ausdrucksbewegungen des Erwachsenen zum guten Teil aus dem Schreien des Säuglings.

Dieser Hilferuf des wenige Stunden alten Menschen ist so erstaunlich zweckmäßig und, da er ein gut Stück des gesamten Wachseins des Neugeborenen ausmacht, von so unbezweifelbarer Entwicklungswichtigkeit, daß man gerne über seine Details und seine Entstehung mehr erfahren möchte.

Das Schreien ist eine besondere Weise des Atmens: gewöhnlich stoßweise verstärktes Exspirium (zuweilen auch Inspirium) bei eng gespannter Stimmritze, weitgeöffnetem Mund, fest geschlossenen Augen. Das Schließen der Augen scheint automatisch (als Reflex) bei jeder starken Anstrengung einzutreten, wahrscheinlich, um den Blutandrang im Auge durch Zusammenpressen des Augapfels (und seiner Gefäße) zu vermeiden. Das Schreien ist demnach immer aufs neue Wiederholung derjenigen Bewegungen, die den allerersten Atemzug nach der Geburt herbeiführten. Es sieht beinahe so aus, als wäre jedes Erwachen in den ersten Tagen mit dem „Erwachen“ aus dem Fötalzustand assoziiert und wiederholte dessen motorische Reaktionen. Diese selbst, also die Mimik und Physiologie des ersten Atemzuges, der im allgemeinen auch der erste Schrei zu sein pflegt, ist nicht völlig befriedigend erklärt. Doch scheinen die Grundlinien festzustehen: sie entspringen der Atemnot und dienen dazu, sie zu beheben. Ihre reflektorische Auslösung scheint innig verknüpft zu sein mit den starken Hautreizungen, denen das Kind bei der Geburt zum erstenmal ausgesetzt ist. Sie wiederholen sich bei jedem Schreien, ohne daß ihm Atemnot vorausgegangen wäre. Freilich gibt es Fälle genug — wir haben oben mit Hinblick auf Caramaussel einen erwähnt — in denen auch die Atemnot reproduziert wird. Wenn man will, kann man auch sagen, daß ja schließlich der Schrei, das starke und lange Exspirium, wenn auch nur für Bruchteile einer Sekunde, anhaltende Atemnot ist. Das Beieinander all dieser physiologischen und mimischen Reaktionen bleibt zeitlebens die motorische Begleitung, die Ausdrucksbewegung mancher Affekte, und von ihr aus entwickelt sich der Ausdruck einer ganzen Reihe von anderen sehr wichtigen Gemütszuständen (Darwin), wovon später noch zu sprechen sein wird.

Die Reize, auf die das Neugeborene mit Schreien antwortet, sind mannigfaltig. Nach Preyer: Hunger, Durst, unbequeme Körperlage, Kälte, Feuchtigkeit, unangenehmer Geruch der Luft, festes Einwickeln, Unbequemlichkeiten beim Saugen. Man könnte noch manche ähnlicher Art nennen. Für uns aber ist wichtiger, sie zu gruppieren. Dies könnte man etwa in der Weise versuchen: 1. Reize, die Bestandteile der Geburtssituation sind: die Kälte, plötzliches Licht, Druck, plötzliche starke

Lageveränderung[1]); 2. Reize, die eine Relation zur Geburtssituation haben: jede plötzliche Reizänderung der Sinnesorgane; 3. ohne Relation zur Geburtssituation: in den ersten Lebenstagen gewiß nur Hunger (und Durst). Wobei zu bedenken ist, daß die Reize des Körperinnern, die wir nicht kennen und die wir als Anlässe spontanen Schreiens annehmen, nicht eingeordnet werden können, aber nichts dagegen spricht, sie als einordenbar in 1. und 2. vorzustellen.

Einige von diesen Reizen sind nun offenbar solcher Art, daß ihnen gegenüber Erwachen mit Hilfegeschrei als die zweckmäßige Verhaltungsweise erscheint, z. B. Hunger, Kälte, denn sie gefährden das Leben, und dieses zu retten, für eine kurze Weile den Schlaf zu opfern, ist wohl zweckmäßig. Bei anderen gilt das aber keineswegs. Sie sind harmloser Natur, es lohnt — sozusagen — nicht, ihretwegen sich zu bemühen. Es geschieht auch keineswegs immer. Sie haben nicht notwendigerweise Erwachen zur Folge. Doch häufig. Die vorliegenden Untersuchungen geben hier keine Auskunft; sie sind einander bloß widersprechend; einmal wird etwa bei Türenzuschlagen oder Belichten des Gesichtes Erwachen und Schreien angegeben, andere Male wieder nicht. Die feineren Studien weisen bei gewissen Reizen Reaktionen regelmäßig nach, aber nicht immer Erwachen und Schreien. Man muß wohl annehmen, daß der Reiz gewisse Bedingungen erfüllen muß, unter denen vielleicht in erster Linie gelten mag, daß er nicht in den kurzen Zeiten des richtigen Tiefschlafes eintrat. Wie dem aber immer sei, gewiß ist, er wird mit Schreien, und zwar weckloserweise, beantwortet. In diesem Fall sagt man wohl deskriptiv richtig, in der Deutung analogistisch, der Reiz erinnere an das bereits erlebte Beisammensein von Reizen und Reaktionen, das wir Geburt nennen, und rief einen Teil der fehlenden durch motorische Reaktionen hervor. Oder ein Stück des Geburtsvorganges wird wiederholt. Warum, ist schwer zu sagen. Folgen wir einem sich aufdrängenden Eindruck, so sagen wir mit Freud (11), das Neugeborene verhält sich, als wäre die Geburt ein traumatisches Erlebnis, das es — bei gegebener Anregung — wiederholen muß, nämlich den Teil, der von ihm reproduzierbar ist. Ich muß freilich zugeben, daß dieser Eindruck — mindestens vorläufig — noch kein Recht hat, als ernsthafter Gedanke genommen zu werden, weil das Schreien ja auch in diesen Fällen Ausdrucks-Hilferufsfunktion hat, haben kann, also keine sinnlose Wiederholung, sondern ein zweckmäßiges Verhalten vorliegt, mit vorliegt oder doch vorliegen könnte. Dennoch ist es von vorneherein wahrscheinlich, daß auch das Schreien des Neugeborenen ein vieldeutiges Phänomen ist, das sich erst später

[1]) Untersuchungen dieser Frage sind mir leider nicht bekannt geworden, trotzdem sie vielleicht sehr interessante Ergebnisse brächten. Gewiß reagiert das Neugeborene auf Lageveränderungen, und zwar, wie es mir scheinen will, auf plötzliche starke Änderungen mit Schreien, auf sanfte, andauernde, rhythmische mit Einschlafen.

differenzieren wird, in ihm also die wiederholende und die Ausdrucksfunktion innig verknüpft sind.

Dadurch konnte das Schreien auch auf Reize erfolgen, die in der Geburtssituation nicht enthalten waren, zu denen wir Hunger (und Durst) zählten, zählen mußten, weil über die feineren Vorgänge weder von der Geburt, noch vom Hunger genügend bekannt ist. Das Hungergeschrei ist nicht die Wiederholung des Geburtsgeschreies. Es ist zwar im Anfang von jedem anderen Schreien des Neugeborenen ununterscheidbar, dürfte aber erst erhoben werden, wenn Schreien aus anderen Gründen, wiederholendes etwa, mehrmals erfolgt war; man nimmt nicht an, daß das Neugeborene vor Ablauf von 12 Stunden hungrig sei. Und gewiß sind die Vorgänge nicht differenziert genug, als daß man ein Recht hätte anzunehmen, einmal schreie das Kind aus Hunger, ein anderes Mal lediglich, weil es an die Geburt „erinnert" wurde. Aber es empfiehlt sich, theoretisch diese beiden Fälle voneinander zu scheiden; ich werde später zeigen, daß sie eine recht verschiedene weitere Entwicklung nehmen.

Es ist klar, das Hungergeschrei ist zweckmäßig, und es erfüllt eine Ausdrucksfunktion. Darum es unter die Ausdrucksbewegungen zu rechnen, ist nicht falsch, scheint aber wenig fruchtbar. Die Ausdrucksbewegungen sind in Kinderpsychologien gern ein kleines Kapitel für sich; da stehen sie nun recht isoliert und sind eigentlich nichts als eine Verlegenheit. Ich möchte vorschlagen, das Hungergeschrei anders, einfacher aufzufassen. Wenn der Erwachsene Hunger fühlt, so hat er eine Anzahl von Körperbewegungen zu machen, solche, die ihn zum Speiseort bringen, solche, die wir essen heißen. Will man genau sein, so hat man auch alle jene hinzuzurechnen, die ihn in den Besitz der Speise brachten, Berufsarbeit, Einkauf, Zubereitung. Alle diese Bewegungen entspringen dem Trieb Hunger, sie sind Handlungen, die zur Befriedigung dieses Triebes nötig sind, Triebhandlungen, die deshalb nötig sind, weil der Trieb erst befriedigbar ist, wenn ein Stück Veränderung in der Außenwelt vorgenommen wurde, und wäre sie so geringfügig wie einmaliges Armstrecken und Beugen. Das Neugeborene ist ganz in der Lage des Erwachsenen — im fundamentalen Gegensatz zur fötalen Situation; auch in seinem Fall muß ein Stück Außenwelt Veränderungen erfahren, soll es satt werden. Nur daß bei ihm die hiezu nötigen Handlungen sich auf zwei Personen verteilen, auf ihn und seine Mutter (Amme). Die Bewegungen der Mutter sind wir nicht gewöhnt als Handlungen zur Befriedigung des Hungers zu bezeichnen, sondern wir nennen sie physiologische (z. B. Milchsekretion) und Handlungen der Mutterliebe. Wir dürfen aber nicht vergessen, daß dies die Korrelate zu den Triebhandlungen des Säuglings sind, ein Bestandteil von ihnen, um von ihm aus zu sprechen. Er rechnet darauf, darum bleiben als sein Anteil an diesen Triebhandlungen saugen, wenn die Mamilla in seinem Mund ist, und schreien, bis das eingetroffen ist. Das Schreien wäre demnach eine Handlung des Neugeborenen, und zwar eine Triebhandlung. Freilich ein Teil eines Komplexes von Handlungen, jener Teil, den sein motorischer Apparat und seine soziale Situation (sozusagen) ermöglicht. Vom Standpunkt des Erwachsenen ist das Schreien eine Ausdrucksbewegung des Säuglings. Von seinem eigenen Standpunkt eine Triebhandlung. Und daher regulierbar, anpaßbar, der Gewohnheit und Erfahrung unterworfen; was jede Kinderpflegerin weiß und wie ich oben schon erwähnte, seinen Ausdruck in der einen Tatsache findet, daß schon Neugeborene sehr bald zu ihrer Mahlzeit erwachen, die Zwischenzeit aber durchschlafen — wenn sie nur sonst nicht gestört werden.

Nicht übergangen, aber an dieser Stelle auch nicht ausführlich behandelt, sei die Tatsache, daß nicht nur der Hunger eine Störung ist, zu deren Erledigung (Befriedigung) eine Veränderung der Außenwelt nötig ist, daß also nicht nur das Hungergeschrei, sondern auch manches andere als Triebhandlung gelten kann.

Zur Eingangsfrage dieses Kapitels zurückkehrend, antworten wir: Das Aufwachen erfolgt, wenn eine Störung eintritt, die lebensgefährlich ist oder bei Anhalten es werden könnte, und dient dazu, jene Veränderungen der Umwelt herbeizuführen, die die Störung beseitigen. Ist das geschehen, so setzt sich der Schlaf fort. Dies sehen wir deutlich. Nicht ganz so klar, aber doch eindringlich und verständlich genug, um es zu erwähnen, zeigt sich ein zweiter Faktor: es scheint, als wäre die Geburt ein Vorgang, den man am besten als Trauma bezeichnete, so daß Reize, die zum Syndrom der Geburtssituation gehören, die Wiederholung der Reaktionen des Neugeborenen auf die Geburt — wenigstens unter gewissen Bedingungen — erzwingen, ähnlich wie es Freud (9) für die Träume der Unfallsneurotiker annahm.

Das Saugen.

Schreien und Saugen sind bei wachen Neugeborenen komplementäre Vorgänge; bis zu einem gewissen Grade auch noch beim älteren Säugling. Das Schreien hört auf, so wie die Lippen etwas Saugbares erfassen, das Schreien wird so lange fortgesetzt bis etwas Saugbares erscheint. Ganz streng gilt dies freilich nur für Hungergeschrei, aber auch jedes andere Schreien ist eine Zeit lang durch Saugen ersetzbar. Das Hungergeschrei ist ja nichts anderes als die Einleitung des Saugens. Das Neugeborene ist nicht imstande, eine zielvolle Bewegung zu machen, durch die etwas irgend Saugbares in seinen Mund käme, ereignet sich dies nicht durch die Hilfe der Mutter oder durch Zufall (seine eigene Hand oder ein Finger gelangt bei den Strampelbewegungen in den Mund), so begeht es die Universal-Triebhandlung, das Schreien. Das Saugen beherrscht das Neugeborene von Anfang an mit bewunderungswürdiger Präzision. Wenn zuweilen beim ersten oder zweiten Anlegen Ungeschicklichkeiten bemerkt werden, so sind sie so geringfügig und so schnell verbessert, daß es gar nicht ins Gewicht fällt[1]) gegenüber der gut belegten Tatsache, daß in anderen Fällen die Saugbewegungen noch vor vollendeter Geburt funktionierten (Preyer). Keineswegs handelt es sich dabei um einen einfachen Reflex; vielmehr ist das Saugen ein sehr komplizierter Vorgang, der in allen Details noch nicht völlig sicher erkannt ist. Jedenfalls saugt das Kind nicht etwa mit den Lippen, sondern diese dienen bloß zum luftdichten Abschluß der Mamilla (unterstützt von der Magitotschen Membran, die sich in späterem Alter zurückbildet) (Vierordt). Die eigentliche Saugleistung wird im Innern des Mundes geleistet, wobei Zunge, Gaumen, Wange und Unterkiefer als Saugpumpe funktionieren. Das Schlucken ist mit dem Saugen innig assoziiert, aber nur, wenn Flüssigkeit ins Mundinnere gelangt ist. Das Saugen wird aktiv beendigt, noch ehe die Mamilla dem Munde entzogen wird, stößt sie das Neugeborene aus. Dieser komplizierte Vorgang ist unzweifelhaft angeboren, er ist das einzige Beispiel eines so vollständigen, ohne jedes Erlernen, von Anfang an vorhandenen Instinkts, so auffallend, daß einige Autoren annehmen, das Saugen sei bereits in Utero geübt worden (Tracy, Friedjung 1). Erklären kann man das Vorhandensein dieser Fähigkeit nicht besser, aber auch nicht schlechter, als das bewunderungswürdig vollkommene Funktionieren aller physiologischen und biologischen Vorgänge. Es ist dies aber auch nicht Aufgabe der Psychologie, wenigstens nicht der heutigen. Der Hinweis auf die embryonale Tätigkeit hilft in diesem Fall nicht viel, weil sich dann die Aufgabe ergäbe, zu zeigen, aus welchen Anfängen und in welchen Etappen sich die Saugfähigkeit entwickelte, was nicht möglich ist; oder das Problem ist bloß verschoben. So bleibt nichts anderes, als hinzunehmen, daß eine sehr zusammengesetzte Leistung von Anfang an vorhanden ist, und so wie sie zum erstenmal den adäquaten Reiz findet, ausgebildet in Tätigkeit tritt. Daß diese Leistung im Dienste eines Triebes steht, des Hungers, ist zweifellos, scheint fast tautologisch. Und doch muß betont werden, daß das Verhältnis zwischen Saugen und Hunger nicht völlig einfach ist, ja mehrere recht beträchtliche Probleme in sich schließt. Sollen diese erörtert werden, was wir an dieser Stelle nur beginnen können, so muß man von zwei Tatsachen ausgehen. 1. Das Saugen geschieht von Anfang an auch an Gegenständen, die zur Stillung des Hungers ungeeignet sind. 2. Das Saugen geschieht auch im Zustand der Sättigung. So sicher dies für die ersten Wochen des kindlichen Lebens gleicherweise wie in zahlreichen Fällen für viele Jahre feststeht, ist ein strikter Nachweis dafür aus den ersten Lebenstagen nicht zu erbringen. Die Schwierigkeit

[1]) Tracys Ausdruck „oft weit davon entfernt, im Anfang vollkommen zu sein" ist stark übertrieben.

liegt darin, daß wir ja über die Gefühle des Neugeborenen nichts wissen, sondern diese erschleißen müssen. Nach dem Trinken pflegt der Neugeborene unmittelbar einzuschlafen, vorher aber kann man, und wenn er an Fingern saugt, umso eher annehmen, daß er hungrig ist. Freilich, die Tatsache des Fingersaugens in den ersten Lebensstunden, in denen Hunger, wenigstens imperativer Hunger, kaum wahrscheinlich ist, spricht sehr dafür, daß eine gewisse Unabhängigkeit des Saugens vom Hunger von Anfang an besteht und wohl auch die Bemerkung von Dix aus den ersten Tagen, (dessen Sohn sofort zu saugen anfing, wenn man ihm Zunge oder Lippe nach seinen drei Stunden Pause berührte, sonst mußte man seine Zunge einigemal kitzeln, ehe er zu saugen begann) und keine Tatsache würde dieser Annahme widersprechen. Eine Entscheidung in dieser Frage ist aber umso weniger wichtig, als es für die weiteren Überlegungen gleichgültig ist, ob diese Unabhängigkeit vom ersten Lebensaugenblick an besteht, oder in den ersten Lebenstagen erworben wird. Die letztere Tatsache ist völlig unbezweifelbar und wurde von jedem Beobachter festgehalten. Am häufigsten saugt das Neugeborene dabei am eigenen Finger, aber schlechthin jedes Objekt dient als auslösender Reiz, wenn es nur nicht zu groß, zu rauh, zu heiß, zu kalt, zu stark bitter, salzig oder sauer ist[1]). (Preyer). Auch ohne jedes Objekt saugt das Neugeborene sozusagen leer, im Schlafe und nach der Stillung (vielleicht bei ungenügender Nahrungsaufnahme), aber jedenfalls erst, bis es die Erfahrung des Saugens an Objekten gemacht hat.

Der Trieb des Neugeborenen geht demnach auf das Saugen im allgemeinen, unabhängig davon, ob dadurch die Sättigung erreicht wird. Gewiß wird das Saugen, wenn es erfolglos bleibt, schließlich durch Schreien ersetzt, aber die angeborene Handlung ist an sich nicht geeignet, den Hunger zu stillen, sondern nur unter der Bedingung, daß gelegentlich auch ein milchhaltiges Objekt in den Erfassungsraum der Lippen gelangen wird — eine Bedingung, mit der der Trieb rechnet und rechnen kann. Der Trieb lautet gewissermaßen „ich will saugen“ und nicht „ich will trinken“; und dies „fällt“ dem Neugeborenen auch erst „ein“, wenn etwas Saugbares in seinen Mund kommt.

Diese Auffassung kann man nicht leicht vorschlagen, ohne eine kleine Korrektur an dem Begriff des Selbsterhaltungstriebes vorzunehmen, dem man das Saugen einzuordnen für selbstverständlich hält (Kirkpatrik), wenn man sich um die Triebe des Kindes überhaupt kümmert, was freilich fast allen kinderpsychologischen Autoren fernliegt. Die Einordnung

---

[1]) Isoliert steht, soviel ich sehe, in der kinderpsychologischen Beobachtungs-Literatur meine Beobachtung in dem erwähnten Tagebuch, wonach beim 25 Stunden alten Kind durch leises Wangenstreichen das Saugen ausgelöst wurde, wenn man nicht Darwins (2) Bemerkung: “It seemed clear to me that a warm soft hand, applied to his face, excited a wish to suck“, hierher rechnen will. In anderem Zusammenhang von Popper beachtet.

besteht gewiß zu Recht, sie ist nur nicht ganz einfach und nicht ohne Problematik. Beim erwachsenen Menschen ist das Essen normalerweise nur indirekt Triebhandlung, die durch den Hunger ausgelöst wird, es ist eine Gewohnheitshandlung, deren Zeit, Menge und Art dazu dient, den Hunger zu vermeiden. Ist der physiologische Zustand des Hungers erreicht, so wäre ihn durch Essen schlechthin zu befriedigen geradezu schädlich. Der Selbsterhaltungstrieb hat also in seinen Äußerungen eine Veränderung erfahren, die in jeder Beziehung zweckmässig ist und ihn prophylaktisch gestaltet. Analog dem Schlaf.[1]) Wir werden schläfrig, noch ehe wir erschöpft sind, wir werden hungrig, noch ehe wir Hunger haben. Auch die Erwerbung der Nahrung ist beim erwachsenen Menschen — jeder Zivilisationsstufe — nicht direkte Auswirkung des Selbsterhaltungstriebes; wir arbeiten und verdienen keineswegs nur aus dem Selbsterhaltungstrieb oder doch in einer von der reinen Triebhandlung sehr weit entfernten Weise. Eher sind die „Verzweiflungstaten" des Hungrigen geeignet, uns ein Bild von der direkten Äußerungsform des Selbsterhaltungstriebes zu geben. Die Schwierigkeit, ihn zu studieren, ist sehr beträchtlich, weil offenbar mit seiner Bändigung jedes Gesellschaftsleben beginnt. Aber analog zu allem, was an Tieren und Kindern zu sehen ist, könnte man vielleicht den Selbsterhaltungstrieb — soweit er uns hier beschäftigt — so rekonstruieren: Ist das Individuum nicht voll gesättigt — und dies ist während des Wachens nicht häufig, denn vollgesättigt schläft es ein — so erregt jedes Nahrungsmittel, so wie es apperzipiert ist, den Drang, sich seiner zu bemächtigen, es in den Mund zu stecken und zu essen, oral zu vernichten, ohne jede andere Rücksicht als vielleicht die eigenen körperlichen Fähigkeiten.[2]) Der Name Selbsterhaltungstrieb verdunkelt diesen Tatbestand, indem er dem Trieb ein Ziel unterlegt, das in ihm nicht enthalten ist. Im Rahmen seines Zieles ist der Trieb anpassungsfähig, so geschieht das Fressen — wie wir den geschilderten Vorgang richtig benennen — je nach den Bedingungen des Futters individuell; ist aber keines da, so verhungert das Individuum unweigerlich; sein Ziel ist das Fressen und erst indirekt die Selbsterhaltung. Erscheint diese Auseinandersetzung den einen selbstverständlich, so erscheint sie anderen vielleicht subtil. Ich halte sie für nötig, weil sie sich nirgends genügend scharf vorfindet und sie eine Auffassung einleitet, die durch ähnliche Überlegung auf einem anderen Gebiete angebahnt wurde, als man sich entschloß, den Fortpflanzungstrieb mit ähnlicher Argumentation zu revidieren.[3]) Auch der Fortpflanzungstrieb hat nicht die Fortpflanzung zum Ziel, sondern einen konkreten Vorgang. Und doch dienen die Sexualtriebe der

---

[1]) Worauf mehrfach andeutend hingewiesen wurde, z. B. von de Sanctis.

[2]) Zahlreiche Beispiele, freilich nicht so gedeutet, in Köhlers Intelligenzprüfungen an Menschenaffen.

[3]) Mehrfach; am nachdrücklichsten Freud.

Fortpflanzung, wie der Freßtrieb (so könnte man vorläufig sagen) der Selbsterhaltung. Aber durch einen psychologisch sehr wichtigen Umweg. Wir haben ähnliches am Schlaf gesehen. Der Schlaf ist triebhaft und dient dem Wachstum, der Assimilation allgemein. Dieses organische Bedürfnis hat einen psychischen Repräsentanten, wie Freud den Terminus auffaßt, den Schlafwunsch, der aber, soweit er psychisch ist, sich psychischer Mechanismen bedient, wie wir in Anlehnung an Claparède und Freud ausführten: die Reproduktion der fötalen Situation. Das organische Bedürfnis nach Nahrung (Selbsterhaltung) hat als psychischen Repräsentanten den Freßtrieb. Die psychische Repräsentanz weiß nichts, sozusagen, von den Zielen und Bedürfnissen des Organischen und funktioniert nach ihren Mechanismen, ist aus ihnen verstehbar, während wir den Zusammenhang zwischen ihr und dem Organischen noch nicht verstehen, nur annehmen müssen, ohne daß wir uns im psychologischen Zusammenhang bestimmtere Vorstellungen über sie zu machen brauchen.

Beim Neugeborenen ist der Freßtrieb modifiziert: er tritt in Funktion, wenn die orale Erfassung vollzogen ist. Er ist nicht gänzlich undifferenziert, wie wir oben gesehen haben, gewisse Tastwahrnehmungen — wir werden darüber noch mehr zu erfahren suchen — hemmen seine Funktion. Das Schlucken ist mit ihm verbunden, es setzt automatisch ein, wenn Nahrung in den Mund, offenbar auf den hinteren Teil der Zunge, gelangt ist. Ist das der Fall, so erweist sich der Freßtrieb nicht unstillbar, er ist befriedigt, wenn eine gewiße Füllung des Magens erreicht ist. Wie die Sistierung der Saugens geschieht, wissen wir nicht. Die einfachste Annahme wäre, daß bei Sättigung der Trieb sein Ziel erreicht hat. Sie würde aber das Ende der Triebhandlung vom Hunger und der Sattheit abhängiger machen als deren Beginn, was zu einigen Schwierigkeiten führte. Immerhin sind wir ja vorbereitet, auch beim Saugen auf die Vieldeutigkeit aller Phänomene, die der Neugeborene studieren läßt, zu stoßen und dies verschiedene Verhalten auf das undifferenzierte Wirken zweier — oder vielleicht gar mehrerer — Faktoren zurückzuführen. Wir sind dazu aber nach dem Stand unserer Kenntnisse über die Details des Saugvorganges, die sehr mangelhaft sind, nicht genötigt. Die Beobachtungen, die ich in der Literatur finde, lassen keine sichere Angabe darüber zu, ob nicht das Ausstoßen der Mamilla ein Akt des so häufigen Vorganges des Erbrechens ist, der ja bei Säuglingen sich ganz natürlich und lange Zeit ohne Reaktionen des Unbehagens abspielt, und eintritt, wenn die optimale Magenfüllung erreicht ist. Dazu konmmt, daß das Saugen ganz allgemein nach kurzer Zeit Schlaf zur Folge hat — aus Gründen, die später erörtert werden sollen.

Die Tatsache des über die Sättigung hinaus andauernden Saugens (leer am Finger) eröffnet eine sehr wichtige Ansicht dieses Vorganges überhaupt, sie ist aber nicht zu erörtern, ohne die Annahme einer Lust des

Saugens. Und ehe wir diesen Terminus gebrauchen, müssen wir eine kurze Einschaltung vornehmen. Jedenfalls wird aber die wichtige Konsequenz aus jener Tatsache besser bei Besprechung des eigentlichen Säuglingsalters besprochen, weil, wie bemerkt wurde, sie für die ersten Lebenstage nicht einwandfrei festgestellt ist, vielleicht gar nicht feststellbar ist.

Über das Bewußtsein des Neugeborenen.

Die Einschaltung, die allmählich unvermeidlich wird, soll uns eine Erleichterung terminologischer Art bringen. An vielen Stellen war schon bisher schwer der Gebrauch von Worten zu vermeiden, die nur dann völlig berechtigt sind, wenn beim Neugeborenen Bewußtsein von der Art des Erwachsenen angenommen ist. Diese Annahme muß gerechtfertigt und präzisiert werden, damit die Abbreviaturen, deren wir uns bedienen, wenn wir von Lust, Unlust usw. sprechen, unmißverständlich seien. Neben dem terminologischen hat die Frage nach dem Bewußtsein des Neugeborenen auch ein theoretisches Interesse, aber es scheint mir nicht so tief und wichtig, als zuweilen empfunden wird. Das Bewußtsein des Neugeborenen wurde von den einen ebenso temperamentvoll bejaht, wie von anderen streng verneint. Maßvolle Unentschiedenheit scheint sich aber heute bei den Kinderpsychologen durchzusetzen. Bühler meint, um Entscheidendes über das Bewußtsein des Neugeborenen auszusagen, müßte man etwas über die biologischen Leistungen des Bewußtseins überhaupt wissen. Ich glaube, man muß dem zustimmen; da wir diese Kenntnis nicht besitzen, da wir nicht mehr als Einfälle zu einer künftigen Konstruktion besitzen, so muß diese Frage offen bleiben. Doch empfiehlt es sich, mindestens wegen jenes terminologischen Zweckes sie zu diskutieren.

Einen durchschlagenden Grund dafür, dem Neugeborenen Bewußtsein grundsätzlich abzusprechen, gibt es nicht. Ein bloßes Reflexwesen ist es gewiß nicht; die Reflexe sind mindestens so kompliziert, daß nichts uns verböte, sie von Bewußtsein begleitet zu denken. Der neurologische Zustand des Großhirns ist nicht so unausgebildet, daß — selbst wenn für Bewußtsein eine bestimmte Entwicklungsstufe des Großhirns unerläßliche Voraussetzung sein sollte — die Möglichkeit des Bewußtseins strikte ausgeschlossen werden müßte. Und wie erwähnt, über das Bewußtsein selbst, seine Entstehung und Funktion wissen wir nichts, so daß von hier aus ein Schluß auf die Bewußtseinslosigkeit des Neugeborenen nicht vollziehbar ist. Andererseits muß ja irgendwann in den ersten Wochen Bewußtsein zu dem Zustand des Säuglings hinzutreten, denn niemand kann sich des Eindrucks erwehren, daß ein Vierteljahrkind Bewußtsein hat, und es auszuschließen, macht dem Verständnis, wie mir scheint, unüberwindliche Schwierigkeiten. Man könnte aber keinen Moment der psychischen Entwicklung der ersten Lebenswochen angeben, in dem irgend eine wesentliche Veränderung einträte, die man ein Recht, eine Möglichkeit hätte, als Geburtsstunde des Bewußtseins anzusprechen. Und so ist man wohl ganz natürlich berechtigt, es von vornherein in irgend einem Maße anzunehmen. Wo dies nicht getan wird, muß man nach guten Gründen fragen. Diese fehlen, und so gewinnt man den Eindruck, als wäre die prinzipielle Ansicht von der Bewußtlosigkeit des Neugeborenen tendenziös, und man gerät auf die Vermutung, der Augenschein, der schließlich in einer wissenschaftlich unentscheidbaren Frage maßgebend ist, wird abgelehnt, weil die Zulässigkeit des Bewußtseins für den Neugeborenen unerwünschte Konsequenzen hätte, z. B. daß dann auch kein Grund mehr besteht, die gleichen Erwägungen für den Fötus eines reiferen Entwicklungsstadiums und für gewisse Klassen der Tiere anzustellen. Diese Erwägung und der Eindruck, den das Kind in den ersten Lebenstagen macht, daß es zwar mehr Tier als Mensch, aber keineswegs Maschine ist, können aber ebensowenig, wie sie mit Gründen widerlegt werden können als wissenschaftliches Ergebnis gelten. Denn man kann sich des Neugeborenen Leben wohl verständlich machen, auch ohne Bewußtsein. Und wenn man versucht, sein Bewußtsein als unbezweifelbar erwiesen hinzustellen, so scheinen auch da außerwissenschaftliche Einstellungen mitzusprechen. In erster Linie wohl die Furcht, dem Neugeborenen das Psychische absprechen zu müssen. Das ist aber nur so lange nötig, als man sich durch die grungsätzliche Gleichsetzung von psychisch und bewußt nicht nur in diesem Fall, sondern ganz allgemein unüberwindliche Verständnisschranken gezogen hat. Indem wir uns auf den Boden der Freudschen Psychologie gestellt haben, berührt uns diese Furcht nicht. Daß das Neugeborene psychisch reagiert, ist kein Zweifel; ob es bewußt geschieht, wie weit und welcher Art, ist eine Frage für sich, die nicht von entscheidender Bedeutung ist, wenn man von der Existenz unbewußten Seelenlebens überzeugt ist oder sich zu dessen Annahme genötigt sah. Wir werden demnach von Lust und Unlust, Wahrnehmung und so weiter sprechen, ohne damit über die Qualität bewußt oder unbewußt etwas aussagen zu wollen, als Abkürzung für die exaktere Ausdrucksweise: kommt diesem Vorgang die Qualität Bewußtsein zu, dann würde ihn das Individuum als Lust usw. erleben, vorausgesetzt, daß die Relation des Bewußtseins zu dem Vorgang auch in diesem Fall dieselbe ist, die wir an uns selbst erlebt und an anderen Menschen — auf Grund ihrer sprachlichen Äußerungen — als sicher erschlossen haben; eine Voraussetzung auf der die Möglichkeit aller Psychologie der bewußten Phänomene basiert.

Einige Bemerkungen möchte ich hier schon anfügen, obzwar sie später erst besser begründet werden können, weil sie vielleicht eine apperzeptive Einstellung im Leser erzeugen können, die an ihrer Stelle von Nutzen sein wird. Bei aller Unsicherheit der Bewußtseinsfrage haben manche Forscher, die sie bejahen, Vermutungen über die Art des primitiven kindlichen Bewußtseins geäußert. So viel ich sehe, gehen diese Vermutungen immer dahin, dem Neugeborenen und jungen Säugling, „dunkle, gefühlsmäßige Bewußtseinszustände", „erste Spuren" solcher znzuschreiben (Stern). Dies ist gewiß denkbar, und ich habe weder Absicht noch Möglichkeit, es zu bestreiten. Aber auf die Möglichkeit, sich die Sache auch anders zu denken, sei hingewiesen. Freud (10) macht die wichtige Bemerkung, es empfehle sich nicht, die sicherste und unmittelbarste Kenntnis, die wir haben, das Bewußtsein, durch die Annahme seines kontinuierlichen Überganges durch Stadien immer schwächeren Bewußtsein bis ins Unbewußte zu verderben. Die Konstruktion der Psychoanalyse, die ein Unbewußtes anerkennt, ermöglicht gewissermaßen das Bewußtsein in seinem prägnanten Sinne zu erhalten, indem eben Zustände, die der jedermann bekannten, deutlichen, unzweideutigen Qualität Bewußtsein entbehren, dem Unbewußten zugeschrieben werden, das Nuancen-Differenzierungen wohl verträgt, wenn sie nötig sein sollten. Hält man diesen Begriff des Bewußtseins aufrecht, so ist es — kaum unmöglich, aber — recht schwierig, seine stufenweise Entstehung aus einem dunkleren Bewußtsein sich vorzustellen; ebenso wie wir irgend eine Sinnesqualität nie auf etwas anderes als auf einen einfacheren Zustand, aber immer auf den mit dieser Qualität behafteten zurückführen können. Das heißt, wir möchten gerne sagen können: wenn Bewußtsein zum erstenmal auftritt, so erscheint es eben mit der Qualität des Bewußtseins: einer gewissen Klarheit des Erlebens, die wir nicht beschreiben können, aber unvermittelt verstehen.[1]) Wir könnten uns wohl vorstellen, daß anfangs, ob dies nun im Uterus oder nach der Geburt, sogleich nach ihr oder etliche Wochen später heißt, sei gleichgültig, psychische Vorgänge selten, vielleicht auch nur ganz kurz die Qualität Bewußtsein besitzen, diese Qualität selbst aber möchten wir ungetrübt erhalten haben. So wenig wir über den biologischen Wert des Bewußtseins wissen, wir vermögen uns schwer vorzustellen, was ein dunkles, dumpfes Bewußtsein dem Organismus nützen mag. Gewiß kennen wir solche Zustände, aber in ihnen sind wir gerade zu all dem nicht fähig, was Bewußtsein verlangt, gerade in ihnen hat das Bewußtsein keine Funktion, und es verläuft alles, als wären wir unbewußt. In jenen Zuständen, die uns ein Verständnis für die Bewußtseinfunktion zu eröffnen scheinen, ist das Bewußtsein eine sehr merkliche Qualität, z. B. Lust und Unlust. Man kann sich vorstellen, daß deutliche Unlust, eben bewußte Unlust, schnellere, sicherere Reaktionen erzwingt als den organischen Regulationen möglich wäre, dann aber muß das Bewußtsein gerade in seinen Anfängen eben deutlich sein, denn das dumpfe Bewußtsein würde keinen wesentlichen Unterschied machen.

---

[1]) Von ganz anderen Überlegungen her kommt Koffka zu ähnlichen, teilweise identischen Resultaten. Kirkpatrik streift die Frage, wenn ich ihn richtig auffasse, ebenfalls in dieser Weise.

Dennoch scheint im Begriff des „dumpfen Bewußtseins" ein Faktor enthalten zu sein, auf den er mit Recht hinweist, doch wird er — so scheint es — erst klar, wenn man ihn im Gesichtswinkel der Freudschen Konstruktionen betrachtet. In seiner Traumdeutung hat Freud das System W-BW (Wahrnehmung-Bewußtsein) vom Vorbewußten (VBW) und UBW (Unbewußten) bekanntlich begrifflich streng gesondert, und dem W-BW ausschließlich Wahrnehmung, Sinneswahrnehmung und innere (Lust und Unlust) Wahrnehmung zugeschrieben; während die Erinnerungsspuren dem System VBW angehören. Für unser Problem kann diese Konstruktion von beträchtlicher Hilfe sein. Denn in ihr wird der sozusagen punktuelle Charakter des BW betont, der alle Kontinuität den Systemen des Unbewußten (UBW und VBW) zuschreibt. Gerade das, was den dunklen Hintergrund des Bewußtseins ausmacht, was man den Strom des Bewußtseins nennt, gehört nicht eigentlich dem System BW an, in ihm werden dabei nur, wie man sich vorstellen kann, sehr verdichtete zahlreiche Erinnerungsspuren, die dem VBW angehören, nicht im einzelnen, sondern sozusagen summarisch bewußt, und das gibt den Eindruck des „Dunklen", Hintergründigen, im Vergleich zu den allein BW angehörigen Wahrnehmungen (Lust, Unlust, Sinnesempfindungen). Die Wahrnehmungen des erwachsenen Seelenlebens (von irgend einer, hier nicht näher zu bestimmenden Stufe der Kindheit an) kommen freilich nicht rein durch die Reize (inneren und äußeren) zustande, sondern sind vermengt mit bewußtwerdenden Erinnerungsspuren, aber diese Komplikation brauchen wir nur zu erwähnen, um Mißverständnisse zu verhindern. Nun ist, wie wir schon andeuteten, nicht recht wahrscheinlich, daß im primitiven Bewußtsein Erinnerungsspuren bewußt werden, sondern man darf ihm vielleicht die bloße Wahrnehmungsfunktion zu schreiben. Dann bestünde es aus mehr weniger isolierten, aber vollbewußten Wahrnehmungen, die Reize aus dem Körperinnern oder aus der Umwelt verursachten. Es leuchtet etwa für einen Augenblick Helligkeit oder Wärme, Kälte, Schmerz oder Lust auf, um spurlos aus dem BW zu verschwinden. Die Spur bleibt im Unbewußten, von dort in irgend einer Weise wirkend.

Es ist dies alles gewiß bloße Spekulation. Aber es ist erlaubt, falls man nur nicht vergißt, daß hier keine Fragen des Wissens, sondern solche des Annehmens, vielleicht nur des Gedankenspiels vorliegen, ein paar spekulative Schritte zu machen, wenn man ans Ende des Tatsachenwissens gelangt ist. So sei noch ein Gedanke hinzugefügt. Auch er ergibt sich aus den Freudschen Konstruktionen, ohne Zwang, ist in ihnen eigentlich enthalten. Macht man Ernst mit einer energetischen Auffassung des Seelenlebens, wie es bisher nur von Freud und seiner Schule geschieht, so wird die Annahme wohl unausweichlich, daß ein psychischer Prozeß, zu dem die Qualität Bewußtsein hinzutritt, auch eine energetische Veränderung erfährt. Über deren Art und Zweck darf man sich eine Vorstellung machen, falls man die Freudschen Andeutungen für Denkmöglichkeiten hält. Und man wird versucht sein zu sagen, ein Erregungsablauf erfährt durch die Bewußtwerdung eine Verminderung seiner freien Energie, die Bewußtwerdung bindet ein gewisses Maß seiner Energie. Dann wäre nach den Freudschen Gedankengängen, die an Fechner anknüpfen, eine allgemeine Tendenz des Psychischen erfüllt, die Erregungssumme möglichst niedrig zu halten. Man dürfte sich demnach vorstellen, daß die frühesten Bewußtseinsmomente mit starken Erregungen verknüpft sind, zu deren Herabsetzung sie geradezu dienten. Der gewiß überwiegend große Rest wird motorisch, durch Schreien, Strampeln usw. abgeführt.

Nach dieser Einschaltung, die zuletzt recht theoretisch auslief, können wir zu dem Saugen des Neugeborenen zurückkehren. Es steht ebenso, wie das Schreien (häufig) im Dienste des Freßtriebes, es repräsentiert freilich gegenüber diesem den Lustanteil der Sache. Beide zusammen erreichen, daß ein Unlustzustand überwunden wird (Hunger) und haben neuerliches Einschlafen zur Folge. Die Ausgangssituation, aus der die Geburt jäh aufweckte, ist wieder erreicht. Beide zusammen gehören der konservativen oder regressiven Tendenz an. Das Saugen für sich aber ihr zuzurechnen, fühlen wir uns gehemmt. Ein Einwand stört uns: Was für einen Sinn soll es haben, hier von einer regressiven Tendenz zu sprechen? Da Schlaf und Wachen einander im Leben rhythmisch ablösen, so könnte man ja alles Handeln des Menschen als Vorbereitung, als Ermöglichung des Schlafes ansehen, und an dieser möglichen Verallgemeinerung verliert das Prinzip allen Wert. Überdies, wenn das Wachsein nur dazu dient, Hindernisse des Schlafes wegzuräumen, wie kommt es, daß die Wachseinsperioden immer länger werden? Denn, daß des Kindes Magen und Leistungsfähigkeit größer wird, daher die Nahrungsaufnahme immer länger dauert, kann von der völlig unproportionierten Verlängerung der Wachseinszeiten nicht mehr als einen Bruchteil erklären. Es muß neben der regressiven Tendenz, die uns kurze Wachperioden wohl verständlich macht, und neben dem traumatischen Charakter der Geburt und deren Folgen, die wir in einzelnen Fällen vielleicht heranziehen können, eine Tendenz geben, die auf das Wachsein geradezu hindrängt, eine progressive Tendenz, wie wir wohl sagen müssen. Es liegt nahe, sie in der Lust zu sehen, mit der gewisse im Dienste der regressiven Tendenz unternommene Tätigkeiten sich verbinden, oder von Anfang an verbunden sind. Ein Beispiel dafür mag das Saugen sein. „Lust will tiefe, tiefe Ewigkeit" — dieser Charakter der Lust macht sie geeignet, der progressiven Tendenz zu dienen. Sie läßt den Wunsch wieder einzuschlafen vergessen, und erzeugt das Bestreben, um ihrer selbst willen wach zu bleiben.

Die wachhaltenden Vorgänge werden wir demnach unter jenen finden, die mit Lust verlaufen, und es wird sich empfehlen, zunächst eine Übersicht von ihnen zu geben.

Sinnespsychologie.

Physiognomie und Benehmen des Neugeborenen im warmen (annähernd körperwarmen) Bad ist so deutlich und auffällig, daß man sich des Eindrucks nicht erwehren kann, es befinde sich im Zustand großer Behaglichkeit. Alle Beobachter, soweit sie nur nicht von der Theorie des „spinalen" Lebewesens, das keiner Bewußtseinsvorgänge fähig ist, beherrscht sind, stimmen darin überein. Sie zählen das warme Bad zu den wenigen angenehmen Erlebnissen, die der Mensch in seiner ersten Lebenswoche erfährt. Und da dies fürs erste Bad bereits so gut gilt, wie für alle späteren, meint Preyer mit Recht, daß es für die meisten die erste angenehme Empfindung seit der Geburt ist. Man muß sich für spätere Erörterungen vormerken, daß der Mensch diese erste angenehme Empfindung, diese erste Lust der Haut als Sinnesorgan verdankt. Für Wärme und Kälte ist das Neugeborene überhaupt sehr empfindlich. Die Reaktion auf Wärme ist mit feineren Methoden noch nicht untersucht worden. Die Beobachtung ohne Apparate lehrt uns, daß der Säugling jeden Alters für Wärmeschutz und -Zufuhr dankbar ist. Die Wirkung der Kälte äußert sich in verschiedenen, zum Teil recht heftigen Bewegungen bis zum Schreien, und führt Erwachen herbei, wie übereinstimmend von allen Autoren gefunden wurde. Canestrinis Untersuchungen, die den physiologischen Reaktionen nachgehen, haben solche bei jedem Kältereiz nachgewiesen, und sie in die Reaktionen vom Unlusttypus einreihen gelehrt: prompteste Beschleunigung der Atmung, Erhöhung des Hirnvolumens, motorische Unruhe und zuweilen Pulsbeschleunigung (Canestrini).

Für Berührungsreize aller Art erweist sich von den ersten Stunden an, jede Stelle der Hautoberfläche empfindlich; es sind durch sie Bewegungen leichter und stärkerer Grade auslösbar, ebenso wie physiologische Reaktionen. Dies konnte Preyer, die älteren Experimentatoren bestätigend und nur wenig korrigierend, und Canestrini, der neueste Bearbeiter des Gesamtgebiets der Sensibilität des Neugeborenen, mit den früheren Autoren im großen und ganzen übereinstimmend feststellen. Dabei sind aber einige sehr bemerkenswerte Besonderheiten des Neugeborenen festzuhalten.

1. Mit Ausnahme der Reizung von Zunge und Lippe[1]) antwortet

---

[1]) Will man genau sein, so wären noch zwei Einschränkungen anzunehmen: daß wir 1. aus der Literatur nichts über die Empfindlichkeit der Genitalpartie und Analpartie der Haut erfahren, was sich bei dem theoretischen Interesse, das dieser Frage zukäme, nur aus der Prüderie der Autoren erklären läßt, und daß 2. Fuß- und Handsohle auf Berührungsreize mit Reflexen antworten auf die noch zurückzukommen sein wird.

das Versuchsobjekt auf alle taktilen Reize mit Unlustreaktionen. Dies ist erstaunlich genug, weil es so sehr vom erwachsenen Verhalten abweicht. Und doch ist es für uns kein Problem, wenigstens kein spezifisches. Das Resultat folgt aus der Methode. Es sind plötzlich einsetzende und kurz andauernde Reize, man könnte geradezu sagen, es sind ausnahmslos Weckreize; ihre Intensität ist so hoch gewählt oder wird so gesteigert, bis eine Reaktion erfolgt. Da bloß Unlustreaktionen eintreten, so müßte man eigentlich sagen: der Reiz wird gesteigert bis er Unlust herbeiführt, es wurde also die Schmerzempfindlichkeit geprüft. Dem widerspricht nur scheinbar, wenn übereinstimmend eine geringe Schmerzempfindlichkeit beim Neugeborenen festgestellt wurde. Als Schmerzempfindlichkeitstests wurden nämlich Nadelstiche verwendet. Genzmer fand dabei, daß Kinder von ein, zwei Tagen auf Stiche, die beim Erwachsenen Schmerzäußerung verursachen würden, mit leichten Reflexbewegungen, wie auf eine einfache Berührung antworten. Canestrini bestätigt dies nicht ganz. Immerhin deutet auch sein Ergebnis auf geringe Schmerzempfindlichkeit. Aber man muß hier heranziehen, was Preyer schon — nicht ganz in diesem Zusammenhang — feststellt, daß die Reaktion offenbar abhängig ist von der Zahl der getroffenen Nervenendigungen. Eng begrenzte, annähernd punktuelle Reizfelder erzeugen keine oder sehr schwache Reaktion, ausgedehntere bei gleicher Reizintensität aber sehr wohl. Auf lokal beschränkte, plötzliche und kurze Berührungsreize reagiert das Neugeborene im allgemeinen nicht, wenn sie nicht die Unlustschwelle übersteigen. Lust scheint es aus ihnen nicht zu ziehen, was aber wohl verständlich wird, wenn unsere Vermutungen über die Weckreize ansprechend erscheinen.

2. Das Empfindlichkeitsrelief der Haut des Neugeborenen ist vom erwachsenen Zustand verschieden. Lippen, Oberlippen außerhalb des roten Saumes, Wimpern, Nasenschleimhaut und Stirnhaut sind im Vergleich zum Erwachsenen überempfindlich; Rumpf, Beine, Unterarm und Hand[1]) unterempfindlich. In den Lippen ist die feinste Empfindlichkeit konzentriert (Canestrini). Es ist, als wäre der Mund (die Schnauze kann man sagen, da Nasenspitze und Nüstern sich ebenfalls beträchtlicher Empfindlichkeit erfreuen) des Neugeborenen eigentliches Tastorgan (Sully 1) und Lustorgan kann man hinzufügen.

3. „Die Unterschiede in der Empfindlichkeit für Tasteindrücke sind bei den verschiedenen Körperteilen anfangs nicht so groß, wie sie später werden" (Tracy). Im ganzen ist beim Neugeborenen die Hautoberfläche, nicht so wie beim Erwachsenen in zahlreiche ziemlich abgegrenzte Zonen beträchtlich unterschiedlicher Sensibilität gefeldert, sondern stellt eine mehr homogene, undifferenzierte Fläche dar, in der sich die orale

[1]) Der Tatbestand erscheint mir für die Hand unbezweifelbar; ich finde aber keine Notiz darüber in der Literatur.

Zone als sensibelste abhebt. Die zwei hauptsächlichsten, ja einzig sicheren Lustzustände, die das wache Leben des Neugeborenen enthält, entstammen diesen Verhältnissen: die Lust des warmen Bades der undifferenzierten gesamten Hautoberfläche; die Lust des Saugens der oralen Zone.

Daß der Geschmack zu den am frühesten funktionsfähigen Sinnesorganen gehört, war schon den älteren Beobachtern wohlbekannt. Die Experimente von Kußmaul, Genzmer, Preyer, Sikorsky und Canestrini haben es erwiesen. Süß, Bitter und Sauer wird deutlich vom ersten Tag an unterschieden. Die beinahe immer sich einstellende Mimik entspricht der typischen auch dem Erwachsenen zukommenden für diese drei Qualitäten. Die übrigen Bewegungen sind bei Bitter und Sauer solche des Mißbehagens, zuweilen der Abwehr bis zum Würgen und Ausspucken (Erbrechen); bei Süß beginnendes Saugen oder Lecken, das anfangs nur bei deutlich süßem Geschmack vorkommen soll (Preyer). Diese Reaktionen treten freilich nur auf, wenn die Lösung eine gewisse Konzentration erreicht hat; ein Anlaß, die Geschmackempfindlichkeit darum wenig ausgebildet zu nennen, wie es einige Autoren tun (Stern, Perez), liegt kaum vor, weil gewiß die „Geschmackreize von allen Sinnesreizen die prompteste Reaktion" ergeben (Canestrini). Sehr beachtenswert ist, daß erstmaliges Schmecken auch des Süßen eine Unlustreaktion, Überraschung über den neuen Eindruck sagt Preyer, herbeiführt, und erst wenn diese überwunden wurde, das Saugen einsetzt. Die Tatsache, daß schwachsaure und schwachbittere Lösungen ohne Abwehr genommen werden, hat zuweilen einige Verwirrung gestiftet. Zu Unrecht, denn es folgt daraus nichts anderes, als daß jede Berührung der Zunge (innerhalb der Mundhöhle und der Lippen vielleicht) von Saugen gefolgt ist, daß aber (und nur) gewisse distinkte Reize gewisser Stärke, Bitter und Sauer, abgewehrt werden. Fügen wir hinzu, daß ein distinkter Reiz gewisser Stärke: Süß, das Saugen nicht allein nicht inhibiert, sondern lustvoller macht, so haben wir die Funktion der frühen Ausbildung des Geschmacksinnes für die triebhaften Bedürfnisse allgemein formuliert. Keineswegs dürfte man sich etwa vorstellen, daß die Lust des Süßen durch das Saugen verfolgt wird; vielmehr darf man Compairé unbedenklich zustimmen, wenn er sie als Hilfeleistung, die dem Freßtrieb geboten ist, auffaßt: „Während das Nahrungsbedürfnis und die instinktmäßigen Saugbewegungen den Säugling an die Mutterbrust fesseln, ermutigen angenehme Geschmackseindrücke diese Bemühung und tragen durch die Sinneserregung zur Vervollkommnung einer wesentlichen Verrichtung bei." Aber nicht allein die Tatsache des Saugens könnte gewiß nicht von der Lust des Süßen abhängig gemacht werden, auch die Lust des Saugens kann kaum mit der des Süßen identisch sein, diese wird vielmehr bloß ein Faktor im gewiß nicht einfachen Aufbau der Lust des Saugens sein. Daß dies nicht scharf genug betont wird, erklärt sich leicht daraus, daß die Psychologie bis in die jüngste Zeit dem Studium der Elemente so ausschließlich nachging, daß ihr Lust, nicht immer prinzipiell, aber de facto mit dem positiven Gefühlston einer Sinnesempfindung zusammenfiel. Daß es darüber hinaus noch Lustphänomene gibt, Trieblust wie ich vorläufig im Gegensatz zur Empfindungslust sagen will, wird wenig beachtet, noch weniger studiert. Halten wir uns zunächst an diese primitive Unterscheidung, so ist kein Zweifel: die Lust des Saugens ist Trieblust, in der die Empfindungslust des Süßen eine noch nicht festgestellte, aber kaum die entscheidende Rolle spielt.

Eine Eigenschaft des Geschmacksinns ist seit Sigismund immer wieder beachtet worden. Hat ein Neugeborenes Muttermilch getrunken, so macht es nicht selten die hartnäckigsten Schwierigkeiten, wenn ihm fremde oder Kuhmilch, ja wie Preyer vom 4. Lebenstag berichtet, wenn ihm gewässerte Muttermilch verabreicht wird, und die Annahme findet erst statt, bis die ursprüngliche Milch oder ihr früherer Süßigkeitsgrad hergestellt ist. Man schließt daraus, das Kind habe sehr früh Gedächtnis für Geschmacksreize, unterscheide die süßere Milch sozusagen in der Erinnerung und lehne daher die gewässerte oder fremde ab. Die Frage ist von hohem Interesse, denn der Sachverhalt fordert einen sehr komplizierten Prozeß bereits in den ersten Lebenstagen anzunehmen. Saugt das Kind bei nichtschmeckenden Lösungen, bedarf es keiner weiteren Annahme, ist einmal der Freßtrieb und das Saugen in seinem Dienst angenommen. Die Ablehnung bitterer und saurer Stoffe wird im Rahmen des Freßtriebes wohl verständlich, wenn man — wie wir gewöhnt sind — Bitter und Sauer als schädliche Substanzen ansieht. Das geschilderte Verhalten aber ist kein angeborenes und instinktives mehr, so nützlich es für die körperliche Entwicklung des Säuglings sein mag, sondern es ist ein in den ersten Tagen hinzutretendes, erworbenes und geht deutlich darauf aus, eine bereits genossene Lust noch einmal zu genießen. Gewiß, Gedächtnis ist dazu nötig, aber es erklärt nichts; das Merkwürdige ist, daß vom Gedächtnis so eigensinnig Gebrauch gemacht wird, daß eine imperative Sehnsucht nach einem bestimmten Süßen sich gebildet hat. Denn Sehnsucht, das Wort freilich mehr als Analogie gebraucht, ist die Beschreibung des Vorganges. Daß sie imperativ ist, erweist sich, da Hunger nicht zusagend süßer Milch vorgezogen wird. Nichts spricht dagegen, diese Sehnsucht beim Neugeborenen anzunehmen, und wir werden bald zeigen, daß sie sehr früh deutlich genug auftritt, und zwar gerade beim Geschmack sehr früh; und es paßt nicht schlecht in andere Überlegungen, das Begehren nach Erneuerung bereits erlebter spezifischer Lust schon für die ersten Lebenstage anzunehmen, es zeigt uns die progressive Tendenz sehr früh und mächtig: denn die Tendenz rasch satt zu werden und weiterzuschlafen, wird hier durch den Wunsch, auf eine bestimmte lustvolle Weise satt zu werden, also nicht satt zu werden und zu schlafen, sondern jene bestimmte Lust zu erleben, sehr energisch unterbrochen. Aber die Tatsache selbst ist nicht einwandfrei sichergestellt, leider, dürfte ich sagen. Canestrini betont bei seinen Versuchen, an 1 bis 14tägigen Säuglingen sie nie bestätigt gesehen zu haben. Und sie widerspricht der absolut sicheren Tatsache des Saugens am Finger und allen geeigneten Gegenständen, denen doch die Qualität des bestimmten Süßen und aller Eigenschaften der begehrten Milch fehlt.

Nach den Untersuchungen und Beobachtungen von Preyer, Queck-Wilker, Stern, Sikorsky und Canestrini an den alten, auf Rousseau zurückreichenden Anschauungen festzuhalten, das Neugeborene habe keine Geruchsempfindungen, scheint ungerechtfertigt. Doch mag der Geruchsinn noch am wenigsten entwickelt sein. Eine endgültige Entscheidung wäre natürlich verfrüht, solange die Psychologie des Geruchs ganz allgemein wenig geklärt ist, was heute leider der Fall ist. Eine auffallende Rolle spielt der Geruch in der Entwicklung des Kindes nicht, und so dürfen wir mit dieser getanen knappen Feststellung uns begnügen. Nur eine Tatsache will ausdrücklich angemerkt sein. Canestrini fand, daß im allgemeinen die geprüften Säuglinge, soweit sie überhaupt einwandfrei sicher auf Geruchsreize reagierten, mit Vertiefung des Atmens antworteten, der beim Erwachsenen als Lustreaktion gedeuteten Reaktionsform. Da eine negative Reaktion nicht festgestellt wurde, ist die Möglichkeit nicht unbedingt auszuschließen, daß der Eindruck, der Geruchssinn des Neugeborenen sei unentwickelt, durch die unbemerkte Einmischung einer traditionellen Bewertung entstand. Der Beobachter, der aus seiner eigenen Erfahrung ein Reagens als übelriechend kennt und beim Neugeborenen keine Abwehrreaktion bemerkt, schließt auf Stumpfheit des kindlichen Organs, während der Säugling mit einer schwachen Lustreaktion geantwortet hat; da er vielleicht uns unangenehme Gerüche positiv bewertet. Wir werden dies für einen Fall nachweisen können; vielleicht gilt dies allgemeiner. Dann wäre in vielen Fällen, die die Beobachter als Unempfindlichkeit notierten, positive, aber nicht mimisch ausgedrückte, daher übersehene Empfindung annehmbar. Doch liegt kein Grund vor, dem Neugeborenen einen auch verhältnismäßig stumpfen Geruchsinn zuzuschreiben; da doch gewiß ist, daß der Mensch im Vergleich zum Tier ein sehr wenig ausgebildetes Geruchsvermögen besitzt. Sollte sich die angedeutete Möglichkeit bewahrheiten, so wäre ein wenig Verständnis für den Weg gewonnen, auf dem der Geruchsinn in Verlust geriet; es ließe sich nämlich schließen, daß erst eine Verkehrung der Bewertung eingetreten wäre und ihr die Verkümmerung gefolgt wäre. Eine Möglichkeit die in Freuds (14) Idee vom Zusammenhang zwischen Geruchsverdrängung und aufrechtem Gang sich gut fügte.

Die Angaben der verschiedenen Beobachter differieren erstaunlich für die Feststellung der ersten Gehörsempfindung des Kindes. Freilich ist man längst davon abgekommen, das Kind für wochenlang taub zu halten. Kaum jemand bestreitet, daß das Gehör normalerweise in der ersten Woche funktioniert. Ebenso herrscht darüber Einigkeit, daß die ersten Lebensstunden in Taubheit zugebracht werden. Die anatomischen Tatsachen: die Erfüllung der Paukenhöhle mit Flüssigkeit (Vierordt), der dichte Verschluß des Gehörganges (Preyer) zwingen zu dieser Annahme, der kein widersprechender Befund gegenübersteht. Innerhalb dieses Zeitraumes schwanken die Angaben beträchtlich zwischen sechs Stunden (Canestrini) und vier Tagen (Preyer, Dix, Queck). Wahrscheinlich ist dies auch die individuelle normale Schwankungsbreite. Aber man muß betonen, daß die Beobachtung hier vor einer Schwierigkeit steht, die vielleicht die Ursache der Widersprüche, jedenfalls aber von großer theoretischer Wichtigkeit ist. Die motorischen Reaktionen auf Gehörreize sind diffus und treten nur unregelmäßig ein. Auf die mannigfaltigen schwachen und andauernden Geräusche, die das Kind, bei Tag und in normaler Umgebung, umfließen, scheint es überhaupt nicht zu reagieren, auf plötzliche und starke Geräusche antwortet es mit mannigfaltigen Bewegungen: Blinzeln, Zittern, Kopfbewegung, Arme-in-die-Höhe-werfen, Zusammenzucken, mit undifferenzierter Chokreaktion, wie Stern plastisch sagt. So wie die nur im Experiment erweisbaren physiologischen Reaktionen geprüft werden, wird das um vieles deutlicher und verständlicher. Canestrini fand, daß keines der geprüften 70 Neugeborenen auf Gehörseindrücke bestimmt reaktionslos gewesen wäre. Seine Versuchsobjekte waren sechs Stunden bis 14 Tage alt. Er versäumt ihre Altersverteilung anzugeben, so daß die Frage nach dem Beginne der Gehörsreaktion aus seiner Arbeit nicht entschieden werden kann. Der Nachweis einer deutlichen und regelmäßigen Reaktion auf der Respirations- und Hirnpulskurve läßt uns merken, daß die Feststellungen der Beobachter als zu oberflächlich nicht von entscheidendem Belang sind. Sie stellen im Grunde nicht fest, wann das Kind zum ersten Male hört, sondern wann es zum ersten Male vor Gehörseindrücken erschrickt. Denn man kann die sichtbaren Reaktionen gar nicht anders bezeichnen, denn als Erschrecken. Dieser Ausdruck wird durch das Studium der physiologischen Reaktionen wohl berechtigt, da Canestrini „oft nach Gehörseindrücken eine Zunahme der Pulsation unter einer gesteigerten respiratorischen Tätigkeit graphisch registrieren konnte“, was einer Reaktion des Unlusttypus entspricht. Ja soweit aus der Publikation zu ersehen ist, gibt es nur solche, neben dem anderen Typus der Aufmerksamkeitsreaktion. Man darf sagen, die plötzliche, kurz andauernde Gehörsreizung — einer bestimmten Intensität — und nur solche wurden geprüft, ruft im allgemeinen Unlust hervor, deren motorischer Ausdruck nicht wenige Elemente des Erschreckens enthält. Den andauernden Gehörseindrücken gegenüber verhält sich das Neugeborene indifferent, wie taub. Zu sagen, es sei schwerhörig, reagiere nur auf starke Reize, ist voreilig. Die unmittelbare Beobachtung entscheidet hier nicht; die physiologische wurde nicht vorgenommen. Überdies sind manche der von Canestrini und auch von Cramaussel verwendeten Reize: Lispeln, Glockenfall, kaum stärker, als die Geräusche des Hin- und Hergehens, der Gespräche, die im Zimmer des Kindes geführt werden, ohne daß eine bemerkliche Reaktion einträte. Und schließlich hat sich gezeigt, daß schon in den ersten Tagen eine gewisse Gewöhnung an plötzliche Gehörsreize eintreten kann, indem bei kurz nacheinander abgegebenen Pfiffen, die Reaktionen schwächer werden.

Die überaus erstaunliche Tatsache, daß auf Gehörsreize schon das Neugeborene mit einer Art Aufmerksamkeit reagiert, sei hier nur noch einmal angemerkt, sie wird uns in späterem Zusammenhang wichtig werden.

Wenn man in älteren Schriften, gelegentlich auch in neueren (Gaupp), liest, das Neugeborene sei blind, so ist dies entweder unklar ausgedrückt oder zweifellos falsch. Die anatomischen Befunde, ebenso wie die Eigentümlichkeiten der Augenbewegungen des Neugeborenen, schließen allerdings die Annahme völlig aus, es könne sich um ein Sehen im Sinne des Erwachsenen handeln. Worin die Unterschiede liegen, läßt sich nicht ganz präzis mit voller Sicherheit angeben. Wahrscheinlich trifft Sterns Formulierung zu: „Farbe, Form, Lage, Entfernung existiert noch nicht.... von einem Sehen der Gegenstände ist keine Rede", doch ist die Bestimmtheit dieser Anschauung ein wenig vorschnell, wenigstens für Form und Farbe. Von Blindheit zu sprechen ist aber völlig unrichtig. Es kann gar kein Zweifel darüber bestehen, daß unmittelbar nach der Geburt — normalerweise — Lichtempfindlichkeit besteht. Starke und plötzliche Lichtreize werden so gut wie ausnahmslos, prompt, mit Veränderungen der Respirationskurve oder Hirnpulskurve, oft mit Schließen der Augenlider, mit Zucken und anderen Schreckensäußerungen, zuweilen mit Schreien beantwortet, und zwar im Schlafe kaum weniger als im Wachen. Hierin stimmen die Beobachter und Experimentatoren von Preyer bis Canestrini widerspruchslos miteinander überein.

Nicht ganz die gleiche Harmonie besteht in der Frage, ob dem Neugeborenen die Lichtempfindung angenehm oder unangenehm ist. Hier gibt es enthusiastische Anhänger der „Sehlust" von Anfang an, Dix z. B.; während andere eine anfängliche Lichtscheu „wirkliche Antipathie", sagt ihr Wortführer Compairé, Photophobie annehmen. Tatsächlich spricht viel für diese Annahme; wir würden sie sehr wohl von unserer regressiven Tendenz her verstehen. Espinas Bemerkung, das Neugeborene öffne seine Augen mit Vorliebe am Abend (Compairé) ist treffend, der Hinweis auf die Blindgeborenen naheliegend und einleuchtend, und vor allem die Ergebnisse von Canestrinis Untersuchungen sprechen sehr für diese Auffassung. Diese haben nämlich ergeben, daß starke und plötzliche Lichtreize von allen Erscheinungen der Unlust begleitet sind. Aber auch die Kurven bei anderen Reizen würde Canestrini eher auf „Spannung" als auf Lust deuten. Demgegenüber will freilich bedacht sein, daß zugestandenermaßen Canestrinis Methode unsicher genug ist, und nicht die sichere Deutung aller Kurven zuläßt, und die Neigung des Neugeborenen, gewiß schon sehr bald nach der Geburt für mäßige Lichtreize, Dämmerung, entfernte Lichtquellen, außer Zweifel steht, ja schließlich bereits nach wenigen Tagen, auch stärkere Intensitäten nicht abgewehrt werden. Preyer, der von beiden Parteien in Anspruch genommen wird, unterscheidet hier scharf und findet, daß mäßige Helligkeit angenehm, starke Grade unangenehm wirken. Und diese Auffassung hat alles für sich. Ein Gesichtspunkt kann noch hinzugefügt werden, der für unsere Gedankengänge nicht nebensächlich ist und zugleich die erwähnten Gegensätze ein wenig verringert. Am erwachsenen Zustand gemessen, kann man das Verhalten des Neugeborenen wohl lichtscheu nennen, im Vergleich zu seinem fötalen Zustand aber ist er entschieden lichtfreundlich. Es ist keineswegs so, daß Licht in jeder Intensität ihn veranlaßt zu versuchen, die fötale Situation wieder herzustellen, vielmehr gewöhnt er sich sehr bald, in den ersten zwei Tagen spätestens scheint es, an mäßiges Licht, also an verhältnismäßig schwaches, aber eben doch an einen dem fötalen Leben fremden Reizzustand. Manche Autoren (z. B. Sikorsky) wollen bemerkt haben, daß schon am ersten, zweiten Lebenstag sich der Kopf mäßigem Licht zuwendet, niemand leugnet es für das Ende der zweiten Woche. Dies deutet nicht allein auf Gewöhnung, sondern auf eine positive Lust, die aus dem Hellen gezogen wird. Und sogar Ablehnung des Dunkeln wird von frühe an gefunden. So schreibt Preyer: „Lange vor Ablauf des ersten Tages wurde der Gesichtsausdruck des mit dem Antlitz (abends) gegen das Fenster gewendeten Kindes plötzlich ein anderer, als ich mit der Hand seine Augen beschattete. Also machte das Dämmerlicht unzweifelhaft schon einen Eindruck und zwar der Physiognomie nach, einen angenehmen. Denn das beschattete Gesicht sah weniger befriedigt aus." Ob das wirklich und allgemein schon für den ersten Tag gilt, bleibe dahingestellt, denn es ist irrelevant für die Feststellung, daß wir hier ein Verhalten vor uns haben, für das wir in den bisher dargestellten Tatsachen kein Analogon finden: ein Bestandteil des fötalen Zustandes wird als unangenehm abgelehnt, ein ihm völlig fremder Reiz wird begehrt. Diese Reaktion ist der völlig entgegengesetzt, die nach der regressiven Tendenz zu erwarten wäre; hier liegt eine positive Tendenz vor, den fötalen Zustand gegen das Wachleben zu vertauschen; wenn man so sagen will: von Anfang an liegt im Gesichtssinn eine Lustmöglichkeit, die einmal, und zwar gewöhnlich schon in den ersten Tagen, gekostet, das Wachsein im Hellen, der Rückkehr in den gewohnten Ruhestand des Embryonallebens sich widersetzend, vorzieht. Wir haben Ansätze, Grundlagen für solches Verhalten schon am Tastsinn, der Sauglust, gesehen, am Auge haben wir den frühesten deutlichen Ausdruck der progressiven Tendenz.

Fassen wir die Tatsachen der Sinnesempfindlichkeit des Neugeborenen zusammen, so ermöglichen sich folgende ordnende Bemerkungen, zwanglos wie mir scheint.

Wir haben in dem bereits erörterten Sinn jeweils von Lust und Unlust gesprochen, wenn die Reaktionen physiologischer oder motorischer Natur diesen Ausdruck in Analogie zum erwachsenen Verhalten und Erleben gestatteten. Wir brauchen auch weiterhin von dieser Nomenklatur nicht abzugehen, müssen uns aber umso deutlicher machen, welche Tatbestände sie deckt. Diese Reaktionen im Ganzen überschaut, lassen sich drei Typen aufstellen. I. Ein heller Lichtstrahl fällt plötzlich in die geöffneten Augen — diese schließen sich energisch. II. Duft dringt in die Nasenmuscheln — das Kind macht ungewöhnlich tiefe Atemzüge. Der Sinn dieser beiden Reaktionstypen ist unmittelbar verständlich; I. verhindert das Fortdauern des Reizes; II. fördert das Fortdauern des Reizes. Es heißt nichts Neues in den Tatbestand hineintragen, nur ihn etwas anders zu beschreiben, wenn wir sagen: bei I. ist der Reiz unerwünscht gewesen, bei II. erwünscht. Wir verstehen diese Reaktionen unmittelbar. Dies gilt nicht für die physiologischen Reaktionen (Atem, Puls usw.), die beim Erwachsenen mit Lust und Unlust verknüpft sind, und die wir — häufig genug, aber nicht immer mit Rt (Reaktionstypus) I und Rt II verknüpft — auch beim Kinde vorfinden, und nach Analogie des erwachsenen Erlebens deuten oder benennen. Die Erklärung dieser Reaktionen ist ein Problem für sich, das hier noch nicht erörtert sein soll. Uns genügt, daß die physiologischen Reaktionen der gedachten Art I oder II sich anfügen, indem wir dort, wo Reaktionen nach Typus I oder II fehlen, annehmen dürfen, der Reiz sei zu wenig intensiv oder biologisch nicht genug wichtig gewesen, um auch sie herbeizuführen.

Anders verhält es sich bei Gruppe III. Für sie sei beispielhaft: Ein schriller Pfiff trifft das Ohr des Neugeborenen — die Arme werden in die Höhe geworfen, das Gesicht zuckt, der Körper bewegt sich in kurzem und leichten Krampf, muß man sagen. Wir können diese Reaktion nicht unmittelbar verstehen, weder verhindert sie das Andauern des Reizes, noch fördert sie es. Sie ist zwecklos. Ganz die gleiche Reaktion, auch gleicherweise zwecklos, ist der Schreck des Erwachsenen. Und die physiologischen Reaktionen sind in beiden Fällen identisch oder ähnlich. Womit freilich recht wenig gewonnen ist, da wir zwar den Schrecken so gut wie Lust oder Unlust kennen, aber bei weitem nicht einmal so wenig als sie verstehen. Zudem erscheint beim Neugeborenen der Schreck noch zweckloser als beim Erwachsenen. Zuweilen sucht man nämlich Verständnis des Phänomens in seiner Ableitung von einem primären Fluchtreflex. Nun sind die Schreckbewegungen keine Flucht, sondern höchstens ein erstarrter Fluchtreflex, der wie Freud (11) richtig argumentiert, die Flucht ja verhindert. Aber immerhin kann man eine Hoffnung auf Verständnis aus dieser Auffassung für den Erwachsenen schöpfen. Beim Neugeborenen ist ein Fluchtreflex in sich sinnlos. Rt I und II sind spezifische, für jede Reizkategorie verschiedene, deren Abwehr- und Förderungsmöglichkeiten angepaßte. Der Rt III ist allgemein, kommt jedem Reizgebiet zu. Diese Tatsache ist doppelt wichtig. Erstlich legt sie nahe zu fragen, ob diese allgemeine Reaktion nicht eine verallgemeinerte ist. Und hiefür bietet sich sehr wohl eine Möglichkeit. Die Haut als Sinnesorgan hat keinen einfachen Reizabwehrmechanismus. Hautreizen kann der Körper als ganzer entfiehen, sie können durch die Hände beiseite geschafft werden, oder schließlich in ganz gewissen Fällen, die in der Phylogenie vielleicht eine gewisse Rolle gespielt haben, durch Zuckungen bestimmter Hautpartien. Nun finden sich wirklich alle drei Möglichkeiten in der Schreckreaktion vereinigt: die Fluchtintention, die Armbewegungen, die Zuckungen. Ein erschrockener Säugling erweckt manchmal den Anschein, als wollte er etwas mit den Armen wegreiben, -schieben, abwehren, als zuckte er, wie wir etwa eine Fliege durch eine Gesichtsbewegung verscheuchen. Man müßte nun annehmen, daß dies Syndrom sich von der Hautreizung auf andere Reize verschob. Für eine Kategorie wäre das plausibel: für die Gehörsreize. Das Ohr hat noch weniger Abwehrmittel als die Haut, von Handlungen, wie Zuhalten, Verstopfen etwa abgesehen. Man kann das Ohr nicht schließen wie Mund und Auge, den Schall nicht ausblasen wie den Duft. Irgendwie ließe sich verständlich machen, daß dieses schutzlose Organ sich der Reaktionen der Haut bemächtigte — freilich sinnloser Weise, denn der Schreck wehrt den Schall nicht ab. (Doch bleibt auffällig, daß die Reaktionen gerade auf Schallreize so häufig und intensiv — wie wir sahen — vom Typus III sind). Kaum verständlich aber kann die weitere Verallgemeinerung des Rt. III von Haut und Ohr auf alle Sinnesgebiete werden. Hier ist sie ein zweckloses Plus. Dennoch habe ich den Hinweis auf die Hautreizabwehr nicht unterdrückt, er ist doch beachtenswert in einer so dunklen Frage, wenn er sie auch nicht mehr als ein winziges Stück aufhellt.

Die Allgemeinheit des Rt III legt zweitens nahe, ihn als primitiven, undifferenzierten aufzufassen. Ich habe bereits einiges angeführt, um in ihm Elemente aufzuweisen, die der Geburtssituation entspringen; anderes soll noch später beigebracht werden. Es war Freuds (11) geistreicher Gedanke, den Schrecken mit den Reaktionen auf die Geburt zusammenzubringen. Sie ist jedenfalls das erste schockartige Ereignis im individuellen Leben, und erlebt das Kind etwas während ihres Verlaufs, so gewiß

Schrecken. Wir schließen uns dieser Auffassung vorläufig an, weitere Belege für spätere Erörterung versprechend, weil sie die einzige ist, die mir bekannt geworden, zahlreiche Tatsachen umspannend, und entwicklungspsychologisch gedacht. Wir fügen demnach die Phänomene von Rt III den traumatischen Folgen der Geburt ein.

Jede Sinnesreizung kann Schreckreaktionen erzeugen. Deren Bedingungen sind nicht bekannt, aber offenbar spielen Intensität und Plötzlichkeit (Unerwartetheit) eine große Rolle. Ja man kann sagen, daß anfangs jeder Sinnesreiz, der nicht der fötalen Situation entspricht, mit dem Rt III beantwortet wird. Im Voranstehenden sind die diesbezüglichen Beobachtungen mitgeteilt. Nur für den Geruchssinn läßt sich dieser Sachverhalt nicht erweisen — vielleicht bloß weil er überhaupt kaum studiert ist; gewiß aber ist auf seinem Gebiete kein Gegenbeweis zu finden. Es bedarf einer gewissen Zeit, bis diese anfängliche Schreckantwort ausbleibt und solchen vom Rt I oder II Raum gibt. Die Überwindung des Schreckens ist nicht auf allen Reizgebieten im selben Augenblick erreicht; es scheint, als setzte sie zuerst für den inneren Mund, zuletzt für das Ohr ein; bestimmteres ist hier noch nicht auszusagen. Jedenfalls befindet sich das Kind der ersten Lebenstage noch ganz in der Phase der Überwindung; es ist allgemein schreckhaft; es steht noch völlig unter den Folgen des Traumas der Geburt.

Die frühesten deutlichen Reaktionen II verdankt der Mensch der oralen Zone, der gesamten Hautoberfläche und dem Auge. Die Süße der Milch und ihr Geruch, die Tastsensationen beim Saugen, die Wärme des Bades und mäßig helles Licht, das sind die Sinnesreize, denen das Neugeborene sehr bald, in den ersten Stunden und Tagen, Lust zu entnehmen vermag, denen es seine Organe nicht entzieht, sondern anbietet. Wir verstehen dieses Verhalten am einfachsten bei der Wärme des Bades. Hier wird dem Organismus eine Situation wieder hergestellt, in der er von Anfang an aufwuchs, und die er durch die Geburt verlor. Die konservative oder regressive Tendenz, die allem Organischen zukommt, äußert sich in diesem Fall deutlich; und solche Zurückführung des Phänomens auf eine organische Gesetzmäßigkeit löst die psychologische Problematik, löst sie ab durch die biologische, die nicht mehr unseres Amtes ist. Für das Auge und die recht frühe Sehlust gilt dies nicht. Vielmehr verhält es sich hier ja so, daß ein Zustand, der vor der Geburt in keiner Weise möglich war, erstaunlicherweise, so bald nach ihr Lust zu entwickeln vermag. Wir können eine Erklärung dafür noch nicht vorschlagen. Wir müssen die Tatsache hinnehmen, und die psychologische Problematik beendigen, indem wir auch sie einem organischen Grundgesetz einfügen: der progressiven Tendenz. Dieser Terminus ist kaum mehr als knappste Beschreibung der Tatsachen. So wie die Keimzelle sich trotz der konservativen Tendenz — zuweilen unter Kompromißbildungen mit ihr — fortschreitend verändert, so verändert sich das Neugeborene auch fortschreitend, trotz der an ihm deutlich zu beschreibenden Tendenz, in den fötalen Zustand zurückzukehren, zuweilen Kompromisse mit dieser Tendenz eingehend. Das Wirken dieser Tendenz sehen wir sehr früh am Verhalten des Auges gegenüber den Lichtreizen; noch früher der oralen Zone gegenüber den Geschmacks-, Tast- und vielleicht Geruchsreizen, die mit Ernährung und Saugen verknüpft sind.

Die Reaktionen vom Typus I sind nach allem Gesagten wohl deutlich genug als Ausdrücke der regressiven Tendenz zu verstehen.

Eine Reaktionsweise habe ich unberücksichtigt gelassen: die Aufmerksamkeit. Canestrini will sie aus seinen Kurven bei Gehörsreizungen deuten können. Das Phänomen der Aufmerksamkeit wird uns noch zu beschäftigen haben. Beim Neugeborenen ist es zu undifferenziert und undeutlich, als daß eine Erörterung fruchtbar wäre. Vormerken wollen wir uns aber, daß es gerade beim Gehör in Erscheinung zu treten scheint, jenem Organ, daß weder Rt I, noch Rt II in ausgesprochener Weise zur Verfügung hat.

Abfuhrbewegungen.

Von den Bewegungen des Neugeborenen haben wir bisher schon viel gesprochen, da sie ja im Grund das Objekt der Psychologie der frühen Kindheit sind und trotzdem, vielleicht auch gerade darum, empfiehlt sich aber eine zusammenfassende Erörterung.

Preyer hat die schier unübersehbare Fülle der kindlichen Bewegungen in vier Gruppen geordnet: in die impulsiven, reflektorischen, instinktiven und vorgestellten Bewegungen, denen er die expressiven einfügt. Im großen und ganzen hat man bis heute diese Einteilung beibehalten, so problematisch auch indessen die Grenzen zwischen der einen und anderen Gruppe geworden sind. Auch wir wollen uns zunächst ihrer bedienen, da sie — nicht nur durch Gewohnheit — ihre Bequemlichkeit hat und vor allem durch die Aufstellung der Kategorie der impulsiven Bewegungen einen wichtigen Tatbestand umgrenzt.

Die impulsiven Bewegungen beginnen bereits monatelang vor der Geburt, zu einer Zeit, wo Reflexe noch nicht erzielt werden, wo der anatomische Entwicklungszustand sie auch noch gar nicht möglich macht. Sie sind daher von allen peripheren Reizungen unabhängig. Ein vollständiges Inventar der frühesten Bewegungen scheint noch nicht aufgestellt zu sein; immerhin sind die einigermaßen wichtigen Vorgänge beschrieben, insbesonders die zweifellos impulsiven. Man zählt zu ihnen: Ausstrecken und Beugen der Arme und Beine, das das Neugeborene sehr reichlich, ohne feststellbaren äußeren Anlaß, übt; das Spreizen und Beugen der Finger; das Recken des Körpers (oft nach dem Erwachen); manche Augenbewegungen der ersten Tage; die mannigfaltigen Bewegungen im Bade; allerhand Grimassen, besonders der Lippen und Augenlider; gewiß auch das Hin- und Herfahren der Hände, insbesonders vor dem Gesicht, das Preyer freilich zu den Instinktbewegungen rechnet. (Diese Zuordnung will wenig einleuchten. Der Grund hierfür ist offenbar, daß sich aus ihnen das Greifen entwickelt, das Preyer kaum anders als unter die Instinktbewegungen rechnen konnte. Aber mit demselben Argument müßte man alle impulsiven Bewegungen zu den vorgestellten zählen, die sich wie Preyer selbst nachweist, aus ihnen entwickeln.)

Vom Verständnis dieser Gruppe sind wir recht weit entfernt, so weit, daß — so viel ich sehe — nach Preyer überhaupt niemand hier eine Schwierigkeit sah. Preyer sieht ihre Ursache in instinktiven und sonstigen organischen Prozessen, die in den motorischen Zentren niedrigster Ordnung stattfinden. Zu ihrer Erklärung „bleibt nichts übrig, als eine innere, durch die organische Beschaffenheit der motorischen Ganglienzellen des Rückenmarks gegebene, in frühen Embryonalstadien mit der Differenzierung und dem Wachstum jener Gebilde und des Muskelsystems verbundene Ursache der impulsiven Bewegungen anzunehmen. Es muß mit der Bildung der Bewegungsganglienzelle im Rückenmark und Halsmark eine gewisse Quantität potentieller Energie sich anhäufen, welche schon durch den Blutstrom oder Lymphstrom oder sogar die rasch fortschreitende Gewebsbildung ungemein leicht in kinetische Energie umgesetzt wird.“

Wie weit diese Annahme den heutigen Physiologen befriedigen würde, kann hier nicht diskutiert werden. Aber psychologisch sind einige Einwendungen vorzubringen, da die Annahme einige Bestandteile enthält, die wohl geeignet sind, größere Zusammenhänge zu erschließen. Zunächst ist nicht ganz klar, ob jene potentielle Energie nur der sich bildenden motorischen Ganglienzelle zukommt, oder ob sie bei ihrer Bildung in solcher Menge entsteht, daß sie auf Jahre ausreicht. Die Unklarheit entsteht dadurch, daß Preyer davon spricht, die impulsiven Bewegungen verschwänden fast ganz und kämen beim Erwachsenen fast nur noch im traumlosen Schlaf vor. Man wird diese Möglichkeit wohl ganz ausschließen müssen. Dann aber gibt es impulsive Bewegungen überhaupt nur im Fötalzustand und eine gewisse kurze Zeit nachher, ohne daß der Übergang irgend genau angegeben werden könnte. Hat die Ganglienzelle aufgehört zu wachsen, oder ihre potentielle Energie verbraucht, geht die impulsive Bewegung in eine andere Kategorie über, in welche, wäre nicht leicht, gewiß nicht einheitlich zu sagen, ohne daß sie in irgend etwas von der impulsiven sich unterschiede. Sie könnte z. B. dem Lusterwerb kinästhetischer Natur dienen. Dafür ist freilich im Preyerschen Schema kaum Platz. Wie immer aber, verlegt man das Kriterium in die „Reizung des motorischen Zentrums niederster Ordnung“, so begibt man sich jeder anderen als rein negativen Entscheidungsmöglichkeit: da diese

Armbeugen weder willkürlich sein können, noch peripher angeregt sind, noch auch einem Instinkt angehören, so sind sie impulsiv. Eine Schwierigkeit, die sich dadurch vermehrt, daß so gut wie alle impulsiven Bewegungen auch als Reaktionen auftreten können und das unbemerkte Einwirken von Reizen, Reizänderungen höchstens unter sorgfältigster Versuchsanordnung vermieden werden kann. Faßt man aber, wie Stern, alle Bewegungen ohne äußeren Anlaß, „also aus innerem" unter den impulsiven zusammen, so erweitert man die Preyersche Gruppe — mit gewissem Recht, aber nicht in seinem Sinn — und gelangt dann schließlich dazu, Hungerschreien zu ihnen zu zählen (Stern), oder mit Bühler zu sagen: „Man kann sagen: alle Bewegungen des Neugeborenen sind entweder impulsive oder Reflexbewegungen in dem weiteren Sinne des Wortes (inklusive Instinktbewegungen)". Es hat gewiß einen guten Sinn so einzuteilen[1]), aber das, worauf Preyer mit Nachdruck hinweisen wollte, daß nicht alle Bewegungen direkte Reaktionen auf „innere oder äußere Reize" sind, geht dabei verloren. Und wie ich noch zeigen möchte, liegt in diesem Hinweis eine fruchtbare Andeutung.

Wenigstens in der einen Beziehung sind die Ausdrucksbewegungen den impulsiven verwandt, daß ihre Gruppierung und Einordnung beträchtliche Schwierigkeiten macht. Preyer bildet eine offenbar aus praktischen Erwägungen sich ergebende Gruppe, die er den Instinktbewegungen anreiht, zu denen sie aber nur teilweise gehören. Die späteren Autoren haben sich verschieden, aber ohne die Frage irgend wichtig zu finden, geholfen. Dem Neugeborenen kommen etwa folgende Ausdrucksbewegungen zu: Schreien, Abwehrbewegungen mit dem Kopf, Mundspitzen, Stirnrunzeln, Kopfbewegung, die Mimik des Süßen und Bittersauren, der Schreck. Man sieht, es ist eine gar bunte Gruppe, die aus Preyer und Bühler gewonnen wurde. Das Schreien, so glaube ich gezeigt zu haben, ist hier gewiß auszuschalten, es ist zweifellos eine Instinkt- oder Triebhandlung; der berühmte erste Schrei ein Reflex. Dennoch bleiben einige Bewegungen übrig, die in den ersten Lebenswochen noch mannigfaltiger werden und uns daher später noch einmal beschäftigen werden; gegen deren Zusammenfassung und Erklärung aber schon hier einige kritische Bemerkungen gemacht werden müssen.

Im Gegensatz zu den impulsiven sind die expressiven Bewegungen, abhängig von einem Reiz, und zwar von einem distinkten inneren oder äußeren oder von einem allgemeinen Zustand. Gemeinsam ist ihnen, daß sie regelmäßig einer bestimmten Reizsituation zugehören, und daß sie aus dieser nicht völlig verständlich sind, und eine Beziehung zu anderen Individuen zu haben scheinen, daß sie Mitteilungen an solche sind. 1. Diese soziale Funktion zuerst betrachtet, so soll sie keineswegs geleugnet

[1]) Freilich heißt es sehr viel behaupten, daß die so definierten impulsiven Bewegungen „sicher nicht Träger irgend welcher seelischer Vorgänge sind".

werden, wohl aber scheint recht fraglich, ob und was sie zu erklären vermag. In zahllosen Einzelfällen ist diese Mitteilungsfunktion unerwünscht, und es ist peinlich, daß die Unterdrückung der Ausdrucksbewegungen so schwierig ist. Das gilt für die komplizierten sozialen Verhältnisse der Menschen gewiß. In den primitiveren der Tiere ist auffällig, daß die expressiven Bewegungen auch dort nicht fehlen, wo es sich um prinzipiell einsame Funktionen handelt, etwa beim Jagen der Katze oder des Hundes. Und schließlich was für Mitteilungssinn mögen die Expressionen lustvoller Zustände haben? Es sei denn, man unterschiebe diesen geringfügigen und primitiven Phänomenen überaus ethisch-altruistische Motive. Ich meine, die soziale Funktion kann nicht die Ursache dieser Bewegungen sein. 2. Die Expressionen sind in ihrer Beziehung zum Reiz nicht immer und nicht vollständig verständlich, sie sind oft zwecklos in der Relation zum Reiz, und wenn man die zur Sozietät leugnet, oder von ihr absieht, so erscheinen sie es ganz. Nun wäre dies kaum ganz richtig, denn manche der Ausdrucksbewegungen ist als Rt I oder II völlig verständlich und adäquat, während für andere, Mundspitzen, Stirnrunzeln, Weinen und Lachen es im strengen Sinne und Umfang des Wortes gilt. Aber es geht nicht an, nur die sichtbaren Ausdrucksbewegungen, die mimischen, in der Kinderpsychologie zu berücksichtigen, es müssen hierher durchaus auch die physiologischen gerechnet werden, die pneumato- und sphygmographisch feststellbaren, die ebenso regelmäßig, ja noch strenger gewissen Reizzuständen angehören, als die mimischen. Und in diesem Fall sind wir freilich weitaus in den meisten Fällen genötigt, die Zwecklosigkeit und Inadäquatheit zum Reiz einzugestehen. Hier fehlt aber auch die Möglichkeit eine Relation zur Gesellschaft aufzustellen, denn diese Reaktionen sind ohne wissenschaftliche Untersuchung nicht wahrnehmbar, und sie sind in keiner Weise verständlicher Ausdruck. Die phylogenetische Entwicklung der expressiven Bewegungen ist ein wenig aufgehellt und Darwin (1) zeigte von einigen, daß sie eine Funktion, die reizgemäß wäre, gehabt haben könnten — darüber werden wir später berichten — warum sie sich aber funktionslos erhalten haben, das bleibt ungeklärt.

Und dies verknüpft sie wieder für uns mit den impulsiven Bewegungen. Deren Funktion ist — soweit es sich nicht um Impulse aus der wachsenden Ganglienzelle handelt — gänzlich ungeklärt, d. h. es liegt nicht einmal ein Erklärungsversuch — von jenem Preyerschen abgesehen — vor. Aber statt dessen findet auch hier die Aufstellung einer Relation, die der zur Gesellschaft entspricht, statt: von vielen Autoren wird der Übungswert der impulsiven Bewegungen betont (z. B. Stern). Auch hier möge ein Mißverständnis vermieden werden: der Übungswert besteht, die Frage ist nur, ob er das Vorhandensein des Phänomens erklärt. Die Berechtigung, Zwecke im Psychischen anzunehmen und mit ihnen als Erklärungen zu arbeiten, kann nicht allgemein bestritten werden, bedarf aber sorgfältiger Erwägungen, die wir an geeigneterem Material anstellen möchten. Aber im Ernst sagen wollen: die impulsiven Bewegungen sind vorhanden, weil sie später das Sehenlernen erleichtern werden, hieße sich sehr bedenklich der Lesebuchbiologie nähern, die behauptet, der Mensch habe einen Mund und zwei Hände, um wenig zu sprechen und viel Gutes zu tun. Ich übersehe nicht: niemand sagt dies im Ernst, und doch ist der Hinweis auf den Übungswert nicht immer bloß ein Hinweis, sondern doch auch der Versuch — und wäre es mit unzulänglichen Mitteln — ein Stück der Sinnlosigkeit dieser Erscheinung zu verringern.

Die Länge der Kritik am Bisherigen rechtfertigt sich nicht durch die Fülle dessen, was ich nun als Erklärung vorzuschlagen habe. Dies ist nur wenig und nicht ganz neu; die Kritik schien mir aber prinzipiell nötig auf einem Gebiet, das gewiß nicht sehr wichtig ist, aber noch unwichtiger und flüchtiger behandelt wird als es verdient.

Fragen der Bewegung sind notwendigerweise solche der psychischen Energetik. Also sehr wenig erforschte und durchdachte, sehr theoretische und hypothetische. Unter den neueren Psychologen ist es vor allem Freud, der ihnen Aufmerksamkeit geschenkt hat und bemüht ist, mit den einfachsten und wenigsten Hypothesen auszureichen. Und da sie eben nicht ganz vermieden werden können, so empfehlen sich gewiß die vorsichtigsten und am wenigsten weitgehenden. Wir haben oben schon von den Freudschen Aufstellungen Gebrauch gemacht und müssen hier aufs neue an sie anknüpfen. Wir nehmen mit ihm an, daß der Ruhezustand vom Erregungszustand auch so unterschiedlich bezeichnet werden kann, daß wir sagen, das Energiegleichgewicht ist gestört und will sich wieder herstellen. Die Energie im Ruhezustand „gebunden", ist durch einen Reiz frei geworden, dieser Erregungszustand muß bewältigt werden, indem die freie Energie wieder gebunden wird. Es sind das im Grunde keine Annahmen, die der Psychologie fremd wären, es wird nur in Terminis ausgesprochen, was irgendwie in jeder Erörterung der Bewegungsvorgänge mitgedacht wird. Dies ist es auch ungefähr, was Preyer unter der „potentiellen Energie" vorschwebt, nur sind hier durch die Lokalisierung in motorischen Zentren niederster Ordnung und durch die Auffassung, die potentielle Energie sei während des Wachstums entstanden, zwei Annahmen enthalten, die nicht kontrollierbar und unnötig sind. Wir beschränken uns anzunehmen, daß dem Organismus als Ganzem irgend ein Maß von psychischer Energie zur Verfügung steht. Nichts nötigt uns, eine Annahme über ihre Lokalisation oder ihren Ursprung auszusprechen. Wohl aber müssen wir ausdrücklich annehmen, daß die Energie transformierbar ist: gebunden — frei; Preyer sagt potentiell — kinetisch. Diese Annahmen haben kaum etwas Erstaunliches oder Unvollziehbares an sich. Eine Form der Bindung freier (freigewordener) Energie ist die Überführung in „kinetische Energie“, ist die motorische Abfuhr der Erregung.

Demnach würden wir sagen: die impulsiven Bewegungen sind Abfuhrbewegungen. Das ist nun gewiß nicht mehr als eine Namensänderung, keine Vertiefung des Verständnisses über Preyer hinaus. Es erlaubt aber, da wir von unnötigen Annahmen befreit sind, seine Auffassung wirklich auf alle impulsiven auszudehnen, und nicht nur auf jene die von Wachstumreizen herrühren. Jede Entbindung von psychischer Energie kann zu impulsiven Bewegungen führen, auch beim Erwachsenen. Es muß nicht geschehen, wenn es noch andere Weisen der Bindung freier Energie gibt als die Abfuhr. Leicht möglich, daß die Wachstumserscheinungen solche Energieentbindungen herbeiführen, Hunger, Temperaturreize, die peristaltischen Bewegungen u. dgl, mehr. Sie werden sich dann in impulsiven Bewegungen abführen können. Womit wir nun die Preyersche Gruppe der impulsiven Bewegungen vergrößert haben, etwa im Sinne der oben erwähnten Bühlerschen oder Sternschen Einteilung. Aber die Kriterien sind schärfer geworden: die Abfuhrbewegungen sind ohne Relation zu Reizen. Sie können durch äußere oder durch innere Reize ausgelöst werden, oder durch Vorgänge die wir gewöhnlich überhaupt nicht Reize nennen, aber sie haben auf diesen Reiz keinen bezug; sie wehren ihn nicht ab, sie fördern ihn nicht, sondern sie sind in Bezug auf den Reiz zwecklos, reizneutral könnte man sagen. Sie dienen dazu, die durch den Reiz — wenn überhaupt durch einen — entstandene Energiesituation zu bewältigen; das Energieniveau — die Quantität freier, entbundener Energie — herabzusetzen.

Ist so das Fehlen der peripheren Reizung als Einteilungsgrund verlassen worden, besteht kein Anlaß mehr, der sich aufdrängenden Ähnlichkeit zwischen den impulsiven Bewegungen und den expressiven nicht Raum zu geben. Offenbar ist ein gut Stück der sogenannten Ausdrucksbewegungen nichts anderes als Abfuhrphänomen. Gewiß nicht alles, wir haben das am Beispiel des Schreiens gesehen, wir werden es an einigen anderen noch des Näheren auseinandersetzen. Nur muß der Versuchung widerstanden werden und etwa alle Bewegungen überhaupt den Abfuhrvorgängen zuzuzählen. Vielleicht ist jede Bewegung ausnahmslos Abfuhr freier Energie, wir haben das hier nicht zu entscheiden, jedenfalls beschreiben wir den energetischen Vorgang so im allgemeinen richtig. Aber wir fragen ja nach dem energetischen Vorgang nur dort, wo er für sich die Funktion des Phänomens darstellt, d. h. wo oder insoweit die Bewegung reizneutral verläuft. Wir werden Fälle antreffen, in denen dies nicht leicht zu entscheiden sein wird. Ihnen stehen aber eine Fülle anderer gegenüber, bei denen kaum zu zweifeln ist. Und das trifft bei den impulsiven und einem gewissen — hier noch nicht näher bestimmbaren — Teil der expressiven Bewegungen zu. Wir werden daher diese beiden Gruppen als Abfuhrbewegungen zusammenfassen, wobei wir nur reizneutrale meinen, oder die reizneutrale Komponente komplexer Bewegungen. Es werden im wesentlichen die Bewegungen vom Rt III auch hierher zu zählen sein.

Reflexe.

Die zweite große Gruppe Preyers sind die Reflexe. Über diese Gruppe bestehen kaum Meinungsverschiedenheiten, denn so verschieden auch die Auffassung des Phänomens Reflex sein mag: gewiß gibt es diese streng und starr reizgebundenen, einfachen Bewegungen, und sie bilden eine deutliche Gruppe für sich, deren Erklärung zwar unsicher, aber für die psychische Entwicklung auch nicht beträchtlich ist. Auch die Reflexe des Neugeborenen scheinen noch nicht restlos beschrieben zu sein. Immerhin dürfte der Forschung kein einigermaßen wichtiger entgangen sein. Festgestellt sind: der Pupillenreflex; der erste Schrei; das Niesen, Schnaufen, Gähnen, Husten, Würgen, Singultus, Schlucken, Spreizen der Zehen bei Berührung der Fußsohle, Patellarsehnen-Reflex, Umklammern mit der Hand. Dabei sind nur diejenigen genannt, die einen gewissen Bezug zum Psychischen haben, während die physiologischen unberücksichtigt bleiben, obgleich die Grenze zwischen diesen beiden sehr schwer bestimmbar ist. Umso mehr als ja die Reflexe überhaupt keine selbständige psychische Bedeutung haben. Sie sind für den motorischen Aufbau komplexer Vorgänge von Wichtigkeit. (Für den Aufbau der Saugbewegungen z. B. vergl. Popper.) Ihre Beziehung zum Reiz ist eine doppelte: sie sind an ihn gebunden, ohne Reiz kein Reflex; und sie sind von ihm aus verständlich, sie sind Reaktionen auf den Reiz, um ihn abzuwehren (Niesen etwa) oder um ihn aufzunehmen (Pupillenerweiterung im Dunklen), wären also einem der beiden Rt I oder II einzureihen. Bei einigen ist die Auffassung als Rt I oder II schwierig, z. B. das Spreizen der Zehen und das Umklammern der Hand. Man kann hier an ehemals sinnvolle Reflexe denken. So mit Kirkpatrik annehmen, „daß sie wahrscheinlich auf irgend einer Stufe der rassengeschichtlichen Vorzeit insofern von Nutzen waren, als sie die Mutter beim Tragen der Kinder unterstützten". Dasselbe könnte auch für den Zehenreflex gelten, da die primitive Haltung des Säuglings — entsprechend dem der Menschenaffen — vielleicht war, sich mit den Händen am Fell der Mutter anzuklammern, und mit den Beinen sich gegen ihren Bauch zu stemmen (Moro). Wir hätten damit hier Instinktbewegungen vor uns, die keinen biologischen Zweck mehr haben, und daher als Reflexe gewertet werden.

Handlungen.

Vorgestellte oder willkürliche Bewegungen sind beim Neugeborenen nicht vorhanden, wir haben wenigstens keine Möglichkeit sie anzunehmen. Wohl aber solche Bewegungen, die von vorgestellten nicht zu unterscheiden sind, d. h. auf Reize — äußere oder innere — bezügliche, sinnvolle Bewegungen, von denen angenommen wird, daß sie ohne Bewußtsein verlaufen, eine Annahme, die wir mitmachen können, weil es für diese Bewegungen gleichgültig ist, ob sie bewußt oder unbewußt verlaufen. Man nennt solche Bewegungen instinktive. Wenn das Hühnchen eben aus dem Ei geschlüpft nach Körnern pickt, so ist das eine sinnvolle, reizbezogene Bewegung. Vom Reflex unterscheidet sie, daß sie nicht starr wie er ist, sondern im gewissen Grade abhängig von Faktoren, die außerhalb des Reizes liegen, etwa dem Hungergrad, auch gewisser Anpassung an Reizvarianten und der übenden Vervollkommnung fähig ist. Vom willkürlichen Handeln unterscheidet sich dieses instinktive dadurch, daß es — einerlei ob es von Bewußtsein begleitet ist oder nicht — jedenfalls nicht auf Überlegungen, auf dem Wissen um Voraussetzungen und Folgen des Tuns beruht. Es ist angeboren. Und diese angeborene reizbezogene Sinnvolligkeit ist das Charakteristikum des Instinktiven. Darüber scheint eine gewisse Übereinstimmung in der kinderpsychologischen Literatur zu herrschen, wenn auch viele Forscher in der Unbewußtheit das wichtigere Kriterium sehen. Solcher instinktiven Bewegungen lassen sich aufzählen: Die Bewegungen, welche der Aufnahme und Fortbewegung der Nahrung dienen (Saugen, Beißen, Lecken, Kauen, Schlucken, Würgen, Erbrechen, Aufstoßen, Ausstoßen der Fäzes und des Urins); die normalen Atembewegungen und was mit der Atemtätigkeit zusammenhängt (Niesen, Gähnen, Husten) (Bühler), die Kopf- und Körperhaltung (Preyer). Nach unserer obigen Erörterung ist das Schreien hier anzufügen.

Das Verständnis des Instinktes ist wohl eines der allerschwierigsten Kapitel der Kinderpsychologie und es besteht keine Hoffnung, es bereits an dieser Stelle, bei der Darstellung des Neugeborenen zu fördern, da bei ihm alle Vorgänge so undifferenziert sind, daß die feineren Bezüge nicht deutlich werden können. Darum wäre auch die kritische Erörterung der Frage hier verfrüht und ich muß mich begnügen, einen Gesichtspunkt in den Vordergrund zu rücken, dessen Berechtigung erst später voll einleuchtend gemacht werden kann. Ich möchte versuchen, den Nachdruck auf den Handlungscharakter der instinktiven Bewegungen zu legen. Ohnedies fließt das Wort Instinkthandlung ungezwungener in die Feder als Instinktbewegung, so spricht Bühler von impulsiven, expressiven, Reflexbewegungen, aber von Instinkthandlungen.

Die Handlung ist nicht eine isolierte Bewegung, sondern auch im einfachsten Fall ein System von Bewegungen, weil sie, selbst wenn sie aus einer einzigen denkbar einfachsten Bewegung bestünde, auf ein Ziel bezogen ist. Sie hat eine Absicht, sie dient einem Bedürfnis, und ist von dieser ihrer Absicht, diesem Bedürfnis verständlich determiniert. Wenn ich mit meiner linken Hand über das Papier streiche, das vor mir liegt, so ist dies gewiß eine sehr einfache Bewegung, da diese aber geschah, um ein Stäubchen, das der Feder im Wege war, wegzuräumen, so habe ich eine vollgültige Handlung vollführt. War keinerlei Absicht für diese Bewegung vorhanden, dann mag ich sie ein Abfuhrphänomen oder wie immer nennen. Aber ich werde mich nicht darum kümmern, ob mir der ganze Vorgang, oder was von ihm mir bewußt war, und wieweit. Ich kann jene Bewegung ausführen, ohne das Stäubchen, ohne sie selbst, ohne ihre Zweckmäßigkeit bemerkt zu haben, und all dies erst später feststellen, nachdem sie abgelaufen war. Ich kann dieselbe Bewegung machen, ihrer bewußt sein, und auch ihr Ziel bewußt haben: ich bin unzufrieden mit dem eben Geschriebenen und will es ablehnen. Es würde sich empfehlen, dann nicht von einer Handlung zu sprechen, sondern von einer symbolischen Handlung, wenn man will, oder wie immer — denn diese Bewegung ist nicht ernstlich auf die Änderung des Geschriebenen gerichtet; war sie es aber doch, dann wäre sie als Handlung, und zwar als falsche Handlung zu werten, denn sie kann ihre Absicht nicht erreichen. Hier aber muß dies Beispiel abgebrochen werden. Die Bewegungen der Erwachsenen sind zu komplex, um mehr zu verdeutlichen. Also, die Handlung ist eine Bewegung, die von Bedürfnis und Zweck determiniert ist. Sie verläuft immer so, daß sie durch eine Kette von Überlegungen interpretierbar ist, auch dann, wenn wir zweifelsfrei wissen, diese Überlegungen haben nicht stattgefunden. Das pickende Hühnchen handelt, als ob es w ü ß t e, daß Körner bestimmter Art schmackhaft und nahrhaft sind, und als hätte es ü b e r l e g t, wie es bei dem ihm nun einmal gegebenen Körperbau sie seinem Magen einverleiben könnte. Da wir überzeugt sind, daß weder jenes Wissen, noch dieses Überlegen im Falle des Hühnchens statt hat, so sagen wir, seine Handlung war eine instinktive. Und wir meinen damit nichts anderes, als eben die staunende Feststellung, daß Handlungen, die nicht überlegt sind, ablaufen können, als wären sie es. Vielleicht ist es nicht unnütz zu bemerken: man kann falsch überlegen, es gibt auch instinktive Handlungen, die so verlaufen, als hätte das Tier falsch überlegt. Es ist eine der wichtigen Neuerungen K ö h l e r s, daß er bei scheinbar „unvernünftigen" Handlungen der Tiere sie als interpretierbar erweist, freilich als falsch „überlegte".

Wir wollen demnach — von den Reflexen zunächst abgesehen — zwei große Gruppen der Bewegungen aufstellen: die Abfuhrphänomene und die Handlungen. Die Handlungen des Neugeborenen sind instinktive, sie kommen ohne Erfahrung, ohne Wissen, ohne Überlegung zustande. Es sind vor allem vier Gruppen von Handlungen des Neugeborenen von Wichtigkeit: Das Schreien — als sein Universalhandeln; das Saugen, Schlucken usw. bis zum Defäzieren; alle jene Bewegungen, die die fötale

Situation „wieder herstellen wollen“ (Augenschließen, embryonale Hand-, Beinhaltung usw.); jene Bewegungen, die Lust „an sich“ sozusagen suchen: Ludeln, Ins-Licht-sehen usw. Die Handlungen dienen der regressiven oder der progressiven Tendenz und dem Freßtrieb, falls man ihn aus der regressiven Tendenz gesondert benennen will. Die Bewegungen vom Rt I wären als Abwehrhandlungen, die vom Rt II als Zuwendungshandlungen ganz allgemein einzureihen.

Die Struktur des Neugeborenen.

Die umfangreiche Darstellung der einzelnen psychischen Phänomene des Neugeborenen rechtfertigt sich wohl, da sie der Ausgangspunkt der Entwicklung sind, die zu schildern in den folgenden Kapiteln und späteren Büchern meine Aufgabe sein wird, und da sie in den vorliegenden Gesamtdarstellungen der Kinderpsychologie zu sehr vernachlässigt wurden. Solche Darstellung der Psychologie des Neugeborenen hat die beträchtliche Schwierigkeit, daß ihr Objekt in höchstem Maße undifferenziert ist, so wird sie an mancher Stelle spitzfindig, allzusehr interpretierend und theoretisch erscheinen. Um so dringender und einleuchtender aber macht diese Schwierigkeit eine Forderung, die langsam für die Psychologie aller Stadien der Entwicklung sich durchzusetzen beginnt, für die des Neugeborenen aber unerläßlich erscheint: die Betrachtung des Ganzen nach der Erforschung des Einzelnen. Die Beachtung der Beziehungen aller jener Phänomene, die der Forscher, sie zu erkennen, eine Zeitlang als isolierte studieren mußte, deren volle Erkenntnis er sich aber verschließt, wenn er nicht beizeiten bemerkt, daß diese Isolierung nur forschungsökonomische Abstraktion ist, daß es Wahrnehmungen, Vorstellungen, Bewegungen als solche gar nicht gibt, und daß die Frucht seiner Isolationen ihm erst reift, wenn er diese Sonderungen aufhebt, sobald sie ihm ihren Dienst getan haben. Das Neugeborene ist so wenig wie irgend ein Lebendes Summe von Sinnesreizen und Reaktionen, sondern ein in sich geschlossenes organisches Ganzes. Das Ganze ist nicht verständlich aus der Summe der Einzelheiten, sondern eher jede Einzelheit aus dem Ganzen. Solche strukturellpsychologische Betrachtungsweise wird immer mehr anerkannt. Sie ist ein Grundgedanke dieses Buches, und wir haben mit ihr jedes Kapitel zu schließen. Doch wird eine Auseinandersetzung mit den sehr verschiedenen Begriffen und Tendenzen, die jeweils als Struktur bezeichnet wurden, nötig sein. Vorläufig will ich mit Struktur nichts anderes bezeichnen, als die gegenseitige Beziehung der Einzelphänomene zueinander; eine begrifflich viel anspruchslosere Aufgabe demnach, als die Sprangersche Meinung von Struktur oder die der Gestaltspsychologen.

In diesem Sinne allein ist es gemeint, wenn ich sage, das Neugeborene selbst ist eine Isolation; das natürliche Ganze, auf das wir die Einzelphänomene zu beziehen haben, ist: das Neugeborene und seine Mutter. Wohl bedeutet die Geburt die physische Individuation des Kindes, nicht aber seine biologische und soziale, daher auch in einem gewissen Sinn, nicht seine psychische. Wir haben mehrmals — übrigens in Übereinstimmung mit allen Autoren — darauf hingewiesen, daß das Neugeborene selbstverständlich nicht imstande ist, seine Bedürfnisse selbst zu befriedigen, nicht einmal seine primitivsten; diese sogar am wenigsten.

Es ist dabei völlig auf seine Umgebung, kurz gesagt, auf seine Mutter angewiesen. Dies ist aber kein einfacher Defekt seiner Existenzform, sondern sie ist diesem Zustand angepaßt; der Struktur des Neugeborenen entsprechen bestimmte Einrichtungen im Organismus der Mutter, ja im Aufbau der Gesellschaft. Und das erst gibt uns ein Recht, die Träger dieser aufeinander angewiesenen Funktionen (oder Einrichtungen) auch als eine Einheit anzusprechen. Von den zur Befriedigung seiner Bedürfnisse nötigen psychischen (und physischen) Arbeitsleistungen vollführt das Neugeborene selbst nur einen, und zwar verhältnismäßig kleinen Bruchteil. Den Rest die Mutter (Gesellschaft).

Diese Tatsache der besonderen sozialen Struktur des Neugeborenen (und Säuglings) bedarf einer klaren Formulierung. Wir fragen nach den Bedingungen unter denen sonst der Fall eintritt, daß ein Mensch Arbeit leistet zur Befriedigung des anderen, und können sagen, daß dies in zwei Fällen eintritt. Erstens wenn das „bediente" Subjekt geliebt wird. Denn dies ist der paradoxe soziale Erfolg jeder Liebe, daß ihr Objekt zum Subjekt der Durchsetzung einer ganzen Anzahl seiner Forderungen wird, die Liebe also notwendigerweise sich — bis zu einem gewissen Grad — „altruistisch" verhalten muß. Auf unser Thema angewandt, ist all dies nur die etwas umständliche Umschreibung der banalen Weisheit, daß die Mutterliebe es ist, auf die der Säugling angewiesen ist, mit der er aber auch rechnen kann, weil sie niemals ausbleibt. Nur das letzte ist nicht richtig. Die Mutterliebe fehlt in gar nicht wenig Fällen. Es wurde davon bereits gesprochen, und wird noch Einiges dazu zu sagen sein. Aber die Existenz des Kindes ist nicht allein an die ihr entsprechende Existenz der Mutterliebe geknüpft, sondern an ein ganz gewisses, und gar nicht unbeträchtliches Maß und eine bestimmte Art von ihr. Und daß dieses Maß niemals unterschritten wird, daß die Art der Liebe immer so sei, daß ihr Subjekt bereit ist, die Fülle von Arbeit und Versagung zu leisten (kompensiert zu erhalten durch die Befriedigung, die sie als Liebeshandlungen bieten), das wäre denn doch zuviel behauptet. Und hier tritt der zweite Fall ein, in dem unter normalen sozialen Verhältnissen „altruistisches" Tun möglich ist. Dies geschieht, wenn das Objekt der Arbeitsleistung über den Leistenden Herrschaftsgewalt ausübt (Weber). So befremdlich es klingen mag, der Säugling übt auf seine Mutter nicht allein Liebesgewalt, sondern auch Herrschaft aus. Freilich fordert er keinen Gehorsam für seine Befehle und rächt nicht persönlich deren Mißachtung, sondern immer nur leitet er jene Arbeitsleistung ein, die zur Befriedigung seiner Bedürfnisse führen würde (meistens Schreien) und stirbt schließlich, wenn niemand sie fortsetzt. Aber eine Mutter, die ihr Kind vernachlässigt, erfährt Mißachtung oder Strafe der Gesellschaft, die sich in irgend einer Form und in verschiedenem Maße zum Exekutor der Herrschgewalt des Kindes macht, und es so schützt, ihm die Befriedigung seiner wichtigsten Bedürfnisse sichert. Das Ausmaß dieses Schutzes, seine Formen, die Exekutoren, all dies unterliegt einer Fülle von Variationen. Wir werden uns in einem späteren Zusammenhang mit ihnen zu befassen haben. Aber irgendwelche Ansätze dieses Tatbestandes dürften nirgends fehlen.

Allerdings, wir haben ein wichtiges Merkmal der sozialen Struktur des Neugeborenen nur benannt, wenn wir darauf hinwiesen, es sei kein Individuum, alle, die wichtigsten seiner Handlungen seien keine abgeschlossenen, es sei daher auf die Mutter absolut angewiesen und sagten, das Korrelat dieses Zustandes sei Liebesgewalt und Herrschaft des Säuglings, die es auf Mutter und Gesellschaft ausübe. Wie Liebesgewalt und Herrschaft des Säuglings entstanden sind, ist damit nicht erklärt, und ist vielleicht noch gar nicht erklärbar. Jedenfalls aber begnügen wir uns — bis wir an seiner Stelle versuchen dem Problem abzugewinnen, was es heute zu bieten vermag — mit der Banalität, daß die Herrschaft des Säuglings zu der Erhaltung der Gesellschaft unerläßlich nötig ist, sobald oder soweit seine Liebesgewalt nicht stark genug ist, ihm das Eintreffen der korrelaten Leistungen zu sichern.

Ein isolierter Säugling wäre schlimm daran, er wäre von vorneherein so gut wie tot. Aber normaler Weise ist er so wenig isoliert, wie sonst ein Körperteil der Mutter, was allerdings nicht ausschließt, daß es gelegentlich der Fall ist, etwa bei der Amputation. (Es ist wichtig, sich klar zu machen, weil es vor einem verzerrenden Fehler aller Betrachtung schützt: Daß das Neugeborene bemitleidungswürdig, hilfsbedürftig erscheint, ist eines seiner Machtmittel, es ist aber nicht bemitleidungswürdig, weil es eben so erscheint.) Unvollständig erscheint es, wenn wir nur einen Teil von ihm ansehen; es wird sogleich vollständig, wenn wir es zusammen mit seiner Mutter, die unter seiner Liebes- und Herrschaftsgewalt steht, betrachten. Aber zur richtigen Bewertung der Struktur des Neugeborenen bedarf es nicht nur der Ergänzung durch die Mutter, sondern der Beachtung des historischen Moments. Das Neugeborene ist zwar der Ausgangspunkt, den wir dem Studium der Entwicklung geben, es ist aber nicht der Anfangspunkt der Entwicklung selbst. Über die Psychologie des Fötus wissen wir sehr wenig; doch dürfte die Annahme sich empfehlen und unwidersprochen sein, daß der fötale Zustand strukturell charakterisiert ist durch ein Maximum gebundener Energie, also den äußersten

Ruhe- und Gleichgewichtszustand darstellt, der uns empirisch gegeben ist. Das psychische Leben des Neugeborenen besteht nun zum Teil darin, diesen Ruhezustand wieder herzustellen, sobald er durch die Geburt gestört wurde und nach ihr immer wieder aufs Neue durch innere und äußere Reize in Frage gestellt wird. Das wichtigste Element der psychischen Struktur des Neugeborenen ist die konservative Tendenz. Auf sie sind eine ganze Reihe von psychischen Erscheinungen zu beziehen — wir haben sie im vorausgehenden einzeln geschildert — was wir so ausdrücken, daß wir sagen, sie stehen im Dienste der konservativen Tendenz. Die merkwürdigen, und je feiner die Untersuchungsmethoden sind, um so widerspruchsvoller, erscheinenden Tatbestände des Verhaltens der Sinnesempfindlichkeit können von hier aus positiv und sinnvoll verstanden werden. Übersieht man die kunservative Tendenz, so muß man davon sprechen, daß die Leistungen der Sinnesorgane defekt sind, auch vermag man der Tatsache nicht gerecht zu werden, daß sie andererseits doch in Funktion sind, oder gelegentlich sein können. Mit Beziehung auf jene Tendenz aber kann dieser Widerspruch und zwar ganz auf psychischer Ebene gelöst werden: die Sinnesorgane werden außer Funktion gesetzt, es wird von ihnen kein Gebrauch gemacht, soweit die konservative Tendenz wirksam ist, was beim Neugeborenen im allgemeinen, aber nicht immer der Fall ist.

Unter die Erscheinungen der konservativen Tendenz gehört im weiteren Sinne, noch eine Gruppe, die in sich geschlossen ist, und sehr wohl auch für sich betrachtet werden kann, und als Äußerung eines Triebes präzisierbar ist: Hunger und dessen Befriedigung. Hier dürfen wir den unverbindlicheren Terminus der Tendenz mit dem präziseren mehr präjudizierenden des Triebes vertauschen, auch wenn wir die Begriffserörterung des Triebes noch vermeiden wollen. Hungergeschrei, Kopfwendung, Erfassung des Objektes durch den Mund, Saugen und Schlucken, sind die Erscheinungen, die auf den Freßtrieb zu beziehen sind. Dieser Trieb selbst ist letztlich gewiß in die konservative Tendenz einzuordnen, verdient aber wohl ebenso gewiß eine Sonderstellung in ihr.

Historischen Bezug haben auch jene Vorgänge, die wir als uneinreihbar erklären müssen, wenn wir uns nicht entschließen, sie als Nachwirkungen des traumatischen Modus der Geburt aufzufassen. Sie haben nicht die konservative Tendenz, sie zeigen uns zunächst überhaupt keine Tendenz, sondern sind Reproduktionen, deren Anlaß und deren Mechanismus uns zur Not begreiflich ist, noch nicht aber deren ökonomische Funktion.

Und schließlich sind auch schon in den ersten Tagen Phänomene sichtbar, die den Ansatz einer neuen Strukturgruppe geben, denen wir bisher nur im Gegensatz zur konservativen eine progressive Tendenz zugeschrieben haben, deren wesentlicher Kern aber eine noch nicht deutlich angebbare Beziehung zur Lust ist.

B. Erste Fortschritte.

Das Schauen.

Die Struktur des Neugeborenen erfährt sehr bald eine Reihe von wesentlichen Veränderungen, die als Entwicklungsfortschritte bezeichnet werden. Das Wort Fortschritt ist freilich nicht völlig glücklich. Zwar wird niemand ein Werturteil dahinter vermuten, sondern jedermann es deskriptiv verstehen, als Bezeichnung für Phänomene, die dem Neugeborenen noch fehlen, und deren Auftreten den Säugling dem erwachsenen Menschen ähnlicher machen. Aber man wird sich vor Augen halten müssen, daß die Entwicklung nicht geradlinig verläuft und daß daher manche Erscheinung, die der Struktur des Neugeborenen fremd oder in ihr kaum angedeutet ist, sich aber im nächsten Entwicklungsabschnitt deutlich ausbildet, zunächst der Normstruktur des Erwachsenen sehr unähnlich bleibt; so, daß schwer zu entscheiden wäre, ob das frühere Stadium oder das spätere dem Erwachsenen näher steht, so sehr sie sich auch untereinander unterscheiden mögen. Und es wäre gut, hätten wir ein treffendes Wort zur Bezeichnung solcher Veränderungen, die vom Ausgangspunkt der Entwicklung wegführen, ohne sich unmittelbar dem Endpunkt zu nähern, für die Umwege der Entwicklung. Ein solcher Terminus fehlt; darum verwenden wir den des „Fortschritts“ umso unbekümmerter, als wir ja wissen, daß solche und diese Umwege notwendige Schritte sind.

Die ersten Fortschritte dieser Art werden unser besonderes Interesse aus denselben Gründen beanspruchen, die uns ein ausführliches Studium der ersten Lebenswoche vorschrieben. So mannigfaltig sie sich auch erweisen werden, so fest stehen sie miteinander in Zusammenhang und geben einer bestimmten Entwicklungsspanne eine präzise Signatur. Und zwar sind es ungefähr die drei ersten Lebensmonate, die zusammenfassend als Periode der ersten Fortschritte betrachtet werden können. Schon die naive Beobachtung war geneigt, dem ersten Vierteljahr eine einheitliche Sonderstellung einzuräumen. Sigismund nennt es das dumme Vierteljahr. Dieser Name hat sich nicht durchgesetzt, aber die Sonderung, die er vorschlägt, ist vielfach aufgenommen worden und rechtfertigt sich sehr wohl auch durch tiefere Gründe, als die Bequemlichkeit des Rechnens mit Kalenderjahrabschnitten.

Summarisch läßt sich dieses Stadium leicht und gut charakterisieren. Die Kinderpsychologen sind darüber kaum uneinig, daß der aktive Gebrauch der Sinnesorgane und das Auftreten von Gedächtniswirkungen im Gefühls- und Willensleben des Kindes, wie es z. B. Bühler formuliert, die ersten wichtigen Fortschritte der Entwicklung sind. Tatsächlich ist beides beim Neugeborenen gar nicht oder in so undifferenzierter Andeutung vorhanden, daß die Entfaltung dieser beiden Phänomene eine sehr wesentlich veränderte Struktur des Vierteljahrkindes ergeben muß. Diese klar zu erfassen müssen die festgestellten Tatsachen aber erst gesammelt dargestellt sein.

Von vornherein ist es klar, daß die ersten Fortschritte Erscheinungen sein werden, die der progressiven Tendenz — der Tendenz psychische Fortschritte zu machen — einzuordnen wären. Daher darf man erwarten, daß sie auf dem Gebiet des Gesichtssinnes, der sich von Anfang an — erstaunlicherweise wie wir fanden — progressiv verhält, besonders deutlich sind und wird es sich empfehlen, die Darstellung mit ihnen zu beginnen.

Das Auge ist von Geburt an lichtempfindlich; und mäßige Lichtreize lösen mannigfaltige Reaktionen der Lust aus: weites Öffnen der Augen, Zuwendungsbewegungen des Kopfes; die Atmungs- und Pulskurven sind mehr vom Lust- als vom Unlusttypus. Wenn dem Neugeborenen das Licht aber auch angenehm ist, so kann es doch wenig tun, um sich diese Annehmlichkeit zu verschaffen oder zu sichern. Die Zuwendungsbewegungen sind anfangs selten — nicht immer sicher festgestellt — wenig ausdauernd und erfolgreich und setzen auch nur gegenüber diffusen erleuchteten großen Flächen ein. Von einem Sehen im erwachsenen Sinn ist trotz der ausgesprochenen Lichtfreundlichkeit keine Rede. Ist es überhaupt fraglich, ob schon in den ersten Tagen kleine leuchtende Objekte (Kerzenflamme etwa) ebenso wie große helle Flächen (Fenster) bemerkt werden, so ist es sicher, daß die Richtung des Blickes auf das Objekt und die Akkomodation auf seine Entfernung nicht von Anfang an besteht. Vielmehr wird die Fähigkeit zu beidem im Laufe des ersten Vierteljahrs erst allmählich erworben. Die ältere Kinderpsychologie, Preyer voran, hat dieser Frage sorgfältige Beobachtungen gewidmet, so daß wir über einige wichtige Fragen aus diesem Zusammenhang gut unterrichtet sind.

Das Richten des Blickes vervollkommnet sich in vier Stadien (Preyer, Bühler): 1. Der Blick irrt planlos umher, trifft er zufällig in entsprechender Nähe ein deutliches Objekt, so können die bereits genannten Lustreaktionen eintreten — oder der Säugling starrt geradeaus vor sich hin und ist darauf angewiesen, daß ein Objekt sich in seiner Blicklinie befindet oder in sie gerät. 2. In der zweiten Woche ungefähr werden helle Flächen in der Blicklinie aktiv festgehalten; auch das Wenden von einer hellen Fläche zur anderen wird beobachtet (elfter Tag Preyer). Es ist damit eine Art wirkliches Sehen für ruhende Objekte erreicht. Ein Stadium, das dem Säugling manche starke Lust bietet. Der nächste wichtige, wenn man will der entscheidende Schritt ist 3. in der dritten Woche gemacht, wenn der Blick langsam bewegten Gegenständen zu folgen vermag und der Blick einen „neuen befriedigten, intelligenten Ausdruck" (Preyer) erhält. Die Lust steigert sich oder wenigstens ihren Ausdruck zu lautem „Jubel" (Preyer). So hat das Kind eine gewisse Unabhängigkeit von den Zufälligkeiten des Auftretens und Verschwindens eines Lichtreizes erlangt und nicht nur die Vorbedingung für ein scharfes eigentliches Sehen, die Fixierung des Reizes im gelben Fleck der Netzhaut. Mit dem Erwerb der Fähigkeit 4. zu „Suchen" hat es jenes Maß von Aktivität und Unabhängigkeit erreicht, die mit den Muskeln des Kopfes allein überhaupt erlangt werden kann. Dies Suchen pflegt zu Ende des dritten Monats zu beginnen. Und zwar regelmäßig in der Form, daß das Kind nach der Ursache von Geräuschen sucht und seine Augen oder den Kopf, aber sichtlich planvoll und intelligent, nach verschiedenen Seiten, oft sofort nach der richtigen wendet.

Zugleich mit dem Erwerb dieser Fähigkeiten bildet sich auch die Konvergenz der Achsen beider Augäpfel aus. Anfangs sind divergente atypische Bewegungen der beiden Augäpfel, oder Bewegungen eines für sich allein, sehr häufig. Sie sind aber keineswegs ausschließlich, es kommen von Anfang an — wenn auch seltener — konvergente Bewegungen vor. Sehr bald überwiegen diese weit über jene. Genauere Daten lassen sich nicht angeben, aber jedenfalls ist dieses Stadium bereits vor Ablauf des ersten Monats erreicht. Nach dem dritten Monat kommen diese Atypien normalerweise überhaupt nicht mehr vor.

Ähnlich steht es mit der Akkommodation; auch sie wird in den ersten Tagen bereits bemerkt, dürfte aber kaum regelmäßig in bezug auf Genauigkeit, Sicherheit und Raschheit ausgebildet sein. Genauere Studien liegen nicht vor, doch spricht viel dafür, daß sie in der Zeit des „Folgens" bereits mit einiger Exaktheit und Regelmäßigkeit funktioniert (Bühler); daß vor dem beendeten dritten Monat die Entwicklung der Akkommodation nicht abgeschlossen ist (Preyer) und vielleicht erst am Ende des zwölften Monats ihre Vollendung erreicht.

Diese Tatbestände sind der Ausgangspunkt für zwei lebhafte Diskussionen geworden; man hat erstens gefragt, ob sie die nativistische oder die empiristische Auffassung belegen; und man versucht zweitens aus ihnen sich eine zutreffende Vorstellung über die Art der Wahrnehmungen des Säuglings, der primitiven Wahrnehmung überhaupt zu bilden. Die erste Frage kann heute kaum mehr strittig sein. Die Mechanismen der Konvergenz, der Akkommodation sind zweifellos angeboren. Das heißt, das System der Muskelbewegungen, die nötig sind, um einen Sehakt, im eigentlichen Sinn, durchzuführen, ist bei der Geburt vorgebildet. Er braucht vom Kinde nicht erfunden zu werden, und wird ihm nicht „beigebracht" wie das Klavierspiel. Andererseits ist er aber anfangs nicht völlig ausgebildet und das Zusammenspielen der Muskeln, das den Sehakt konstituiert, ist nicht die einzige Bewegungsweise, die diesen Muskeln möglich ist. Anders als beim Saugen, das nicht bloß vorgebildet, sondern als völlig ausgebildete Koordination mannigfaltiger Muskelbewegungen am ersten Tag dem Neugeborenen zur Verfügung steht. Das Bewegungssystem „Saugen" ist freilich ebensowenig wie das „Sehen" das einzige, das mit den betreffenden Muskeln möglich ist, aber es bildet sich automatisch und von Anfang an, beim Wirken eines bestimmten Reizes, während beim Sehen nicht allein ein präziseres Koordinieren der Teile überhaupt nötig ist und sich allmählich entwickelt, sondern vor allem die Zusammenfassung als regelmäßige Reaktion auf einen Reiz erst allmählich „gelernt" werden muß. Ein Unterschied, der noch als krasser erscheint, als er wirklich ist, weil normalerweise die Augenmuskeln in späterer Zeit nur mehr „Sehbewegungen" machen, ja, zum Teil nur mehr solche machen können; die Lippen-, Zungen-, Gaumenmuskeln zeitlebens zu verschiedenen Funktionen sich koordinieren. Die Frage kann nicht sein, angeboren oder erworben, sondern wie Stern allgemein formuliert „was ist angeboren, was ist erworben?" und erscheint beantwortet: Die Augenmuskelbewegungen sind zum Teil angeboren (Koordination, Akkommodation), zum Teil vorgebildet; erworben wird die Präzision und die Subordination unter den Reiz, wenn man so sagen kann, die Zusammenfassung als ausschließliche Reaktion. Daß es sich um eine R vom Rt II handelt, braucht nicht ausdrücklich erwähnt zu werden; denn die Sehbewegungen dienen ja dazu, einen Lichtreiz einzulassen, ihn optimal wirken zu lassen; sie sind aus dieser Funktion restlos verständlich.

Was bedeutet aber das Wort „erworben"; wie wird erworben? ist die Frage, die sich aus dieser Antwort zunächst ergibt. Sie ist wichtig, denn die Klärung des Begriffs der psychischen Erwerbung, die Aufdeckung ihres Mechanismus ist eine vornehme Aufgabe der Entwicklungspsychologie. Sich ihr zu nähern, verlangt einige Unterscheidungen. Das Schauen besteht aus einer Reihe von psychisch nicht gleichwertigen Bewegungen. Man geht kaum zu weit mit der Behauptung, die Augenbewegungen des Erwachsenen sind überhaupt nicht psychischer Natur. Sie sind physiologische Bewegungen. Ähnlich wie die Bewegungen des Herzens, der Lunge, des Darms, die inneren Sekretionen. Es ist kaum ein Grund, jene von diesen prinzipiell zu sondern. Die physiologischen Bewegungen können sehr oft für eine Zeitlang bewußt werden, wahrgenommen werden, wie die Außenfläche unseres Körpers; sie haben oft psychische Folgen — zuweilen sehr beträchtliche, sie sind psychisch beeinflußbar, zuweilen sehr energisch und nachhaltig, wir haben aber keinen Grund, etwa die peristaltischen Bewegungen ins Gebiet der Psychologie zu rechnen. Und was für diese gilt, gälte für die Augenbewegungen ebenso, wenn die des Erwachsenen mit denen des Neugeborenen identisch wären. Lediglich die Tatsache ihrer Entwicklung, gibt ihnen einen gewissen Raum in der Psychologie. Das Essen ist gewiß eine psychische Angelegenheit, aber die Bewegungen der Kaumuskeln und Zunge sind es an sich nicht, sondern physiologische Vorgänge. Zweifellos psychologisch werden Bewegungen, wenn sie Abfuhrphänomene oder Handlungen sind. Und eben das sind die Augenbewegungen im ersten Vierteljahr, was ihnen mittelbar eine etwas andere Stellung in der Psychologie geben muß, einerlei in welchem Maße ihnen diese genetische Tatsache eine Art Mittelstellung zwischen physiologischen und psychologischen Phänomenen bietet.

Koffka bemerkt, so viel ich sehe als Einziger, es sei anzunehmen, daß bei weitem nicht alle Augenbewegungen der ersten Tage etwas mit dem Sehen zu tun haben, sondern daß viele wohl einfach als impulsive Bewegungen aufzufassen seien, nach unserer Nomenklatur demach als Abfuhrphänomene.

Diese Deutung scheint durchaus einleuchtend und berechtigt. Man kann nicht oft genug betonen, daß wegen der Undifferenziertheit der frühen psychischen Erscheinungen jede einzelne verschiedene Bedeutungen haben kann; ja, meistens haben dürfte. Sind viele der Augenbewegungen Abfuhrvorgänge, so ist nicht verwunderlich, daß sie atypisch verlaufen, weil die Koordination der Augäpfel kein starrer Reflex ist, sondern erst im Laufe des Lebens zur fast allein möglichen Bewegungsweise wird.

Wir haben oben die Bewegungen — nämlich die psychisch relevanten — in zwei Gruppen zusammengefaßt: die Abfuhrphänomene und die Handlungen; soll diese Einteilung aufrecht bleiben, müssen die koordinierten Bewegungen (und überhaupt alle, die nicht bloße Abfuhrphänomene sind, sondern mit dem Schauen etwas zu tun haben) als Handlungen aufgefaßt werden. Das widerspricht allerdings ein wenig dem üblichen Sprachgebrauch, aber, so scheint mir, auch nur ihm. Sachlich wäre diese Einordnung wohl zu rechtfertigen. Wir brauchen uns nur klar zu machen, daß die verschiedenen Augenbewegungen sinnvoll sind, die Lichtreize als scharfe Bilder auf der Netzhaut erscheinen zu lassen, und müßten uns mit der Statuierung eines „Bedürfnisses zu sehen" abfinden. Dies kann uns leicht fallen, wenn wir jene Tatsachen betrachten, die sich über die Lust beim Sehen und über die Intensität der Leistung feststellen ließen.

Kein Beobachter hat versäumt, die „hohe Lustbetonung" (Bühler), das „große Vergnügen", „laute Jubeln" (Preyer), des Kindes zu erwähnen, die nicht allein beim ersten Sehen oder ersten Gelingen eines Fortschrittes des Sehaktes eintreten, sondern das Sehen überhaupt, jedes Sehen begleiten und besonders im ersten Vierteljahr lebhaft und andauernd sind. Ein auffälliges Sehobjekt weckt jeden Lustausdruck, dessen das Kind jeweils fähig ist, bis zum Lachen, Strampeln und „Krähen". Anfangs sind die Äußerungen der Lust überhaupt wenig merklich (im Gegensatz zu denen der Unlust, wovon noch zu sprechen sein wird), aber allein schon die Tatsache, daß das Kind in den ersten Wochen mit Aufmerksamkeit sich dem Schauen hingibt, beweist ein gewisses Maß von Lust oder Drang zu sehen, wo doch dem Lichtreiz zu entgehen so einfach ist: Es bedarf nur des Lidschlusses, einer Reaktion, die schon das Neugeborene wohl beherrscht. Merkwürdig und in diesem Zusammenhang beweisend ist auch, worauf Preyer hinweist: Weites Öffnen der Augen, also Einlaß von Licht, ist allgemeines, nie fehlendes Symptom von Lust überhaupt; Zukneifen der Augen, „Nichtsehenwollen“, Symptom der Unlust. Es ist, als wäre der Ausdruck der Sehlust vorbildlich für jede Lust, was wohl für die Intensität dieser Sehlust spräche. Etwas sehen zu können, ist aber zudem eine Kompensation für manche Unlust, oft und sehr frühe schon (zweite Woche z. B. bei Scupins Jungen) hört der Säugling auf zu schreien, wenn seine Augen etwas Leuchtendes, Buntes, für ihn Sehbares zu sehen bekommen. Es lenkt ihn ab, und nicht bloß für den Augenblick der Überraschung, sondern für eine je nachdem längere oder kürzere Weile. Ein Verhalten, das kaum anders gedeutet werden kann als — naheliegend —: die Lust des Sehens ist stärker als die Unlust, die die Quelle des Schreiens war.

Das Schauen ist ein Vorgang, der aktiv und mit Anstrengung verbunden abläuft. Alle Anzeichen der Aufmerksamkeit sind mit ihm verknüpft. Kann man in den ersten Wochen noch darüber im Zweifel sein, ob die Aufmerksamkeit des Kindes nicht eine passive, erzwungene ist, so ist das in einem späteren Stadium der Entwicklung nicht mehr möglich. So schildert Scupin von der vierten Woche anschaulich: „Das wache Kind wurde neben ein buntseidenes Kissen gelegt. In gespannter Aufmerksamkeit blickte es darauf, blähte die Nasenlöcher weit auf und schob die Lippen vor, so daß das Mündchen ganz spitz wurde.“ Die Aktivität wird so deutlich, daß man das Verhalten des Kindes gar nicht anders beschreiben kann als mit den Worten, es will dies oder jenes sehen. So wenn Queck-Wilker schreibt: „(42. Tag) haften seine Augen fest auf einem Punkte der Zimmerdecke, und Kopf und Augen richten sich danach zurück, als das Kind abgewendet wird..., am 70. Tage folgt es dem Lampenlicht, dreht den Kopf danach und wird unruhig, wenn man ihn beschattet.“

Selbstverständlich sind diese ausgebildeten Schauvorgänge Handlungen. Warum sollen die Versuche, vier Wochen früher einer bewegten Kerzenflamme mit den Augen zu folgen, nicht ebenso aufgefaßt werden? Doch nicht, weil jene Kopfbewegungen, diese nur Augenbewegungen verlangen. Ebensowenig, weil diese noch unbewußt, jene aber bereits bewußt wären; wir wissen das eine genau so unsicher wie das andere, und berücksichtigen überhaupt nicht, ob ein Vorgang bewußt ist oder nicht, wenn wir ihn als Handlung einordnen wollen. Der entscheidende Grund für das Widerstreben kann nur der sein, daß die Handlung von einer organisierten psychischen Instanz im Sinne ihres Bedürfnisses vollzogen wird und es nicht leicht ist, diese im frühesten Säuglingsalter anzunehmen. Aber gerade um die Annahme einer solchen Instanz als nötig zu erweisen, widme ich der anscheinend rein terminologischen Frage einen gewissen

Raum. Könnten wir ein bewußtes Ich annehmen, das sehen will, so würden wir selbstverständlich sagen, sein Schauen sei Handlung. Da wir das nicht können, so müßten wir an seine Stelle ein Bedürfnis setzen, das triebhaft oder instinktiv komplexe Bewegungen erzeugt: Handlungen, instinktive Handlungen, genauer gesagt. Und das meine ich, empfiehlt sich. Es besteht von Anfang an ein Bedürfnis zu sehen; instinktiv vollzieht das Kind Bewegungen, dieses Bedürfnis zu befriedigen. Die Relation zu dem Bedürfnis drückt der Terminus Handlung aus.

Doch wird man begreiflicherweise den Wunsch haben, das „Bedürfnis zu sehen" näher zu verstehen. Die erste Möglichkeit, die sich hier böte, wäre, diesem Bedürfnis den Namen Seh-trieb etwa zu geben. Aber wir wollen uns dieser Verlockung nicht ergeben. In diesem Fall sagt der neue Name nichts, und den Brauch, so bequem er ist, Bedürfnis durch „Trieb" zu bezeichnen, müssen wir vermeiden, da es ja zu den Aufgaben dieses Buches gehört, Triebe und Triebleben ernsthaft zu behandeln. Claparède (2) spricht davon, daß in der frühen Kindheit das perzeptive Interesse vorherrschend ist und daß dem Sehen ein besonderes Maß dieses Interesses gewidmet ist. Diese Auffassung hat einen wesentlichen Vorzug vor dem Sehtrieb, denn sie ist mehr als Nomenklatur. Sie reiht das Bedürfnis zu sehen in einen größeren Zusammenhang ein, in das festgestellte perzeptive Interesse überhaupt. Ja, sie kann sogar noch einen Schritt weiter dienen und kann dieses Interesse biologisch erklären — Interesse gehört dem biologisch Wichtigen. Die Betrachtung der psychischen Entwicklung unter diesem Gesichtswinkel des Interesses, ist der hier vorgetragenen sehr verwandt und man könnte sich mit ihr zufrieden geben, wenn nicht dieses Interesse ein sehr rätselhafter und bei Claparède wenigstens nicht ganz scharf bezeichneter Begriff wäre. Zudem ist die Beziehung des Sehbedürfnisses zur Lust so innig, daß man die Verkehrung der Beziehung, die sich aus der Interesse-Lehre ergäbe, nur ungern akzeptiert. Sie müßte nämlich sagen: das biologisch-adäquate Interesse, ausgeübt, erzeugt Lust. Das Bedürfnis zu „Sehen" kommt vom allgemeinen perzeptiven Interesse; dieses vom biologischen Nutzen; daher ist es mit Lust verknüpft. Mir scheint es einfacher, umgekehrt zu denken: Das Bedürfnis zu sehen ist ein Fall des allgemeinen Begehrens nach Lust. Weil das Schauen Lust bringt, wird es geübt, so intensiv geübt, daß es erscheint, als bestünde ein Bedürfnis zu sehen. Und solche Verhaltensweise bezeichnen wir mit Interesse haben. Das Schauen ist also einfach eine Handlung, deren Zweck Lusterwerb ist. Die Tatsache, daß das Sehen Lust bringt und daß eine Lust jedenfalls genossen werden will, ist unmittelbar verständlich. Dabei kann jedem unbenommen bleiben, sich bei der Auskunft befriedigt zu fühlen, das Sehen sei mit Lust verbunden, damit das perzeptive Interesse, Bedürfnis zu schauen, erweckt und so der biologische Zweck sicher gestellt werden.

Von Anfang an besteht die Lust bei gewissen Lichtreizen; sehr früh Bemühungen, die auf einen Drang nach wiederholten gesicherten Lichterlebnissen schließen lassen, aber erst nach einigen Wochen (zu Ende des ersten Vierteljahrs) kann der Sehakt einigermaßen vollkommen ausgeführt werden. Eine Anzahl der hiezu nötigen Bewegungen wird von Anfang an — als Abfuhr oder Reflex — vollzogen, sehr bald die übrigen. Der Inhalt des Vervollkommnungsprozesses ist demnach: der Lusttrieb gewinnt allmählich mehr Gewalt über die Bewegungen, sie werden immer umfangreicher, präziser und vollständiger in seinen Dienst gestellt, die Abfuhr- und Reflexvorgänge verlieren ihre Selbständigkeit; die Lust wird ausschließlich zum Ziel und besser erreicht. Die Bewegungen sind da „angeboren", die Lustbetonung der Lichtreize ebenso, und der allgemeine Trieb Lust zu erwerben gewiß nicht zum mindesten. Die Beherrschung des motorischen Apparates durch den Trieb wird stufenweise erworben. Freilich in verhältnismäßig so kurzer Zeit, daß man nicht umhin kann, den Prozeß der Erwerbung selbst als gewissermaßen angeboren zu vermuten, was mit einem guten Worte Koffka (nach Stern) Reifen im Gegensatz zu Lernen nennt. Dieses Verhalten werden wir noch an verschiedenen Erscheinungen als ein typisch gültiges kennen lernen.

Freilich scheint die Frage nicht von der Hand zu weisen, ob nicht statt des Wachsens der Beherrschungsfähigkeit ein Wachsen der Sehlust oder (vielleicht auch von ihr abhängig) ein Wachsen der Triebkraft vorliegt. Uneingeschränkt kann das letztere nicht gelten; denn will man in psychoenergetischen Problemen eine gewisse Klarheit gewinnen, so muß man so lange als ohne Zwang möglich mit der Vorstellung operieren: Das Energiequantum ist konstant. Doch ist es auffällig, daß die Energie, die auf das Schauen verwendet wird, wächst, und man versucht zu sagen: es wird allmählich ein immer größeres Maß von Energie (Triebkraft) dem Schauen zugeführt. Und gewinnt so zugleich einen Gesichtspunkt, die zunehmende Beherrschtheit — das Reifen des Sehaktes — zu verstehen, sie ist die Folge des Einströmens von Triebkraft in einen erbangelegten Apparat, um eine bildliche Ausdrucksweise zu Hilfe zu nehmen. Woher kommt aber dies Plus an Energie? Auf keinem Gebiet der psychischen Lebensäußerungen des Kindes sehen wir in dieser Zeit eine Abnahme der Intensität. Das Prinzip der Konstanz festhaltend, bleibt uns kaum anderes übrig als die Anschauung, die Freud (9) vertritt, daß die Energie im Organismus anfänglich nahezu völlig gebunden ist, und erst allmählich zu mannigfaltigen psychischen Verwendungen frei wird. Die Entwicklung des Schauens ist ein Symptom einer solchen Freiwerdung. Von hier aus bietet sich dann folgerichtig auch eine Möglichkeit die Sehlust einzureihen. Sie wäre das Ergebnis der neuerlichen Bindung der Energie durch die Abfuhr in der Handlung des Schauens und ihren mannigfaltigen Bewegungen, und durch die „Wahrnehmung" — vielleicht, wie vorgreifend erwähnt sei.

Eine verständliche Erklärung verdunkeln wir uns freilich leider durch diese Spekulationen. Früher wollten wir die Lust, die das Sehen bietet und die wir für angeboren erklärten, als Motor für die Entwicklung des Schauens ansprechen, nun soll sie das Resultat jener Freiwerdungsvorgänge sein, die überaus dunkel und konstruiert erscheinen. Ein Widerspruch, der nicht leicht zu lösen ist. An dieser Stelle gewiß nicht. Dessen Erörterung auf später verschoben sei, unter Hinweis auf Freuds (9) angenommenen Wiederholungszwang, der ins Organische reichend die Tatsache benennt: daß aus unbekannten Gründen in jeder Einzelgenese ein gesetzmäßiger Ablauf gewiß seit Jahrtausenden stattfindet. In unserem Fall wäre diesem Zwang einzuordnen, daß das Individuum mit nahezu völlig gebundener Energie sein Leben beginnt, die in den ersten Wochen sich teilweise frei macht und im Sinne der größten Lustmöglichkeit sich am Sehapparat neu bindet und abführt.

Die oben erwähnte Diskussion über die Art der Wahrnehmungen, die das Auge dem Kinde entwickelt, besprechen wir besser im Gesamtzusammenhang der Wahrnehmungen überhaupt.

Die orale Zone.

Das Saugen tritt gleich nach der Geburt als so präziser Mechanismus in Erscheinung, daß man von vornherein keine Fortschritte dieser Funktion erwarten kann. Und doch findet eine deutliche und bedeutsame Entwicklung der Tätigkeit der oralen Zone bereits in den ersten Wochen statt, die vielleicht dahin zusammenfassend charakterisiert werden kann, daß die Erscheinungen intensiver und differenzierter werden. Je länger die Wachseinperioden werden, um so anhaltender wird die Saugtätigkeit. Und dies nach zwei Richtungen. Nicht allein trinkt das Kind immer länger, zuweilen mit kurzen Unterbrechungen und gegen das Ende der Mahlzeit in einer spielerischen Weise, möchte man geradezu sagen; — sondern immer häufiger saugt es ohne Hunger oder ohne Möglichkeit ihn zu stillen, am Finger oder jedem beliebigen geeigneten Gegenstand, der ihm in den Mund gerät. Scupin schildert die größere Mannigfaltigkeit des Trinkvorganges sehr lebhaft aus dem Beginn der zweiten Woche:

„Tritt jemand an das Bett des schreienden Kindes, so wird es augenblicklich ruhig und sieht den Betreffenden groß an. Bei Hunger saugt das Kind laut schmatzend an den Fingern, doch beruhigt ihn das nur für kurze Zeit. Vor dem Anlegen an die Brust wackelt das Köpfchen unruhig hin und her, der Mund sucht gierig, die Augen sind weit aufgerissen. Ist die Warze endlich gefunden, so stößt es befriedigte Grunzlaute aus, saugt hastig bis es sich verschluckt, schnauft als hätte es die anstrengendste Arbeit vor. Dann wird das Saugen träger und häufiger unterbrochen, die Augen fallen dem Kinde zu, wohlig wie ein Kätzchen schnurrt es noch eine Weile und stößt schließlich mit seitlichen Kopfbewegungen die Warze aus.“

Konnte ein Zweifel darüber bestehen, ob das Neugeborene Saugbewegungen um ihrer selbst willen macht, so ist beim Kind im ersten Vierteljahr irgend ein Bedenken gegenüber der regelmäßig festzustellenden Tatsache, daß alle Kinder auch ohne Hunger am Finger saugen, völlig ausgeschlossen und daher wohl nie erhoben worden, so heftig auch gelegentlich die Meinungsverschiedenheit über die Deutung der Tatsache sein mag. Wieder mag eine Notiz der Gatten Scupin zur Illustration dienen (zehnte Woche): „Es saugt mit Vorliebe an den Fingern, steckt auch wohl die ganze Faust in den Mund, selbst wenn es eben erst getrunken hat. Um ihm auch dies abzugewöhnen, wurde ihm ein Tüchlein vorgesteckt, welches dann mit der Hand zugleich in den Mund gerät und gar nicht schmeckt, wenigstens dem mißmutigen Gesicht nach zu urteilen. Nach einigen Versuchen unterläßt es dann gewöhnlich das Saugen.“ Aber offenbar nur solange, bis es sich durch Zufall oder Versuche überzeugt hat, daß die Bahn frei ist; denn zehn Tage später notieren die Eltern: „Das Kind nimmt den Finger fast nicht mehr aus dem Munde und beißt mit den zahnlosen Kiefern eifrig daran herum.“

Dies ist durchaus typisch. Mit keinem Mittel gelingt es, dem Kinde das Ludeln in diesem Alter abzugewöhnen. Es wird mit der ganzen Hartnäckigkeit, deren sein primitiver Wille fähig ist, fortgesetzt, allen Widerständen zum Trotz. Und ganz offenbar vermittelt das Ludeln dem Kinde ein sehr beträchtliches Maß von Lust. Man hat es daher sehr mit Recht Wonnesaugen genannt (Lindner). Nicht allein die Hartnäckigkeit, mit der es angestrebt und festgehalten wird, spricht für den hohen Lustcharakter. Auch die Mimik des ludelnden Kindes ist die höchster Befriedigung; das unruhige schreiende Kind kann — wie jede Pflegerin weiß — sofort und häufig für lange Zeit beruhigt werden, wenn ihm ein „Lutscher“ oder irgend ein geeignetes Instrument in den Mund geführt wird. Das Kind beruhigt sich häufig selbst, indem es nach einer Weile Schreiens seine Absicht förmlich aufgibt, resigniert am Finger saugt und auch so zu einer gewissen Befriedigung gelangt. Hat das Saugen lange genug gedauert, so führt es Schlaf herbei und zwar allem Anschein nach — „selig lächelnd“ — sehr befriedigenden, wie nach angenehmer Ermattung.

Sorgfältige Untersuchungen über das Wonnesaugen wurden, so scheint es, mit der einen Ausnahme der durch Freud (2) berühmt gewordenen Lindnerschen Arbeit „Über das Saugen an den Fingern, Lippen etc. bei den Kindern (Ludeln)“, keine angestellt; Lindners Aufsatz behandelt das Säuglingsalter nur ganz nebenbei. Die zahllosen verstreuten Bemerkungen in den Kinderpsychologien und biographischen Tagebüchern genügen zwar, sich vom Wesentlichen des Vorgangs — wie wir es eben darstellten — einen Begriff zu machen, sie reichen aber leider nicht hin,

Näheres über die individuellen Verschiedenheiten zu erkennen. Ja, deren Vorhandensein selbst scheint den Beobachtern entgangen zu sein, oder schien ihnen zu geringfügig, um ausdrücklich bemerkt zu werden. Und doch habe ich sehr den Eindruck, als würde es sich wohl lohnen, dieser Frage ein wenig nachzugehen. Alle Phänomene, die uns bisher beschäftigten — und alle, die in diesem Kapitel noch weiter behandelt werden sollen — sind streng gesetzlich verlaufend; wiederholen sich in jeder Genese jedes einzelnen Menschen wesentlich gleich. Individuelle Variationen — in der Breite des Normalen natürlich — sind kaum vorhanden. Nur in einer Beziehung sind sie eigentlich überhaupt feststellbar: Der Zeitpunkt des ersten Auftretens eines Phänomens, aller seiner weiteren Entwicklungsfortschritte, differiert beträchtlich von Fall zu Fall. Und vielleicht wird sogar ein eindringendes Studium lehren, diese scheinbar individuellen Abweichungen als typische, als Gruppenerscheinungen, zu verstehen. Trotzdem ist es für jedermann, der mehr als einen Säugling beobachten konnte, auffallend genug, daß jeder eine Individualität für sich ist und sehr frühe schon sich individuell äußert, so schwer es auch wäre, den frühesten Zeitpunkt anzugeben, in dem die individuelle Besonderheit in Erscheinung tritt, oder gar den allgemeinen Eindruck von ihr des näheren zu analysieren.

Wollen wir uns dieser Schwierigkeit gegenüber nur an das einigermaßen Sichere halten, an das Dominierende in jenem deutlichen, aber doch sehr allgemeinen Eindruck, ergibt sich uns, daß das Verhalten der oralen Zone jedenfalls zu den frühesten Beobachtungen individueller Züge Anlaß gibt, und gewiß bereits im ersten Vierteljahr. Fast nach jeder möglichen Richtung hin differieren die einzelnen Säuglinge in den oralen Funktionen. Sehr bald bietet der eine das Bild eines leidenschaftlichen, ungeduldigen, gierigen Trinkers, während der andere, gewiß im Rahmen der immer vorhandenen „tierischen Gefräßigkeit" (Perez), wesentlich gleichgültiger, ruhiger, sachlicher, möchte man sagen, sich dieser erfreulichen Tätigkeit hingibt. Die motorischen Begleitvorgänge des Trinkens, das Pressen, Schlagen, Halten, Kratzen der Brust mit den Händchen, mögen von der Intensität des Hungers abhängen und nach jeweiligen Stimmungen differieren, doch scheint sich auch hier frühe eine Art charakterisierende individuelle Gewohnheit auszubilden. Und insbesondere das Wonnesaugen entwickelt höchst individuelle Verhaltungsweisen. Für ein späteres Kindheitsalter gibt Lindner einen überraschend reichen, wohlgeordneten und dennoch nicht annähernd vollständigen Katalog. Es kann nicht verwundern, wenn eine — bisher nicht unternommene — Untersuchung für die früheste Kindheit sehr beträchtlich geringere Mannigfaltigkeit aufwiese. Diese zwar geringere Mannigfaltigkeit würde sich aber sicherlich als individuell determiniert erweisen. Zwar, wie gesagt, es ludeln alle Kinder, ebenso wie ja alle trinken. Manche aber beginnen sehr früh ausdauernd, ja, beinahe unaufhörlich und sichtlich mit größter Anspannung der Aufmerksamkeit, andere später, mehr intermittierend, seltener und mehr nebenbei sich die Lust des Ludelns zu verschaffen. Auch gewisse bevorzugte Methoden und Gewohnheiten beginnen sich recht bald, gewiß nicht selten schon im ersten Vierteljahr, individuell auszubilden. Im allgemeinen unterscheidet sich freilich das Wonnesaugen dieser Zeit von dem der späteren durch einige allgemeine Charakteristika: Anfangs ist gewöhnlich das Ludelobjekt nicht ein einzelner Finger, sondern die geballte Hand; der Ort des Ludelns ist nicht die Lippenpartie, sondern eine etwas tiefere Stelle im Mund, vermutlich die Gegend der Magitotschen Membran. Der Übergang zum Saugen an einzelnen Fingern, die Bevorzugung des Daumens, die Benutzung des Handrückens, -ballens, die Einführungsstelle im Munde, aktive Hilfen, wie Lindner sagt, die andere Organe, die andere Hand, Nase usw. bieten, die Mitbewegungen der Arme und all dies mehr kann sehr frühe schon zu individueller Gewohnheit, persönlicher, unterscheidender Verhaltungsweise werden.

Merkwürdig genug ist es, wie selten und flüchtig alle diese Erscheinungen der oralen Funktionen Gegenstand sorgfältiger Untersuchung wurden. Die geringe Wichtigkeit des Themas kann keinesfalls Begründung und Entschuldigung dieser sonderbaren Lücke der Kinderpsychologie sein. Noch erstaunlicher fast ist es aber, daß einmal gemachte Feststellungen nicht weiter berücksichtigt, mitgeteilt oder geprüft werden. Bei der Armut unseres Wissens über die Details des Saugens rechtfertigt sich daher wohl, wenn ich auf die Arbeit von Herz zurückgreife, der, soviel ich sehe, zum letzten Male eine ausführliche Erwähnung der Magitotschen Feststellung über die Membrana gingivale bringt. Diese Membran, auch Magitotsche Membran genannt (Vierordt), zeigt sich auf dem Zahnflächenrande beider Kiefer in der Gegend der Eckzähne beiderseits als membranöser Vorsprung, der an der unteren Maxille deutlicher zu sehen ist. Das Organ ist von bedeutendem Gefäßreichtum; nach vor- und rückwärts beweglich und schwillt während des Saugens an. Bei guter Entwicklung kann man von sehr deutlichen papillären Hervorragungen sprechen. Sie sind zuweilen durch einen Saum miteinander verbunden, und „es entsteht so eine Art von sehr kleiner, äußerst dünner Lippe, welche von einem Hundszahn zum anderen geht und einer Art von Erektion fähig ist“ (Herz). Die Magitotsche Membran dient dem Saugen, indem sie den luftdichten Abschluß, das Umfassen der Brustwarze fördert. Sie tritt aber offenbar auch beim Wonnesaugen in Funktion, da dieses — wie ich oben bemerkte — nicht an den Lippen, sondern in der Gegend der Kiefer vorgenommen zu werden pflegt. Selbst beim Leersaugen — ohne Brust und Finger — scheint es sich um eine Reizung dieser Membran zu handeln; wenigstens in etwas späterem Alter wird das leere Ludeln so geübt, daß die Zunge rhythmisch an der Innenwand der Unterlippe oder des Unterkiefers gerieben wird. Es würde dazu wohl stimmen, wenn Herz bemerkt, daß die Magitotsche Membran an der unteren Maxille deutlicher zu sein pflegt. Ob die Membran ausnahmslos anzutreffen ist, kann nicht als entschieden gelten. Herz versichert, daß sie gewiß in sehr zahlreichen Fällen vorhanden ist.

Nicht allein der Wunsch dort möglichst vollständig zu sein, wo die Forschung bisher noch nicht genügend viel Material beschrieben hat, war für die Mitteilung der Befunde über die Magitotsche Membran maßgebend, sondern weil sie gerade für unsere Betrachtungsweise einen wichtigen Anhaltspunkt bieten. Denn offenbar bietet die Membran — neben der Funktion des Luftabschlusses für den Kolben der Pumpe, die der Mund während des Saugens darstellt — dem Säugling ein Plus an Lust. Zweifellos reicht die Lust, die der Mund ohne dieses Organ bietet, aus, die Mühe des Saugens zu lohnen, denn sonst müßte das Wonnesaugen nach dessen Rückbildung (im dritten bis vierten Monat) aufhören oder doch sehr beträchtlich nachlassen. Um so interessanter, daß im ersten Vierteljahr ein spezifisches Saugorgan vorhanden ist, dessen Lustwert zwar noch nicht festgestellt ist, aber nicht unbeträchtlich sein kann. Ein histologischer Befund ist mir nicht bekannt geworden. Es läßt sich dennoch kaum zweifeln an der Existenz von Nervenendigungen in der Magitotschen Membran — muß sie doch tasten können — sie dient demnach als Lustquelle bei fortgesetzter rhythmischer Reizung, einer Bedingung, unter der jeder Teil der Hautoberfläche — und gewiß ein erektionsfähiger — Tastlust bieten kann.

Die Einordnung der Funktionen der oralen Zone in unsere Begriffe macht zunächst wenig Schwierigkeiten. Das Saugen erzeugt jedenfalls Lust; verständlich genug, wenn es hingebungsvoll geübt wird. Die Befriedigung des Freßtriebes geschieht demnach von Anfang an unter Lusterlebnissen. Man kann diese Tatsache sehr wohl biologisch so auffassen, als wäre die Funktion dieser Lust die Sicherung des Freßtriebes (Compairé, Friedjung 1). Man würde also etwa sagen: Die Natur schenkt als Belohnung für fleißiges Trinken Tastlust und erreicht dadurch, daß sicherlich getrunken wird. Sehr viel sagt diese Auffassung dem Psychologen nicht. Er wird lieber annehmen wollen, daß der Freßtrieb — eben als Trieb — sich selbst befriedigt, indem er eine imperative Unlust aufhebt und den Ruhezustand wieder herbeiführt. Aber die geschilderten Erscheinungen zeigen, daß nicht alle Tätigkeiten der oralen Zone vom Freßtrieb hervorgerufen sein können. Wir sehen hier deutlich in den ersten Wochen eine Differenzierung eintreten, die beim Neugeborenen nicht deutlich, kaum angedeutet, wahrzunehmen war. Das Wonnesaugen dient nicht dem Freßtrieb, sondern dem Erwerb von Lust an sich. Sie ist Tastlust und wird in Befriedigung des Freßtriebes erfahren; einmal erlebt, wird sie immer wieder angestrebt, wie jede Tastlust in einfachen psychischen Verhältnissen, die Verbote, Hemmungen, Verdrängungen noch nicht kennen. Wir müssen diese Abzweigung einer von der Lust, die der befriedigte Freßtrieb gewährt, losgelösten Lust scharf hervorheben, wenn sie auch in realitate nicht immer so deutlich sonderbar erscheint. Beim Trinken, das der regressiven Tendenz dient, lernt das Kind eine Lust kennen, die, so könnte man sagen, so süß ist, daß es um ihretwillen der regressiven Tendenz die Nachfolge verweigert, den Schlafzustand aufschiebt und dem Erwerb der Tastlust nachgeht: Wonnesaugt. Da das Saugen — sowohl beim Trinken als beim Ludeln — mit offenen Augen geschieht, wenigstens in seinem Anfangsstadium, bietet sich vermehrte Gelegenheit, auch die Lust des Sehens immer wieder zu erleben. Und diese beiden scheinen das Wachleben wohl zu lohnen, dies scheint zumindestens des Säuglings optimistische Weltanschauung zu sein. In Anlehnung an die vegetative Funktion entwickelt sich der Trieb, diese Lust immer aufs neue und für sich zu erleben, formuliert Freud (2) seine wichtige Erkenntnis.

Die ersten Fortschritte der Funktionen der oralen Zone liegen danach im wesentlichen nicht darin, daß die Triebe den notwendigen Apparat zu beherrschen lernen, wie wir es bei der Entwicklung des Schauens fanden, sondern in der Differenzierung; in der Loslösung des reinen Tastlusterwerbs von der Nahrungsaufnahme; womit der Säugling ein sehr beträchtliches — das erste — Stück Unabhängigkeit von der Umwelt erlangt; sich auch psychologisch von dem Körper und der Person der Mutter loslöst, ein Stück Individuum wird, wenn er bisher im Wachzustand ganz — wie wir ausführten — in der Befriedigung seiner Bedürfnisse von der Mutter abhängig war und lange Zeit zum großen Teil weiter bleibt.

Da nunmehr an den Funktionen der oralen Zone zwei verschiedene Triebe in Erscheinung treten, so ergibt sich die Notwendigkeit, sie beide zu benennen, also den, der nicht Freßtrieb sein kann, einzuordnen. Am nächstliegenden wäre es, ihn Tastlusttrieb zu nennen. Dieser Terminus ist jedoch der Psychologie unbekannt und ich habe Gründe — sie werden in späterem Zusammenhang auch auseinanderzusetzen sein — dies neue Wort nicht zu bilden. Lindner betont den Wollustcharakter des Wonnesaugens und rechnet es zu den sexuellen Erscheinungen. Und diese Zurechnung geschieht mit vollem Recht. Denn die Tastlust ist ja ein wesentlicher Bestandteil aller Sexuallust, sie ist eines der Ziele, und zwar ein unvermeidliches, vielleicht das einzige direkte und gemeinsame der Sexualtriebe. Doch ist diese Zuteilung bei Lindner nur nebenbei und nicht präzise und bezieht sich auch nicht direkt auf den Säugling, von dessen Ludeln in seiner Arbeit kaum die Rede ist. Eine entschiedene Auffassung des Ludelns als Äußerung des Sexualtriebes hat Freud (2) ausgesprochen und in seinen und seiner Schule Arbeiten durch zahlreiche Belege und Bezüge gesichert. Freuds Begriff des Sexualtriebes ist weiter als der bis zu ihm übliche. Sexuell werden von ihm alle Erscheinungen genannt, die auf Erwerb von Tastlust als solcher ausgehen; ohne daß damit etwa der Umfang des Freudschen Begriffes erschöpft wäre. Was man also etwa mit Tastlusttrieb bezeichnen wollte, ist gewiß identisch mit dem Sexualtrieb der Freudschen Nomenklatur. Ich habe keinen Widerstand diese Nomenklatur anzuerkennen, daher muß unsere frühere Feststellung mit Freudschen Terminis formuliert werden: Das Ludeln ist eine Äußerung des Sexualtriebes, sein Ziel ist die Gewinnung der Sexuallust — der Tastlust — welche die Lippen, Schleimhäute des Mundes, Magitotsche Membran, zu bieten vermögen; sie differenziert sich in Anlehnung an den Freßtrieb. Die orale Zone ist als erogene zu bezeichnen, worunter Freud eine Körperpartie versteht, die als Sexual-Lustquelle dienen kann.

Unter den Entdeckungen und neuen Auffassungen Freuds hat gerade die Charakterisierung des Ludelns als Sexualtätigkeit besonders heftige Feindschaft erfahren. Zahllos sind die gegnerischen Äußerungen. Doch liest man nur sehr selten eine sachliche Auseinandersetzung, sondern überaus heftige Angriffe. So spricht z. B. Stern (3) mit Bezug auf unser Thema von der „Klimax des Widersinnigen", von „plumpen Händen", die „sich an der werdenden Seele vergreifen"... „Absurdität"... „..nicht nur eine wissenschaftliche Verirrung, sondern eine pädagogische Versündigung" usw. Diese für einen objektiven Gelehrten recht wunderliche Aufregung hat in der jüngsten Literatur etwas nachgelassen; viele Forscher schließen sich mehr oder weniger an Freud an. Andere bleiben bei der Ablehnung mit oder ohne Affekt. Ihre Gründe sollen bald besprochen werden, soweit sie deren anführen. Vorerst aber sei mit Nachdruck auf die sonderbare Verhaltungsweise hingewiesen: Die Frage der sexuellen Natur des Ludelns ist keine einfache wissenschaftliche Frage, so scheint es nach der Reaktion ihrer Gegner; es geht ihnen offenbar um anderes, um mehr als um die Feststellung einer Tatsache oder gar bloß um die Erwägung, ob ein Terminus glücklich gewählt ist.

Merkwürdigerweise scheint das Ludeln, auch dort, wo es nicht im Sinne Freuds aufgefaßt wird, mehr Anlaß zur Wertung als zur Forschung zu bieten. Denn dem mehrfach erwähnten Mangel an wissenschaftlicher Sorgfalt für die Erscheinung, steht eine reiche Fülle von — Abgewöhnungsversuchen und schwarzen Drohungen gegenüber. Wir werden denselben Tatbestand noch viel krasser bei einem anderen Streitpunkt, der Masturbation, zu besprechen haben, darum genügen hier einige Andeutungen. Scupins fühlen sich genötigt, etwas gegen das Ludeln zu tun; die Eltern, auch die wissenschaftlich gebildeten, sind meistens dieser Meinung, ebenso ist die Zahl der Ärzte sehr groß, die das Ludeln für schädlich halten.

Die Überzeugung von der Schädlichkeit wird mannigfaltig begründet. Ein extremes, aber darum lehrreiches Beispiel ist der englische Arzt Thomas Ballard, „der auf das fruchtlose und leere Saugen des Kindes eine Theorie aufbaut, vermittels welcher er die meisten den Säuglingen, ja, selbst den Wöchnerinnen zukommenden Erkrankungen aus dem obigen Phänomen zu erklären sucht" (Herz). Unsere Aufgabe ist es nicht, hier zu entscheiden, wie weit das Ludeln schädlich ist, jedenfalls ist es älteren Kindern schwer, Säuglingen gar nicht abzugewöhnen, bei diesen allgemein vorhanden, und die Frage der Schädlichkeit offen. Warum liegt es aber so vielen Ärzten nahe, eine Schädlichkeit anzunehmen; und wenn dies etwa auf ihre bösen Erfahrungen zurückgeführt werden sollte, und diese selbst in ihrer Glaubwürdigkeit sichergestellt wären, warum ist der naive gebildete Erwachsene von vornherein geneigt, dem Ludeln des Kindes allerhand zuzumuten; während die breiten Volksschichten und — wie es scheint — die primitiven Völker dem Ludeln völlig harmlos gegenüberstehen? Die Schärfe der Problemstellung sei nicht übertrieben; vielleicht haben andere einen wesentlich geringeren Eindruck von seiner Existenz; eine Andeutung davon scheint mir zweifellos vorhanden. Jedenfalls gibt es Menschen genug, denen es nicht recht ist, daß geludelt wird, die das verhindert sehen möchten; ihre Argumente sind so verschieden, ihre Befürchtungen haben so verschiedene Namen, daß man sich fragt, ob nicht alle Argumente und genannten Befürchtungen bloß Rationalisierungen sind und ob sie nicht unbewußt etwas anderes als das harmlose Ludeln bekämpfen. Allers, ein leidenschaftlicher Bekämpfer der Psychoanalyse, ist überzeugt, daß beim Erwachsenen das Ludeln sexueller Natur ist. Groos setzt das Küssen und seine Rolle im Sexualleben in einen gewissen Konnex mit dem infantilen Saugen, Galanth veröffentlicht ein interessantes Bekenntnis eines jungen Mädchens, das keinen Zweifel darüber läßt, daß die Ludlerin Sexualgenuß empfindet. Dies sind einige wenige Belege dafür, daß der Erwachsene das Ludeln als sexuell auffaßt, bei sich, und beim älteren Kinde; der Säugling ist ihm noch harmlos, rein, fern von dem Unanständigen, als das ihm das Sexuelle eben erscheint. Darum die leidenschaftliche Ablehnung, wenn jemand wagt, vom Säugling zu behaupten, er habe sexuelle Regungen. Und darum auch die Bekämpfung des Ludelns, die Angst vor seinen Folgen. Es wird (unbewußt) als sexuell aufgefaßt, auch wenn die bewußte Bezeichnung dafür eine andere ist.

Widersinnig scheinen weniger Freuds Anschauungen, als das prinzipielle Unverständnis der Gegner, die nicht hören wollen, was immer wieder von Freud betont wird, daß sein Terminus „sexuell" anderes, mehr begreift — das ganze Gebiet der Tastlust z. B. — als der landläufige Begriff; die ihn ad absurdum führen wollen, indem sie Freud unterschieben, er nehme beim Säugling erwachsene Sexualität an. Mag sein, daß das Wort sexuell nicht glücklich gewählt wurde — aber ist etwa der Ausdruck kinästhetisch schön und glücklich? Der Freudsche Terminus ist wohl definiert; wer ihn beurteilen will, muß sich auf den Boden der Definition stellen. Wir setzen ihn zunächst für Tastlusttrieb, weil ich mich nicht berechtigt fühle, Neubildungen—und diese wäre zwar harmloser, aber weniger glücklich noch — vorzuschlagen, wo sich ein Terminus in der wissenschaftlichen Literatur vorfindet. Diese Begriffsbezeichnung deutlich verständlich gemacht, gäbe es nur ein Motiv, das Wort sexuell zu vermeiden: die Rücksicht auf die Prüderie oder eine sexualfeindliche Weltanschauung der Leser. Ich halte diese Rücksicht nicht für nützlich. Die Kinderpsychologie ist im Begriff die scientia amabilis für junge Mütter und Kindergärtnerinnen zu werden — die zusammenfassenden Darstellungen wenigstens sind an sie gerichtet — und dieser Zustand ist kaum der wünschenswerte. So erfreulich es ist, wenn junge Mütter und Kindergärtnerinnen die Psychologie des Kindes interessant finden, ausschließlich für sie — und gar für den prüden Typus von ihnen — sollte die Entwicklungspsychologie doch nicht getrieben oder auch nur geschrieben werden.

Die sachlichen Einwände, die — meines Wissens — gegen die Einordnung des Ludelns in die Sexualtriebäußerungen erhoben wurden, sind gut repräsentiert durch Stern (3) und Allers. Stern wendet — vielfach unterbrochen von Affektausbrüchen — ein: 1. Falscher Analogieschluß vom Erwachsenen auf den Säugling. Würde unsere Darstellung nicht treffen, da wir nur vom Säugling selbst sprachen und bloß den gewiß nicht gewagten Schluß machten — auf dem die Möglichkeit aller Entwicklungspsychologie beruht — daß die rhythmische Reizung einer Mundpartie Tastlust erzeugt. Ob diese Tastlust dieselbe ist, wie beim Erwachsenen, ist von vornherein anzunehmen, wer dies nicht wahr haben will, müßte es — als eine sonderbare Ausnahme durch Nachweise annehmbar machen. 2. „Daß der Sauginstinkt als conditio sine qua non der Lebenserhaltung beim kleinen Kinde stark ausgebildet sein muß, schert die Psychoanalytiker wenig“ — in dieser Frage mit Recht, scheint mir denn wie sollte dies erklären, daß hartnäckig von diesem Instinkt ein Gebrauch gemacht wird, der absolut ungeeignet ist, das Leben zu erhalten. 3. Der Mund ist das primitivste Tastorgan. Das ist zweifellos richtig. „Noch vor der Ausbildung des Handgreifens vermittelt er die ersten Erkenntnisse über Form und Konsistenz der Dinge“, das ist wohl etwas weniger sicher; wir können nur wenig darüber aussagen, wie weit der Mund Erkenntnisse vermittelt, darüber soll noch gesprochen werden; aber es selbst so apodiktisch erklärt, ist eben nicht „vollkommen verständlich, warum das Kind auch dann, wenn es keinen Hunger hat, mit Vorliebe Dinge in den Mund steckt und an ihnen saugt“. Denn das Saugen ist zur Erkenntnis völlig unnötig, aus ihr demnach nicht verständlich zu machen; am wenigsten, wie es die Erkenntnis fördert, wenn das Kind eine Viertelstunde an derselben Stelle der Hand saugt und dabei schläfrig wird. Das ist nur erklärbar, bei Annahme einer der Tastlust des Erwachsenen ähnlichen — sie sogar an Intensität übertreffenden — Lust beim ludelnden Säugling. Allers „behauptet keineswegs, daß alle diese . . .Handlungsweisen des Säuglings oder kleinen Kindes nicht sexualer Natur seien oder sein könnten", nach seinen vorangehenden Äußerungen scheint ihm dies sogar wahrscheinlich, nur die „Freudsche Beweisführung ist eine unzureichende". Ein Anlaß zu der Annahme liegt nur dann vor, „wenn man von der Identität aller Lust oder zumindest aller somatogenen Lust mit der Libido überzeugt ist". Wie er selbst es hält, verrät er nicht. Wir haben allen Grund, die Identität aller Tastlust anzunehmen und schliessen uns der Freudschen Bezeichnung „sexuell" an.

Nur ein Gesichtspunkt, der dabei leitet, sei schon hier angeführt. Verfolgt man die Erscheinungen der erwachsenen Sexualität in ihrer Ontogenie nach rückwärts — und das ist die Aufgabe der entwicklungspsychologischen Forschung, so findet man als einen der am weitesten zurückreichenden Äste der weitverzweigten Phänomene der Sexualität gerade die Funktionen der oralen Zone. Sie spielt zwar im normalen erwachsenen Sexualleben eine sehr untergeordnete Rolle, immerhin eine unbezweifelbare; je tiefer in die frühe Kindheit um so wichtiger wird gerade die orale Zone; am Ende des ersten Lebensjahres, im zweiten, im dritten ist noch je nach der Auffassung des Forschers eine unzweifelhaft sexuelle Ludeltätigkeit anzutreffen. Woraus hat sie sich entwickelt? Gewiß aus dem früheren Ludeln. Der sexuelle Charakter mag bei ihm zweifelhaft sein, so schwer vorstellbar es auch ist, daß das asexuelle Ludeln des zweiten, ersten Lebensjahres plötzlich ins sexuelle sich verwandelt (wohlgemerkt sexuell im erweiterten Sinn!); trotzdem wird es entwicklungspsychologisch als sexuell zu bezeichnen sein — wenn der anders geartete Charakter nicht beweisbar ist — nach dem methodologischen Prinzip der Entwicklungspsychologie, daß differente psychische Erscheinungen gleichen Ursprungs als verwandte aufzufassen, bzw. zu bezeichnen sind.

Die ersten Erscheinungen, bei denen sich deutlich aus dem ursprünglich völlig undifferenzierten Zustand Verhaltungsweisen unterscheiden lassen, denen Charaktere anhaften der späteren Sexualität, aus denen sich diese also entwickelt, sind an der oralen Zone anzutreffen, und zwar beim Ludeln des Säuglings, sobald es vom Trinken unabhängig geworden ist.

Das Hören.

Die Entwicklung des Schauens und die Differenzierungen an der oralen Zone sind zwei verschiedene Formen der „ersten Fortschritte". Keiner von beiden entsprechen die Vorgänge, die wir als erste Fortschritte im Hören bezeichnen können. Freilich ist die Beobachtung der ersten

Entwicklungsstadien hier wesentlich schwieriger, teilweise sogar völlig unmöglich, und die Tatsachen, die festgestellt erscheinen, darum recht gering an Zahl und zum Teil vieldeutig. Es muß genügen, die großen Züge und die entscheidenden Wendepunkte festzuhalten. Deren wesentlicher Inhalt liegt darin, daß die anfängliche Schreck-Unlustreaktion, mit der das Neugeborene auf Gehörsreize antwortet, auf grobe und plötzliche wenigstens, einer Lust am Hören weicht.

Das Verhalten des Neugeborenen gegenüber Gehörsreizen, das wir an seiner Stelle schilderten, erfährt nach den biographischen Tagebüchern folgende Veränderungen: 1. Die Schockreaktionen werden im Laufe des ersten Vierteljahrs seltener. Sie verschwinden auch nachher nicht ganz, auch der Erwachsene reagiert zuweilen auf plötzliche Geräusche in dieser biologisch sinnlosen Weise. Aber bei ihm ist sie nur ein Fall des Schreckens, der keineswegs von Gehörseindrücken allein ausgelöst wird. Und so reiht man die Schockreaktion beim Kinde auch den Erschreckensfällen ein, wenn es sich in einem Alter befindet, das die intellektuellen Vorgänge, die man dem Schrecken unterzulegen pflegt, anzunehmen gestattet, also gewöhnlich in der zweiten Hälfte des ersten Lebensjahres. Ein etwas ungenaues Verfahren, das wir leicht präzisieren können, wenn wir formulieren: die Schockreaktion hört auf, die einzig sichtbare Reaktion auf Gehörseindrücke zu sein. Das tritt jedenfalls im ersten Monat ein; in der genaueren Datierung sind die Angaben der Autoren widerspruchsvoll. Begreiflicherweise, denn es hängt auch beim regelmäßig beobachteten Kind sehr vom Zufall ab, ob die neue Reaktionsweise gleich oder doch bald nach ihrem Auftreten bemerkt wird. Bei Stern finden wir in der dritten Woche, bei Dix ungefähr zu dem gleichen Zeitpunkt, bei Scupin in der 12. Woche, bei Preyer am 11. Tag, bei Ischikawa am 31. Tag, bei Buchner in der 2. Woche, bei Queck-Wilker am 6. Tag eine Notiz, aus der zum erstenmal eine andere als die Schockreaktion zu entnehmen ist. Meine eigenen Beobachtungen lassen mich glauben, daß Wilker und Preyer wirkliche Anfänge festhalten, während den Beobachtern, die spätere Zeitpunkte angeben, die ersten Phänomene entgangen sind, wenigstens was die Niederschrift oder Publikation angeht. Die zweite Woche dürfte das durchschnittliche Eintreten einer neuen Reaktion auf Geräusche und Töne terminieren.

2. Die früheste Form dieser neuen Reaktion ist gespannte Aufmerksamkeit. Dix schildert sie anschaulich: „Der Körper bewegungslos, offener Mund, Stirn in Querfalten, der Blick nach innen. Mit dem „Blick nach innen“ meine ich folgendes: Wenn Bubi nur aufs Hören angewiesen war, da er zur Zeit nichts sah, zeigte das Auge einen eigenen, „versonnenen“ Ausdruck, wie ich ihn später bei der intellektuellen Aufmerksamkeit fand. Nichts schien Bubi zu sehen — nur zu hören, denn sobald er die Schallquelle auch sah und das Begehren auftrat, fingen die Augen an zu glänzen.“

Wir werden uns mit diesem Phänomen noch zu befassen haben, fahren aber vorläufig in der Darstellung der Entwicklungsetappen fort.

3. Die Aufmerksamkeit wird bald von lebhaften Lustäußerungen begleitet, eine Stufe, die spätestens im Anfang des zweiten Monats erreicht zu sein pflegt; so lacht Scupins Kind lebhaft in der 4. Woche, wenn die Mutter es anredet, jubelt in der 6. Woche einem klappernden Ball zu; Preyers Sohn läßt in der 7. Woche den Ausdruck höchster Befriedigung wahrnehmen, wenn gesungen wird, Tiedemanns Sohn mit einem Monat und einigen Tagen beim ersten Hören von Musik (Compairé).

4. Gleichfalls wohl schon im 2. Monat, sicherlich im dritten, wendet das Kind seinen Kopf mehr weniger nach der ungefähren Richtung der Schallquelle, und zwar zunächst ohne das tönende Objekt mit den Augen zu suchen. Dix notiert dies vom 61. Tag, Shinn vor dem 50. Tag, Scupin in der 12. Woche, Preyer vor der 11. Woche — wenn ich die Bemerkungen der Verfasser, die kaum scharf unterscheiden zwischen dem Zuwenden des Ohres und des Auges, richtig verstehe.

5. Kurz darauf, also im dritten Monat, wendet das Kind nicht nur sein Ohr (Kopf) in die ungefähre Richtung des Schallerregers, sondern sucht diesen mit den Augen, weiß ihn bald sicher zu finden und zu fixieren, und zwar auch in recht komplizierten Fällen, von denen Scupins Beobachtung vom 57. Tag eine gute Vorstellung gibt, an dem Bubi erkannte, daß die sich bewegenden Tasten es sind, auf die man sehen muß, wenn es vom Klavier her tönt. Streng genommen gehört dieses Stadium nicht mehr in die Entwicklung des Gehörs, sondern des Schauens; es schließt sich aber organisch an jene an, ist ihre regelmäßige Folge.

Vom dritten Stadium an gewiß, vom zweiten an sehr wahrscheinlich ist der Lustcharakter der Reaktion. Es bedarf nur eines Hinweises für das zweite Stadium, in dem Gehörsreize gespannte Aufmerksamkeit zur Folge haben. Diese selbst braucht keineswegs von Lust begleitet zu sein, schon gar nicht bedeutet sie an und für sich Lust; vielleicht spräche sogar manches dafür, bei ihr Unlust anzunehmen; immerhin steht sie zwischen beiden Phänomenen. Aber das zweite Stadium ist nicht allein durch diese Spannung charakterisiert, sondern die gedachten Gehörsreize haben Beruhigung der Kinder zur Folge, jede Amme weiß dies, die Beobachter haben selten versäumt, es anzumerken. Hört das Geräusch — Stimme, Akkord usw. — auf, so beginnt das Kind nicht selten sein Schreien aufs neue. Hier ist die Spannung offenbar in ein Vergnügen an der Perzeption der Töne übergegangen. Das aufmerksame Zuhören ist gegenüber Tönen die adäquate Reaktion unseres Typus II. Es entspricht dem weiten Öffnen der Augen bei angenehmen Lichtreizen, man „öffnet so die Ohren", äußerlich freilich unsichtbar; über die inneren motorischen Vorgänge dabei wissen wir wenig, und das Wenige ist zweifelhaft, so daß es hier nicht herangezogen werden kann.

Das Kind überwindet den anfänglichen Schreck- und Unlustcharakter der Gehörsreize und wandelt sie im Laufe des ersten Vierteljahres in eine Lustquelle um. Dieser allgemeinen Formel fügen sich zwei Tatsachen nicht leicht ein. 1. Reagieren die Neugeborenen, wie gezeigt, auf einen guten Teil der sie umgebenden Geräusche überhaupt nicht, obwohl kaum einzusehen ist, warum sie gerade diese nicht perzipieren sollten. Für den Säugling gilt dies in sehr verstärktem Maße. Denn bei ihm fällt das Bemühen der Umgebung, ihn gehörsreizlos zu erhalten, solange er wach ist, ganz weg, wenn es beim Neugeborenen nicht selten vorhanden ist. Und trotzdem ist er offenbar nicht angezogen oder erschreckt von den Geräuschen, die ihn umgeben, wenn sie nicht bestimmte Qualitäten besitzen.[1])

2. Nach wie vor ist die Schockreaktion auf Gehörsreize vorhanden. Sie wurde seltener, aber darum nicht selten. Ihr Fortbestehen zwingt zur Annahme, daß die Reize bestimmten Bedingungen entsprechen müssen, sollen sie lustvoll empfunden werden. Ließe sich mein eigener Beobachtungseindruck bestätigen, daß die Schreckbarkeit periodisch ab- und zunimmt während des ersten Vierteljahres, so wäre dies ein Hinweis dafür, daß die Bedingungen für Reaktionstypus I oder III nicht allein im Reiz, sondern in der psychischen Gesamtsituation liegen. So naheliegend dies ist, wurde doch bisher keine gründliche Untersuchung vorgenommen, und die Beobachtungen sind recht widersprechend. Als sicher kann höchstens gelten, daß die Schallempfindlichkeit in irgend einer Weise während der ersten Lebensmonate wächst, und die Schallempfindlichkeit sich erst nach und nach auf mäßige entfernte Geräusche auszudehnen scheint; ferner daß plötzliche, kurze, laute und scharfe Geräusche am längsten und ehesten Schreckreaktionen hervorrufen; die menschliche Stimme, Musik, Singen hingegen eine bedeutende besondere Rolle spielen; sie werden sehr früh als Lusterlebnisse genossen.

Prüft man in den publizierten Kindertagebüchern, bei welchen Gehörsreizen zuerst Lustcharaktere notiert werden — ein sehr wenig schlüssiges, aber doch irgend ein Verfahren — so ergibt sich, daß dies regelmäßig die menschliche Stimme, Akkorde auf einem Musikinstrument oder rhythmische Geräusche irgend einer Art sind. Man darf es vorläufig vermuten, daß die zweite und dritte Stufe zuerst, oder vielleicht zunächst ausschließlich, bei rhythmisch aufeinanderfolgenden Tönen erreicht wird,

---

[1]) Sikorsky meint: „Beobachtet man Kinder, wenn sie... in ihrem Bettchen liegen und ‚strampeln‘, so ist zu bemerken, daß das Kind den von seinen Bewegungen, seiner Bekleidung, Atmung und vielleicht sogar seinem Herzklopfen berrührenden Geräuschen lauscht... man kann mit Gewißheit sagen, daß das Kind ganz und gar vom Hören absorbiert ist“. Der Gedanke scheint nicht von der Hand zu weisen; doch habe ich nicht den Eindruck, als gälte dies für die ersten zwei Monate; es würde sich aber vielleicht als eine Vertiefung oder Erweiterung des fünften Stadiums nachweisen lassen.

während die ursprüngliche Verhaltungsweise bei den anderen Reizen, wenn sie nur eine bestimmte Intensität, Stärke oder unbekannte Qualität aus der Sphäre der Indifferenz heraushebt, festgehalten wird. Die Freude am „Schall an sich" (Compairé) an Geräusch und Lärm jeder Art ist ein späteres Stadium, das möglicherweise auf der fünften Stufe beginnt, vielleicht auch erst etliche Wochen später.

Über diesen Ansatz zu einer Ordnung der Tatsachen hinauszugehen, gestattet das Material derzeit kaum. Ist schon diese bloße Ordnung unbefriedigend, wie fraglich müssen die Bemerkungen werden, die diese schlecht untersuchten, schlechter noch geordneten Tatsachen einreihen und verständlich machen wollen. Überdies hemmt dabei, daß die Psychologie des Hörens im Vergleich zu seiner Psychophysik so völlig im Unklaren geblieben ist. Sie bietet größere Schwierigkeiten als etwa die Psychologie des Sehens. Es ist oft ausgesprochen worden, daß hier ein spezifisches Problem vorliegt, daß Hören ein „dunklerer" Vorgang ist als Sehen, bis zu den „geheimnisvollen" Wirkungen der Musik. Ein paar Belege aus sehr differenten Sphären zu dieser allgemeinen Anschauung mögen die folgenden — freilich über verschiedene Kapitel des Buches zu verstreuenden — Ansätze einer Erörterung einleiten. Der Absatz aus Jean Pauls Levana stehe ganz hier, trotzdem nur einige Sätze voll dem Zusammenhang angehören; so mancher Grundgedanke dieses Buches findet hier eine dichterische Gestaltung: „Der erste Atemzug schließet, gleich dem letzten, eine alte Welt mit einer neuen zu. Die neue ist hier die Luft- und Farbenwelt; — aber noch ins Reich des Gefühls gehörig, daher Vögel in Eiern und weiche vielhöckerige Seidenraupen am Knalle sterben. Das erste Tönen fällt mit einem dunkleren Chaos in die eingewindelte Seele, als das erste Leuchten. So hebt denn der Lebensmorgen mit zwei Sinnen der Ferne im losgelassenen Gefangenen an, wie der tägliche Morgen mit Licht und Gesang oder Getöse. Indes bleibt Licht der erste Schmelz der Erde, das erste schöne Wort des Lebens. Der Schall, der ins fortschlummernde Ohr eingreift, kann nur ein starker sein; diesen erregt aber niemand neben der Gebärerin, als ihre Geburt selber, das Kind, und so fängt die Tonwelt mit einem Mißton an, aber die Schauwelt mit Glanz und Reiz." Compairé betont nachdrücklich die Bedeutung der mütterlichen Stimme für die Entwicklung des Kindes, beinahe wird auch er hymnisch, wenn er darauf zu sprechen kommt: „Der Gehörsinn ist es, der beim Kinde zuerst seine Intelligenz freizumachen scheint... man müßte den Vers des Dichters abändern und sagen: Incipe, parve puer, lingua cognoscere matrem! Die menschliche Stimme, besonders die Stimme der Mutter, welche gleichsam der Zuruf der tätigen Intelligenz an die noch schlafende ist, findet vielleicht von allen Sinneseindrücken am schnellsten den Weg zur Aufmerksamkeit des Kindes."

Die einzige über die Tatsachendarstellung hinausgehende Erwägung, die sich in der kinderpsychologischen Literatur vorfindet, ist Compairés Meinung, die anfänglich geringe Schallempfindlichkeit diene der Verhinderung eines Schadens, den das Ohr des Kindes nehmen könnte, wenn es der ganzen Macht der Schallreize ausgesetzt wäre. Die Falsche und Schiefe dieser pseudobiologischen Bemerkung liegt so deutlich zutage, daß wir eine Widerlegung unterlassen können. An ihrer Stelle genügt die prinzipielle Feststellung, daß die Kinderpsychologie vermeiden muß, sich an Scheinerklärungen zu befriedigen, die ein Problem, freilich eines einer fremden Wissenschaft, der Biologie, und zudem eines ihrer kapitalen und unlösbaren, das der Zweckmäßigkeit des Organischen, als Erklärungsgrund verwenden. Und wenden uns den eigenen Aphorismen mehr als Überlegungen zu.

Die anfängliche Unlustreaktion auf jeden Gehörsreiz ist verständlich. Sie reiht sich in die regressive Tendenz ein. Um das energetische (ökonomische) Verständnis ihrer Form, den Schockcharakter, haben wir uns oben bemüht. Nehmen wir die Ergebnisse der Erörterung der Abfuhrphänomene hinzu, so begreifen wir etwa folgendes. Der Schall — als Reiz — erhöht das psychische Energieniveau beträchtlich, seiner Erniederung dient eine plötzliche, allgemeine motorische Abfuhr. Als solche darf die Schockreaktion zunächst — ohne Determinierung ihrer einzelnen Ablaufsformen — aufgefaßt werden. Warum nun ist gerade die Gehörsreaktion solch eine allgemeine und energische? Weil sie gerade eine besondere Erhöhung des Energieniveaus mit sich bringt. Diese Antwort brächte ein sehr beträchtliches Stück Verständnis. Und man darf sie, ohne waghalsig zu sein, geben. Denn der Schall ist ein regelrechter Berührungsstoß, insbesondere der laute, plötzliche, kurze und scharfe. Er ist es auch vornehmlich, bei dem die Schockreaktion am längsten bestehen bleibt. Das Kind fährt zusammen, ganz ähnlich, wie bei plötzlicher körperlicher Berührung. Warum die Körperberührung, und zwar diese spezifische solche Reaktion, solch erhöhtes Energieniveau schafft, bleibt noch aufzuklären. Immerhin ist die Gehörsreaktion durch eine Einreihung in eine Gruppe von Phänomenen, mit denen sie ähnliche Formen aufweist und mit denen sie als identisch aufgefaßt werden kann, um ein Stückchen ihres Unverständlichen gebracht. Und der Unterschied zum ganz anderen Verhalten des Auges wird deutlich. Das Ohr ist wirklich ein Stück Hautoberfläche, das beim Perzipieren von einem materiellen Stück Außenwelt berührt wird. Wie sehr es das ist, zeigt aufs neue die identische Reaktion auf einen plötzlichen und starken Berührungsreiz. Die Analogien, um die wir uns oben bemühten, waren demnach doch nicht bloße Analogien.

Hilft uns der Berührungscharakter des Schallreizes die Unlustreaktion in ihrer Stärke und Form verständlich zu machen, so ist naheliegend, ihn auch für die Einreihung der Lustreaktion heranzuziehen. Und tatsächlich besteht hier eine auffallende Analogie. Rhythmische längerdauernde Reize einer gewissen Intensität und Stärke werden mit allen Anzeichen lebhafter Lust beantwortet. Die große Menge der Reize zwischen jener Form und dieser treffen auf mehr oder weniger völlige Indifferenz. Auch einige Charakteristika der Lustäußerung können hier herangezogen werden; so scheint es, als würde das Lachen zuerst bei Gehörs- und Kitzelreizen auftreten und sich von hier erst zur Lustreaktion überhaupt verallgemeinern; und die starke Ermüdbarkeit des psychischen Apparates durch Hörlustgenuß gemahnt an die ähnliche einschläfernde Wirkung der Tastlust; das Wiegenlied basiert auf dieser eigentümlichen Wirkung der Töne auf die kindliche Psyche; Preyers Sohn verfiel nach erstem Anhören von Musik in der 8. Woche in sechsstündigen Schlaf. Dennoch möchte ich die Ähnlichkeiten nicht überschätzen; das erste Auftreten und die Funktion des Lachens ist zu wenig bekannt, das Wesen der Ermüdung zu wenig verstanden, als daß diese Argumente schlagend wären. Immerhin bleibt auffällig — und für den, der meine Annahmen nicht mit annehmen möchte, ein schwer zu lösendes Problem — daß Hören und Saugen (bezw. Tastempfindungen überhaupt) sich in so vielen Punkten ähnlicher sind als Hören und Sehen.

Dürfte man demnach formulieren, das Hören sei eine Handlung im Dienste des Sexualtriebes? Ich glaube nicht. Trotzdem es recht verlockend wäre und manche Tatsache für die Bedeutung des Gesanges und der Stimme bei Tieren und Menschen anzuführen wäre. Aber dies letztere beträfe ja bloß die erwachsene Sexualität mit ihren so überaus komplizierten Zusammenhängen; und der Vereinheitlichungsverlockung wollen wir uns nicht hingeben, wenn so gewichtige Gründe dagegen sprechen, wie meines Erachtens die folgenden sind: 1. Das Hören ist überhaupt keine Handlung — auch hier ein voller Gegensatz zum Sehen. Schock sowohl wie Jubeln, Händewerfen vor Vergnügen, Zappeln, Lachen — all das ist im Falle des Hörens Abfuhrphänomen und nicht Handlung, denn es dient weder der Abwehr noch der Zufuhr von Reizen; die Muskelbewegungen des Tensor tympani, die man zuweilen den Augenbewegungen gleichstellen wollte, sind in ihrer Relation zum Reiz überhaupt fraglich, beim Säugling nicht nachgewiesen (Bühler). Der Säugling kann nichts Spezifisches zur Abwehr einer Hörunlust, nichts zur Fixierung oder Herbeiführung einer Hörlust tun, solange er nicht selbst Töne und Geräusche zu erzeugen vermag. Ob die Zuwendungsbewegungen des Kopfes wesentlich zur Erhöhung der Hörlust beitragen, ist nicht gewiß, wenn ja, wäre dies wohl eine Handlung — aber eine recht geringfügige. 2. Darf nicht übersehen werden, daß das Hören zwar viel Ähnlichkeiten mit dem Berührungsempfinden hat, daß es aber darum doch nicht mit ihnen identisch ist. Leicht möglich, daß im so viel weniger differenzierten Zustand des Säuglings Tastlust und Hörlust miteinander noch viel verwandter sind als später; ihre Identität anzunehmen, haben wir bei der gänzlich anderen Struktur der bezüglichen Sinnesorgane keine Möglichkeit. Daher empfiehlt es sich nicht, die beträchtlichen Unterschiede zu verwischen; und auch die abgeschwächte Formulierung, das Hören als „sexuell" zu bezeichnen, wenn schon nicht als im Dienst des Sexualtriebes stehend, wäre mißverständlich. Wohl aber würde ich, die andererseits aufdringliche Verwandtschaft berücksichtigend, den Freudschen Begriff der Libido heranziehen, der ja mehr umfaßt und energetisch präziser ist als der der Sexualität, und das Hören als libidinöses Phänomen bezeichnen. Besonders das Hören des Säuglings, das den Komplikationen und Differenzierungen des erwachsenen Zustandes noch fern ist. Eine Bezeichnung, die im Grunde nur ein anderes wissenschaftliches Wort für das ist, was Philosophen und die Sprache selbst meinen, wenn sie von den aufwühlenden, beunruhigenden, erschütternden Wirkungen der Musik sprechen, die die künstlich gesteigerte reine Hörlust an sich ist.

Vor der ausgesprochenen Lustreaktion tritt neben die Schockreaktion die gespannte Aufmerksamkeit. Sie ist im Ansatz bereits beim Neugeborenen zu konstatieren (Canestrini); die ihr zugehörigen „Ausdrucksbewegungen" treten aber deutlich erst auf der zweiten Stufe in Erscheinung. Die Psychologie der Aufmerksamkeit läßt sich am Säugling dieser frühen Entwicklung nicht gut studieren, sie und ihre Probleme und Erscheinungen werden uns darum erst später ausführlich beschäftigen. Aber ein wesentliches Merkmal der Aufmerksamkeit läßt sich gerade an den Gehörsreaktionen in den ersten Lebenswochen sehr deutlich sehen, darum sei hier schon die fraktionierte Erörterung des Phänomens — die ich als grundzügliche Darstellungsweise für dieses Buch festhalte, ihrer Fehler wohlbewußt, um ihrer wenigen, aber wie mir scheint bedeutenden Vorteile willen — begonnen. Äußerlich wahrnehmbar ist an der Aufmerksamkeit des Säuglings dieses Alters: 1. Die Ruhe; 2. die weitgeöffneten Augen; 3. im Ansatz jener mimische Zustand, den wir als Spannung bezeichnen; 4. (vielleicht noch nicht im ersten Monat) Vorschieben der Lippen. Die physiologischen Merkmale sind im wesentlichen: Das Aussetzen von Atmung und Zirkulation. Aufmerksamkeit und die lähmende Form des Schreckens erweisen sich so als nahe verwandt. In den ersten Lebenstagen ist die Aufmerksamkeit vom Schrecken nicht zu unterscheiden, denn die Erscheinungen 2 bis 4 fehlen noch, und der Zustand der Schreckaufmerksamkeit hält nur ganz kurz an; er wird abgelöst von der Schockreaktion — bei Gehörsreizen, die überhaupt eine Reaktion hervorrufen, von der Fortsetzung des Vorreizzustandes bei Gehörsreizen, die indifferent sind. Im letzteren Fall könnte man von einem geringen Grad des Schreckens sprechen. Und doch ist die Spannung kein notwendiger Bestandteil des Schreckens; noch weniger ist sie ausschließlich das Anfangsstadium des Schreckens, vielmehr gehen von diesem Ausgangspunkt zwei verschiedene Entwicklungen aus. Die eine führt zur Aufmerksamkeit, die andere zum Schrecken. Die einfachste Form der Aufmerksamkeit ist, wenn sich der Fall des „geringen Schreckens" verlängert; das Typische der Aufmerksamkeit, ist aber bereits gegeben, wenn sich an diesen „geringen Schrecken" Reaktionen des Typus I oder II anschließen. Und schließlich besteht die Aufmerksamkeit als ganz entwickeltes Phänomen auch ohne anschließende Handlung, als Verhaltungsweise für sich; oder als Begleiterscheinung zu mannigfaltigen Prozessen.

Merkwürdig ist, daß die beiden gegensätzlichen Phänomene der Ruhe und höchsten motorischen Aufregung ursprünglich in einem so nahen Konnex zueinander stehen. Dies erweckt den Eindruck, als wäre die Ruhe, die Spannung oder Lähmung vor der energischen und plötzlichen Abfuhr so etwas wie die Sammlung von Energien vor einem kräftigen Ausbruch. Will man diesem Eindruck eine präzisere Formulierung geben, so bieten sich Freuds vorsichtige und doch so weit ausschauende Vermutungen über Schreck und Schmerz in „Jenseits des Lustprinzips". Er nimmt an, daß der Schmerz einer Durchbrechung des psychischen Reizschutzes in beschränktem Umfang entspricht. „Und was können wir als Reaktion des Seelenlebens auf diesen Einbruch erwarten? Von allen Seiten her wird die Besetzungsenergie aufgeboten, um in der Umgebung der Einbruchstelle entsprechend hohe Energiebesetzungen zu schaffen. Es wird eine großartige ‚Gegenbesetzung' hergestellt, zu deren Gunsten alle anderen psychischen Systeme verarmen, so daß eine ausgedehnte Lähmung oder Herabsetzung der sonstigen psychischen Leistung erfolgt." Für den Schreck darf man füglich ein gleiches annehmen. Die mannigfaltigen Probleme, die sich aus dieser Auffassung ergeben, besprechen wir besser an einer günstigeren Stelle. Hier ergänzen wir nur unsere Einteilung der psychischen motorischen Erscheinungen in Handlungen und Abfuhrphänomene durch die Vorgänge der Besetzung.

Die Schreckaufmerksamkeit wäre demnach eine Sicherung gegen einen zu starken und zu plötzlichen Zuwachs an Energien durch gewisse Reize der Außenwelt. Sie ist vor allem bezeichnend für die Vorgänge im Ohr. So als drohte dem seelischen Apparat von hier eine besondere Gefahr. Und die Reaktion auf Gehörsreize — die über die Indifferenz hinausragen — ist ursprünglich die Besetzung; reicht sie nicht aus — um einen der möglichen Fälle zu nennen — so wird sie gefolgt von kräftigen Abfuhrerscheinungen. Daß diese im Laufe der ersten Woche seltener werden, kann auch — neben den Ursachen, die wir noch kennen lernen werden — vielleicht, davon herrühren, daß ein gewißes Maß von „Gegenbesetzung" dem Ohr dauernd zugewendet bleibt, etwa so, daß nach jeder aktuellen Gehörsreizung die Besetzung nicht völlig abgeführt und zurückgezogen wurde, sondern eine Liegenschaft für gefährliche Zeiten sozusagen zurückbleibt. Es wäre dann das Ohr eine Zone mit höherem Energieniveau, was sehr wohl — wie noch des näheren zu zeigen sein wird — seine Eignung zur Lustquelle verständlich machen würde. Ist die Besetzung vom Schrecken (seinen Abfuhrphänomenen) unabhängig geworden, so ist sie offenbar schon ganz das, was wir Aufmerksamkeit zu nennen pflegen, oder doch in wesentlichen Merkmalen. Die Aufmerksamkeit wäre den Besetzungsphänomenen einzuordnen. Und die ersten Fortschritte auf dem Gebiet des Gehörs bestünden in gewissen — noch nicht genauer zu formulierenden — Veränderungen der Besetzungsverhältnisse.

Die Triebgruppen.

Einen Katalog der Handlungen des Säuglings hat man noch nicht zusammengestellt. Und aus den Beobachtungstagebüchern der kinderpsychologischen Literatur alle Handlungen zusammenzutragen und zu ordnen hat keinen Sinn, denn der eigentliche Nutzen des Katalogs läge in seiner Vollständigkeit, und gerade in dieser Beziehung sind die Tagebücher recht mangelhaft, und was von ihnen gedruckt vorliegt, erst recht. So lassen wir uns gern nötigen, einige Fälle, die typisch sind, zu besprechen, und sind gewiß, daß eindringendere Forschung zeigen wird, daß die ersten Anfänge und Fortschritte der seelischen Phänomene noch früher anzusetzen sind, als die heute vorliegenden Beobachtungen erlauben. Dies scheint ja geradezu eine Regel für die Entwicklung der Kinderpsychologie zu sein: Hat die naive Betrachtung die Neigung gehabt, in die Äußerungen der ersten Kindheit erwachsenes Seelenleben hineinzudeuten, so nahmen die Wissenschafter eine zu große Kluft zwischen dem Säugling und dem Erwachsenen an, und seit Preyer werden die Grenzen für das erste Auftreten von Sinnes-, Willens-, Intelligenzfähigkeiten immer näher an die Geburt zurückgeschoben.

Die einfache Handlung der Abwehr oder Zuwendung kompliziert sich während des ersten Vierteljahres nach zwei Richtungen hin deutlich. 1. Handlungen beziehen sich nicht mehr ausschließlich auf einen Reiz, sondern auf deren zwei oder mehrere. 2. Die Handlungen sind begleitet, unterbrochen von (bestehen zuweilen sogar aus) einer Anzahl von Bewegungen, deren Beziehung zur Abwehr oder Zuwendung schwer verständlich ist. Das erste ist der Fall etwa beim Betrachten eines klappernden, hin und her pendelnden Balles, oder wenn das Kind nach der Quelle eines Geräusches mit den Augen sucht. Eine beträchtliche Komplikation tritt hier ein, wenn die Handlungen bald auch einen Bezug auf die Zukunft und auf die Vergangenheit erhalten, wenn Erwartung und Erinnerung sie beeinflußt. Das zweite trat ein, wenn das Kind das freundlich zunickende Sprechen mit Lachen und A-brrh, mit Zappeln und Strampeln beantwortet. Beide Entwicklungsrichtungen bedürften einer sorgsameren Darstellung als wir ihnen geben können; vielleicht führten sie dann auch zu einfacheren und schlüssigeren Deutungen.

Zunächst wird uns wohl die Ordnung der mannigfaltigen Handlungen interessieren müssen; wir haben dabei größtenteils nur zusammenzufassen, was an verschiedenen Stellen des Buches bereits erörtert wurde. Dabei ergibt sich eine Zusammenstellung einer Anzahl von Gruppen, deren Umfang ebenso verschieden ist wie ihre Verständlichkeit.

1. Abwehrhandlungen. Sie gehen von einem bestimmten meist lokalisierten unangenehmen Reiz aus. Schließen der Augen; Abwenden des Kopfes; Wischbewegungen mit der Hand sind die frühesten differenzierten; das Schreien ist die allgemeinste Abwehrhandlung. Sie alle machen nur eine geringfügige Entwicklung im ersten Vierteljahr durch, denn in ihm macht das Aufrichten des Körpers, die zielvolle Beweglichkeit von Hand, Arm, Fuß und Bein bloß die ersten Anfänge. Und diese Organe sind es, die zu den eigentlichen Abwehrmitteln gegenüber der Außenwelt werden. Vor allem ist es die langsamere Entwicklung der Körperbeweglichkeit, die das Schreien in der ersten Kindheitsperiode die einzige Abwehrhandlung gegen alle Unannehmlichkeiten der Außenwelt bleiben läßt, bei denen Reizabschluß nicht genügt. Das Kind kann sich noch nicht selbständig aus seiner Lage befreien, kann auch die Umstehenden noch nicht wegstoßen. Man wäre beinahe versucht zu sagen, er möchte dies, aber seine Muskeln tun ihm noch nicht den Willen. In solchen Fällen scheint das Schreien jene differenzierte Form anzunehmen, die jeder Beobachter in Übereinstimmung mit den Müttern und Ammen als böse und zornig bezeichnet.

2. Der Freßtrieb. Ihm haben wir zugeordnet: Hungergeschrei, Saugen, sowie etwas Saugbares in den Mund gerät, Schlucken, wenn das Saugbare Flüssigkeit gewisser Qualität abgesondert, erneutes Hungergeschrei, wenn dies nicht nach einiger Zeit der Fall ist, und vielleicht das Ausstoßen der Brustwarze bei Sättigung. Sehr früh sind auch Zuwendungsbewegungen des Kopfes zu konstatieren, wenn die Brust in die Nähe des Gesichtes gebracht wurde. In den ersten Lebenswochen werden die Handlungen des Freßtriebes auch vom Sehen oder Riechen der Brust, bald auch durch Vorbereitungshandlungen aller Art, z. B. Umbinden eines Latzes, ausgelöst: allgemeine höchste Unruhe bemächtigt sich des Säuglings, die leicht in Hungergeschrei oder in Fingerlutschen übergeht, wildes Suchen mit dem Kopf usw. hervorruft. Sehr häufig ist auch schon in dieser Zeit eine Art Halten, Schlagen, Kratzen der Brust mit den Händen während des Anlegens und während des Trinkens. Ob dies schon Triebhandlungen sind oder Abfuhrphänomene, oder ob sich dies völlig zufällig daraus ergibt, daß die häufigste Lage der Hände überhaupt die der embryonalen nicht unähnliche vor dem Mund ist, kann kaum entschieden werden; gewiß aber erhalten die Hände schon sehr früh — wie wir noch des näheren sehen werden — eine Funktion im Dienste des Freßtriebes. Ebensowenig läßt sich sicher entscheiden, wie

weit man das Spitzen des Mundes bei aufmerksamem Sehen schon auf dieser Stufe als Äußerung des Freßtriebes deuten darf. Diese Deutung hätte nicht wenig für sich. Ich habe schon darauf hingewiesen, und werde noch darauf zurückkommen, daß es wohl angängig ist, dem Freßtrieb ein Verhalten zuzuschreiben, das sich umschreiben ließe: ist das Individuum hungrig — oder doch nicht völlig gesättigt — so löst jede Wahrnehmung (der Augen und der Nase könnte man einschränkend sagen) den Impuls aus, sich oral des Dinges zu bemächtigen. Das Mundspitzen wäre demnach keine Ausdrucksbewegung der Aufmerksamkeit, sondern eine vorbereitende Handlung zum Fressen, zum Saugen an dem aufmerksam beobachteten Dinge; Vorbereitung, die in der Zeit der Handlosigkeit zu keiner Konsequenz führen kann, aber sowie das Greifen erlernt ist, zum Erfassen und In-den-Mund-stecken des Dinges führt. Daß das Mundspitzen zugleich der Ausdruck des Süßen ist, fügte sich sehr wohl in diese Deutung, denn welche verlockendere Erwartung kann der Säugling haben, als daß dies gesehene Ding da, wenn es vom Mund erfaßt sein wird, süß schmecken wird?

3. Der Sexualtrieb, wohlgemerkt in jener Erweiterung des Begriffes, die Freud zu verdanken ist, in der aller Tastlusterwerb eingeschlossen ist, verursacht jenen Komplex von Handlungen, den wir unter dem Ludeln ausführlich abgehandelt haben. Was etwa an Handlungen des Säuglings vorkäme, die Wirkungen des warmen Bades zu erreichen oder zu verstärken und festzuhalten, müßte auch dem Sexualtrieb zuzuzählen sein, denn die Lust am Baden ist Tastlust kat exochen. Doch ist es sehr schwierig, die Abfuhrerscheinungen von den Handlungen auf dieser Stufe bereits zu trennen. Die Sexuallust des Bades ist „ein Geschenk der Umwelt", das der Säugling nicht herbeiführen kann, sondern bloß genießen. Ganz ähnlich wie die libidinöse Lust des Hörens.

4. Die Sehlust zu erlangen, zu sichern, zu steigern, vollführt der Säugling jene komplizierten Bewegungen, die das Schauen ausmachen, deren Entwicklung im ersten Vierteljahr wir oben ausführlich darstellten.

Bei dem Studium der Abfuhrphänomene wird uns noch ein oder das andere Phänomen als Handlung deutbar erscheinen — im wesentlichen aber ist mit dem Gesagten eine Ordnung der Handlungen erschöpft. Auffallend deutlich ergibt sich aus ihr, daß Objekt und Mittel vornehmlichster Art für den handelnden Säugling im ersten Vierteljahr sein Kopf ist, die Hände geraten ihm gegenüber in eine sehr nebensächliche Rolle; der übrige Körper kommt überhaupt nicht in Betracht.

Eine eigene Gruppe von Zuwendungshandlungen etwa aufzustellen, ist nicht nötig weil alle Zuwendungsbewegungen in dem Zusammenhang einer der genannten Gruppen mit enthalten sind, insbesondere in den Freßtrieb- und Sexualtriebhandlungen.

Daß diese Einteilung eine endgültig befriedigende wäre, kann nicht behauptet werden, und da sich die Kinderpsychologen bisher mit den Trieben so gut wie gar nicht befaßt haben, kann auch nicht erwartet werden, daß dieser — beinahe erster — Versuch der Zuordnung aller Erscheinungen zu Trieben gelungen sein könnte. Insbesondere die Gruppe 1 und 4 ist nicht glücklich, für sie müßten entweder neue Triebe aufgestellt werden, oder sie müßten sich in die Freßtriebe oder Sexualtriebe einreihen lassen, sollte die Einteilung befriedigend erscheinen. Ehe diese beiden Möglichkeiten diskutiert werden, empfiehlt sich aber wohl, den Anschluß an die Literatur zu finden.

Kirkpatrik ist unter den Kinderpsychologen — im engeren Sinn — der einzige, der den Trieben eine wesentliche Rolle in der Kinderforschung zuweist. Er unterscheidet fünf Gruppen von Trieben: Selbsterhaltungstriebe, Elterntriebe, Herden- oder Gesellschaftstriebe, Anpassungstriebe und den Trieb zur Gesetzmäßigkeit. Beim Säugling findet er — so scheint es — nur Selbsterhaltungstriebe und eine primitive Form der Anpassungstriebe wirksam. Von den Anpassungstrieben (der Nachahmung) zu sprechen, ist beim ersten Vierteljahr kein Anlaß; es wird in anderem Zusammenhang nicht wenig Kritisches zur Aufstellung dieses Begriffes anzumerken sein. Den Selbsterhaltungstrieben zählt Kirkpatrik alles zu, was wir als Freßtrieb bezeichneten, und auch die Gruppe der Abwehrbewegungen — ebenso wie im Grunde alles, was an Handlungen beim Säugling zu sehen ist, denn er definiert die Selbsterhaltungstriebe: „Hierher gehören alle Bewegungsantriebe, die auf das augenblickliche Wohlbefinden des einzelnen gerichtet sind.... Die einfachste Form dieser Neigung erblickt man in dem Bestreben, sich so zu bewegen, daß der einmal empfangene Reiz zunimmt, wenn er günstig, und abnimmt, wenn er ungünstig ist." Das heißt, alle Handlungen des Säuglings entspringen dem Selbsterhaltungstrieb. Sicherlich zutreffend ist, daß sie alle zusammen den Säugling erhalten, wenigstens unter normalen Verhältnissen. Diese Aufstellung hat demnach nichts Unsinniges in sich; und sie birgt sogar ein gewisses Maß philosophischer Befriedigung, die sich allemal einstellt, wenn eine große Mannigfaltigkeit auf ein Prinzip zurückgeführt ist. Die Schwierigkeit ist nur, daß nicht einzusehen, warum es nötig sein sollte, noch weitere Triebe aufzustellen; auch die Elterntriebe lassen sich auf Handlungen reduzieren, die das „augenblickliche Wohlbefinden" herzustellen suchen, das augenblickliche Übelbefinden abwehren wollen. Dies ist ein allgemeiner Charakter des Psychischen überhaupt, unbeschadet der Tatsache, daß gelegentlich Handlungen vorkommen, die Unlust herbeiführen. Es ist ein allgemeines Prinzip psychischen Geschehens, und zwar ein primitives Prinzip, daß die Unlust wo nur irgend möglich vermieden, die Lust wo nur irgend möglich erlangt werden will. Freud (4) hat dieser allgemeinen Tendenz den sehr zutreffenden Namen des Lustprinzips gegeben. Es ist wenig förderlich, dieses Prinzip als Trieb zu benennen, weil sonst ein das ganze Verhalten umfassender Trieb statuiert wird, der die Aufstellung spezieller nicht erspart, sie aber diesem allgemeinen untergeordnet sein läßt. Womit wenig gewonnen ist. Ich werde demnach das Lustprinzip als ein Merkmal psychischen Geschehens von den Trieben begrifflich gesondert halten; und es wird eine Aufgabe für sich sein, die Beziehungen der Triebe zum Lustprinzip festzustellen. Von dieser Beziehung ist eines sogleich erkennbar: im allgemeinen fügen sich die Triebe in das Lustprinzip ein, ihre Ziele sind mit Lust, ihr unbefriedigtes Drängen mit Unlust verbunden. Doch ist diese Relation keineswegs immer so einfach. Solche begriffliche Scheidung empfiehlt sich auch aus der Erwägung, daß das Lustprinzip, Lust und Unlust überhaupt, Wahrnehmungen des Systems BW (Bewußtsein) sind, während Triebe allem Organischen zukommen, und man daher sich wesentliche Horizonte verschließt, wenn man die Trieblehre von den psychischen Systemverhältnissen abhängig macht, die man mit Sicherheit nur beim erwachsenen Menschen kennt.

Auch außerhalb der kinderpsychologischen Literatur ist die Beschäftigung mit der Psychologie der Triebe bei weitem nicht so häufig und intensiv, als dieses wichtige und dunkle Problem verlangen dürfte. Immerhin könnte aber doch die Erwägung der Vorteile und Nachteile der differenten Annahmen und Einteilungen für unsere Aufgabe nicht auf wenigen Seiten erledigt werden. Darum trifft es sich bequem, daß die einzige Theorie, die den genetischen Gesichtspunkt berücksichtigt, die einzige entwicklungspsychologische Trieblehre die psychoanalytische ist und der Kinderpsychologe nicht langen Rechtfertigens bedarf, wenn er versucht sie — als die einzige vorhandene — zur Ordnung der Tatsachen seines Forschungsgebietes heranzuziehen. Freuds Trieblehre möchte ihr Auskommen mit zwei Trieben finden. Dabei ist ein älteres Stadium der Theorie von dem neueren zu unterscheiden; der Wendepunkt ist deutlich Freuds kleine überaus gedankenreiche Schrift: „Jenseits des Lustprinzips". Dem älteren Stadium gehört die Unterscheidung der Sexualtriebe von den Ichtrieben an. Die Sexualtriebe sind nach allen Seiten wohl studiert, in ihrer Entwicklung verständlich gemacht; in Freuds „Drei Abhandlungen zur Sexualtheorie" ist die erste Entwicklungspsychologie, freilich nur des einen, Triebes gegeben. Die Ichtriebe erfuhren keine eingehende Behandlung, sie sind eigentlich nur postuliert und bloß den Sexualtrieben gegenüber abgegrenzt, es ist unter ihnen alles zusammengefaßt gedacht, was Nicht-Sexualtrieb ist. Das neue Stadium der Theorie läßt alle Aufstellungen über die Sexualtriebe unangetastet, bloß der Sadismus erfährt eine, übrigens nicht prinzipiell neue Auffassung; wurde er früher als Partialtrieb der Sexualtriebe gedeutet, so geschieht dies nicht mehr ganz in derselben Weise, seine Beziehung zu den Sexualtrieben wird komplizierter; er wird in seiner einen „entmischten" Form ihren Gegenspielern zugesellt. Aber die Ichtriebe werden mit den Sexualtrieben als eine weitere Einheit erfaßt: als Lebenstriebe, Eros, den Todestrieben gegenübergestellt, von denen einen einwandfreien psychischen Repräsentanten nachzuweisen nicht möglich war, oder ist, als deren Typus aber der entmischt gedachte Sadismus gelten könnte. Eros und Todestriebe erfahren eine weitere Unifizierung im Wesen, im Ziel des Triebes überhaupt, das Freud (9) so formuliert: „Ein Trieb wäre also ein dem belebten Organischen innewohnender Drang zur Wiederherstellung eines früheren Zustandes, welchen dies Belebte unter dem Einfluß äußerer Störungskräfte aufgeben mußte, eine Art von organischer Elastizität, oder wenn man will, die Äußerung der Trägheit im organischen Leben."

Welche tiefen Zusammenhänge und weittragenden Aufschlüsse diese Konstruktionen ermöglichen, zeigt Freuds „Ich und Es". Dennoch werde ich mich im folgenden nur an die Aufstellungen der älteren Freudschen Trieblehre halten. Die neue ist von einem Gesichtspunkt aus aufgestellt, der für unsere Aufgabe keine wesentlichen Vorteile bietet, da unser Material nicht reich, nicht durchsichtig genug ist. Eros und Todestriebe sind biologische Gewalten, sie sind individuumtranszendent, wenn man solches Wort bilden darf. Die Aufklärung der Seelenerscheinungen beim Säugling braucht konkretere Aufstellungen. Die Triebe sind Gewalten innerhalb des Individuums, die sein Handeln und Verhalten in einer einheitlichen typischen Weise determinieren. Die Ziele der Triebe sind nicht bekannt, sie müssen aus den Handlungen erschlossen werden; dieser Schluß ist umso sicherer zutreffend, je näher das Ziel begrenzt ist, je konkreter, je mehr immanent dem Individuum es gesetzt wird. Die Triebe sind freilich auch Gewalten, die über den Bereich des Individuums hinausragen; und diesen Anteil hat Freud bei seinen neueren Konstruktionen vor Augen. Sie machen aber zugleich gewisse Einsichten unklarer; sie sind biologisch, philosophisch, soweit sie die Psychologie treffen, metapsychologische Gebiete, mit denen sich derzeit die Psychologie des Säuglings besser noch nicht befaßt. Wir geraten in keinen Widerspruch zur Psychoanalyse oder auch nur zu einer ihrer Annahmen, wenn wir die Unterscheidungen der älteren Trieblehre im wesentlichen festhalten, so wie ja die neuere Trieblehre der älteren nicht gegenübersteht, sondern sie fortführt, sie ins Biologische und Metapsychologische fortsetzt. Deutlich ist dies bei der Scheidung zwischen Sexualtrieben und Ichtrieben. Die Zusammenfassung zum Eros hebt die früher so sorgfältig untersuchten Unterschiede nicht auf; sie erscheinen nur nicht mehr als entscheidend, weil die Gemeinsamkeiten beider Gruppen gegenüber den Todestrieben so auffallend und wichtig sind. Aber gerade die Sonderung dieser beiden Triebgruppen ist für das Verständnis der Entwicklung des Kindes wichtiger als ihre Zusammenfassung.

Es ist recht aufschlußreich diese gesonderten beiden Triebgruppen mit dem Lustprinzip in Beziehung zu setzen. Das Lustprinzip enthält zwei verschiedene Verhaltungsweisen in sich: Die Vermeidung der Unlust und das Aufsuchen der Lust. Beides sind im Grunde positive Verhaltungsweisen; nicht nur das Streben nach der Lust, sondern auch das Vermeiden der Unlust, denn dieses ist Streben nach einem bestimmten Gleichgewichts- und Ruhezustand, der in gewissem Sinn auch eine „Lust" genannt werden könnte. Wir haben bereits mehrfach gesehen, wie die Vermeidung, Abwehr von Unlust sich deuten läßt, als Trieb zu der Situation zurückzukehren, die vor dem Reiz bestand, zur Situation der Reizlosigkeit und psychischen Ruhe, letzten Endes zur Rückkehr in den embryonalen Zustand, der durch den ersten nachhaltigen Reiz, die Geburt, gestört wurde. Doch ist diese „Lust" der Reizlosigkeit offenbar eine ganz andere Qualität als die Lust, die etwa beim Ludeln angestrebt wird, und es empfiehlt sich kaum, beides mit gleichem Namen zu bezeichnen. Anderseits kann man mit großem Recht auch betonen, daß das Streben nach Lust schließlich in die Reizlosigkeit einmündet, dem Ludeln etwa folgt der Schlaf. Man sollte daraus aber nicht folgern, das Streben nach Lust habe nicht diese zum Ziel, sondern den Zustand der Reizlosigkeit, der ihr folgt, die Lust sei nur ein Mittel ihn zu erreichen. Dies widerspricht zu sehr dem Wesen der Lust, die sich erhalten will, deren Zuendegehen bedauert wird, wenn nicht die eingetretene Müdigkeit solches Bedauern unmöglich gemacht hat, und die sofort wieder-angestrebt wird, sobald nur die Ermüdung verschwunden ist und die auslösenden Bedingungen gegeben sind. Für das Bewußtsein ist im einfachen Fall gewiß die Lust selbst das Ziel der Triebhandlung. Die psychoanalytische Erforschung des Unbewußten deckt auch in ihm nichts anderes als dieses Ziel auf, bzw. das Substrat, an dem die Lust erlebt werden will, gewiß aber nicht den Ruhezustand nach abgeebbter Lust. So daß Lust — die eine freilich sehr wenig verstandene Reizsituation ist — und reizlose Ruhe zwei wohl unterscheidbare Ziele sind, die zwei differenzierbare Triebe verfolgen: die Lust, die Gruppe der Sexualtriebe; die Reizlosigkeit, die Gruppe der Selbsterhaltungstriebe. Der Name der Selbsterhaltungstriebe ist nicht frei von Mißverständnissen. Wir wiesen oben bereits darauf hin, daß die Selbsterhaltung der Erfolg und nicht das Ziel dieser Triebe ist. Ihr Ziel ist die Reizlosigkeit, und — wie ich noch zeigen will — unter einer gewissen Bedingung die „Bemächtigung". Es wäre sehr sinnvoll, den Namen Todestriebe ihnen zu verleihen, und gelegentlich wird sich dies auch empfehlen, wenn diese ihre Tendenz: das Töten und das Rückkehren in die Embryonalruhe besonders betont sein soll; im allgemeinen steht dieser Nomenklatur der Freudsche

Terminus gegenüber, dem unsere Zusammenfassung nicht widerspricht, der sie aber nur teilweise deckt. Diese Gruppe der Selbsterhaltungstriebe entspricht den „Ichtrieben", die Freud (9) von den Objekttrieben (den Sexualtrieben) trennt. Hier ist der wesentliche Gegensatz der beiden Triebgruppen, die wir beim Säugling sehen, scharf gezeichnet: das libidinöse Sich-Zuwenden zur Welt, und das narzißtische Sich-Ihr-entziehen. Dennoch wäre im Zusammenhang der Säuglingspsychologie der Terminus „Ichtrieb" eine ständige Verleitung zu Mißverständnissen. In diesem Lebensalter entwickelt sich das Ich erst langsam und ist auch an seinem Ende noch recht undifferenziert. Aber während der erwachsene Sexualtrieb sich in seinem wesentlichen Bestand aus jenen noch wenig differenzierten Triebäußerungen entwickelt, die wir schon beim Säugling Sexualtriebhandlungen nannten, eben wegen dieser Kontinuität mit Recht so nannten, vollzieht sich der allmähliche Aufbau des Ich nicht in ähnlich direkter Weise aus den primitiven Äußerungen der „Ichtriebe". Sondern hier walten recht komplizierte und noch wenig gekannte Beziehungen. Sie aufzuhellen wäre die Aufgabe der Psychologie des Säuglings und der frühen Kindheit, und es empfiehlt sich daher eine nicht präjudizierende Nomenklatur. Daher sei, um diese Aufgabe und noch bestehende Unklarheit anzudeuten, die Gruppe der Selbsterhaltungstriebe, der Ichtriebe, bis auf weiteres mit R-Triebe bezeichnet; wobei das R sowohl den Ruhezustand, die Reizlosigkeit, die „Ruhe-Lust", als auch die Regression, die regressive Tendenz, in die sich, je älter das Neugeborene wird, umso deutlicher, die konservative Tendenz verwandelt, in Erinnerung rufen mag.

Nicht übersehen sei, und darum wiederholt, daß die Beziehung zum Lustprinzip nicht notwendig so einfach ist, als die eben versuchte Ableitung annehmen läßt. Hauptsächlich darum, weil in realitate die Triebe in mannigfaltiger Verschränkung und Vermischung erscheinen, und unsere Sonderungen zuletzt doch nur — aber eben — wissenschaftliche Abstraktionen sind. Nicht weniger aber auch, weil das Lustprinzip dem ökonomischen Gesichtspunkt, die Aufstellung der beiden Triebgruppen dem dynamischen Gesichtspunkt psychologischer Betrachtungsweise entspringt, und beide Gesichtspunkte — als verschiedene Betrachtungsweisen des teilweise selben Gegenstandes — in einer nicht ganz einfachen Beziehung zueinander stehen. Freud (7).

Zu unserer Ordnung der Handlungen zurückkehrend, können wir deren unbefriedigende Punkte bis zu einem gewissen Grade verbessern. Aus 1. (Abwehrhandlungen) und 2. (Freßtriebhandlungen) wird Gruppe I: jene Handlungen, die wir den R-Trieben zuschreiben. Sie streben den narzißtischen Ruhezustand an, suchen ihn wieder herzustellen, wenn er gestört wurde. Sie entsprechen den Freudschen Ichtrieben und teilweise auch den Todestrieben. Als Gruppe II: Sexualtriebe stehen diesen R-

Trieben jene Motive zu Handlungen gegenüber, die auf die Gewinnung von Lust gerichtet sind; und zwar nicht auf jene „Lust“, die der reizlose Ruhezustand bieten mag, sondern auf die Lust, welche mannigfaltigen Reizen, „Objekten“ abgewonnen wird. Die Sehlust-Handlungen (4) rücken in einen näheren Bezug zu dieser Gruppe II. Die Details dieser Relation zu untersuchen, wird an Erscheinungen, die ein höheres Alter des Säuglings bietet, leichter und fruchtbarer sein.

Von den Trieben, ja von der Entwicklung sprechen, ohne bald an jene Grenze aller psychologischen Einsicht zu gelangen, die uns durch alle jene Erscheinungen gezogen ist, die wir unter „Vererbung“ meinen, ist unmöglich. Die angeborenen Mechanismen, die Tatsache der Triebe selbst und der von ihnen angeboren abhängigen Handlungen und Auslösungen, die Aufeinanderfolge von Erscheinungen (die phasischen Ekphorierungen Semons), das gesetzmäßige Reifen des motorischen Apparates und der psychischen Fähigkeiten, liegt hinter den beiden Triebgruppen, hinter dem Lustprinzip, und außerhalb unserer Aufgaben. Freuds Todestriebe und Eros, sein Wiederholungszwang und seine Definition des Triebes rühren an diese Probleme. Die Psychologie des Säuglings, des Kindes und der Jugend wird nicht vergessen dürfen, den Anschluß an sie aufzuzeigen. Sie wird es nicht vergessen können, denn der Wiederholungszwang ist kaum unterscheidbar von den frühen Äußerungen der konservativen Tendenz der Selbsterhaltungstriebe (unserer Triebgruppe I). Den Anschlußweg zu gehen, wird sich derzeit wohl auch ein waghalsiger Autor versagen, wenn er mehr als bloße subjektive Einfälle bieten will.

Lachen, Weinen und Erschrecken.

Recht kompliziert sind die beträchtlichen Änderungen, die die Abfuhrphänomene, insbesondere die sogenannten mimischen Ausdrucksbewegungen, während des ersten Vierteljahres erfahren. Die Unterschiede zwischen diesen Erscheinungen beim Neugeborenen und dem Vierteljahrskind sind wesentlicher als zwischen diesem und dem Erwachsenen. Denn in die erste Entwicklungsphase fällt die Ausbildung aller Anzeichen der Gemütsbewegungen, der körperliche mimische und zum Teil auch der pantomimische Ausdruck der Gefühle, deren Entwicklung im weiteren Verlauf des Lebens wesentlich nur mehr Modifikation und Ermäßigung ist. Was für den Säugling etwa Ausdruck eines — wie wir wohl annehmen müssen — schwachen Unlustgefühles ist, wird der Erwachsene nur in stärkstem, überwältigendem Affekt äußern: lautes Weinen. Das bleibende Wie aber wird im ersten Vierteljahr erworben — und ist ein Problem von reichlicher Rätselhaftigkeit.

Dies gilt bereits für die auffallendste Äußerung, für das Weinen und Lachen, die beide dem Neugeborenen fehlen, das Vierteljahrskind aber völlig beherrschen, und ihm den bezwingenden, rührenden, gelegentlich paradoxen Ausdruck der Menschenähnlichkeit, der Erwachsenenähnlichkeit verleihen. Um es vorweg zu sagen: so unmittelbar wir das weinende und lachende Kind verstehen, vielleicht auch bloß zu verstehen glauben — das Weinen, das Lachen verstehen wir wissenschaftlich überhaupt nicht.

Das Schreien des Neugeborenen wird zum Weinen, wenn sich die Tränen einstellen. Dieser Zeitpunkt ist — anscheinend individuell — verschieden. Die neueren Beobachter notieren die ersten Tränen in der dritten bis neunten Woche (Dix), während Darwin (1) und seine Gewährsleute „in einem Fall das ungewöhnlich frühe Alter von 42 Tagen", sonst 62—139 Tage angeben. Freilich spricht Darwin vom Zeitpunkt, an dem die Tränen über die Backen laufen, was für die Beobachter seit Preyer nicht der entscheidende Termin ist, doch ist dieser Termin gewiß erst recht individuell verschieden. Gewiß können Tränen durch Reizung des Auges schon erzeugt werden, noch ehe sie spontan als Begleiterscheinung des Schreiens auftreten; und auch während der Zeit des habituellen Schrei-Weinens kommt Schreien des Säuglings ohne Tränensekretion oder ohne beträchtliche, vor. Vielleicht würden genauere Beobachtungen uns Differenzierungen lehren, vielleicht ist das Weinen an andere Ursachen, an spezielle Situationen geknüpft. Träfe dies zu, so ergäbe sich vermutlich ein wichtiger Einblick in manche Frage, es ist aber müßig Annahmen zu machen, wo noch nichts festgestellt wurde. Was die Ursachen für die Variationen des Sekretionsbeginns sind, weiß man nicht. Lehmann hat die Frage gestellt und vermutet, daß die spontane Tränensekretion der Auslösung durch eine somatische Reizung bedarf, die gewiß in den ersten Lebenswochen durch Staubkörnchen, Berührung des Auges u. dgl. eintritt, aber zu sehr zufälligen Zeitpunkten.

Das Schreien als solches den Abfuhrphänomenen zuzuzählen, besteht kein Grund. Es ist eine Handlung wie jede andere frühinfantile auch, wie ich oben ausführte. Ein gut Stück dessen, was man den Ausdrucksbewegungen zuzählt, sind nichts anderes als Muskelbewegungen, die zur Schreihandlung notwendig gehören oder die doch in ihrem Zusammenhang wohl verständlich werden. Nach Darwins sorgfältiger Analyse läßt sich der Tatbestand etwa so darstellen: Das Weinen (Schreiweinen) ist gekennzeichnet durch 1. die Exspiration, 2. festes Schließen der Augen, 3. Stirnrunzeln, 4. weitgeöffneten Mund, 5. Lippen zurückgezogen, Mund „viereckig", 6. Tränen. 1. und 4. konstituieren das Schreien, sie bedürfen keiner weiteren Ableitung. Das Stirnrunzeln (3) sowohl wie das eigenartige Zurückziehen der Lippen (5) ergeben sich beide aus der anatomischen Situation der Augen-, Wangen-, Nasenmuskeln, es sind Folgen des krampfhaften Schließens der Augen. Dieses selbst ist bei jeder heftigen krampfhaften Exspiration anzutreffen und dient dazu, das Auge vor dem

Blutandrang und der Blutstauung in seinen Gefäßen zu schützen, so daß alle „Ausdrucksbewegungen" des Weinens Teile der Handlung Schreien sind — bis auf die Tränen. Sie in den motorischen Zusammenhang dieser Handlung einzureihen, ist Darwin kaum gelungen. Die Kompression des Augapfels mag reflektorisch die Tränendrüsen affizieren, aber er muß doch „das Weinen als ein zufälliges Resultat betrachten, so zwecklos als die Absonderung von Tränen infolge eines Schlages auf das Äußere des Auges." Als Auskunft meint Darwin, daß sich doch „keine Schwierigkeit dafür darbietet, einzusehen, daß die Absonderung der Tränen zur Erleichterung des Leidens dient." Und mit dieser Einreihung des Weinens in die Abfuhrphänomene müssen wir uns auch heute noch begnügen. Nur daß wir den Zweifel nicht unterdrücken können, ob dies für die Erscheinung beim Säugling nicht noch weniger Erklärung bietet, als für dasselbe Phänomen beim Erwachsenen. Denn vermögen wir uns auch irgendwie vorzustellen, daß seelisches Leiden beträchtliche Linderung durch solche Abfuhr erfährt, so ist das bei den viel imperativeren und mehr physischen „Leiden" des Säuglings wenig einleuchtend. Aber damit berühren wir die Frage der Abfuhrphänomene überhaupt, deren Bestand und Entwicklung wir vorerst zu schildern haben.

Eine große Erleichterung der Frage ergibt sich aus der Tatsache, daß das Weinen kein absolutes Spezifikum der Unlust ist. Kinder und Erwachsene können auch vor Lust und Glück weinen, was freilich bereits eine gewisse Kompliziertheit der Gefühle und der psychischen Struktur zur Voraussetzung hat, aber auch starkes Lachen — ohne jede psychische Komplikation — hat Tränenerguß zur Folge. Woraus gefolgert wurde, daß die Affektion der Tränendrüsen im Zusammenhang mit starker Kompression der Augenmuskeln erfolgt (Lehmann). Doch kann diese Auffassung den Kern der Sache nicht treffen; denn erstlich scheint das Lachen unter Tränen bei Säuglingen überhaupt noch nicht vorzukommen, die Beziehung kann also keine ursprüngliche sein; zweitens gehört eine gewisse mäßige Funktion der Tränendrüsen zu den häufigsten Erscheinungen jeder Lust, auch der ohne jede Augenmuskelbewegung sich äußernden. Das „glänzende" Auge — gewiß eine Folge mäßiger Tränenabsonderung — ist eine allgemeine mimische Lustäußerung. Es gibt demnach eine Beziehung zwischen Unlust- und Lustgefühlen einerseits und der Tätigkeit der Tränendrüsen überhaupt, und nur gewisse Formen dieser Sekretion sind mit der Unlust näher verknüpft, andere mit der Lust.

Betrachtet man die Chronologie des Auftretens, so kann man formulieren: mäßige Feuchtung der Augen tritt in den ersten Lebenswochen bei Lust und Unlust auf; starke Sekretion tritt erst etwas später ein, und zwar in Form des Tränenergusses mit Unlustgeschrei verknüpft. Dies ist die Situation am Ende des ersten Vierteljahrs. Die weitere Entwicklung ist bezeichnet dadurch, daß sich die Verknüpfung zwischen Schreien und Weinen löst, die starke Tränenabsonderung bei Unlust vom Schreien unabhängig wird; daß stärkere Tränenabsonderung als Folge des Lachens bei Lust auftritt; daß schließlich das Weinen als Unlustäußerung immer seltener wird, eigentlich völlig aufhört und nur in Augenblicken höchsten Affektes gelegentlich wieder auftritt; daß auf diesem Stadium das Weinen auch bei einem nicht rein unlustvollen Affekt, sondern auch bei einem, der im wesentlichen als Lust bewertet werden kann, sich einstellt. Bei den letzten Entwicklungsstadien ist gewiß weitgehend die Gesellschaftskonvention im Spiele; es gab Völker und gibt sie heute noch, die das Weinen als Lust- und Unlustausdruck pflegten, andere, die es stärker noch unterdrücken, als ich es oben darstellte. Die Hemmung der Affektäußerung ist zweifellos konventionell. Die Vorgänge in der frühen Kindheit so aufzufassen, wie Lehmann geneigt zu sein scheint, ist aber zweifellos unrichtig. Eher wäre es möglich, beim Lachen des Kindes, auch schon des Säuglings Faktoren der Nachahmung heranzuziehen. Beim Weinen spielen sie gewiß nicht mit. Man lacht zwar mit Säuglingen im Spiel, man weint aber nie mit ihnen.

Die Leistungen der Drüsen unter verschiedenen Gefühlszuständen sind beim Erwachsenen schlecht, beim Säugling gar nicht untersucht. Und doch würde sich vermutlich ein Verständnis der Tränensekretion erst zusammen mit dem Schweißausbruch, vielleicht auch mit Blasen- und Darmentleerungen ergeben. Da nun solche Studien fehlen, so müssen wir bei den mimischen Bewegungen allein des weiteren zeigen, daß der Ausdruck der Lust und Unlust keineswegs völlig kontrastiert, und daß das ursprünglich noch weniger der Fall ist, als im späteren Leben. Die Mimik des Lachens ist in keiner Beziehung der Gegensatz zur Mimik des Weinens. Folgen wir Darwins Analyse des Lachens, so ist zu unterscheiden 1. Lautbildung, 2. Öffnen des Mundes, 3. Emporziehen der Oberlippe, 4. leichte Kontraktion der Ringmuskeln des Auges, 5. Heben der Wange von den Jochbeinmuskeln aus, meist damit verbunden die Hebung des Mundwinkels, 6. Glanz der Augen. Auch die Mimik des Lachens enthält somit einen Komplex von miteinander zusammenhängenden, von einander abhängigen Bewegungen: 2., 3., 4. und vielleicht 6. Dieser Komplex ist mit der Mimik des Weinens identisch, er ist ein abgeschwächtes Weinen. Besonders deutlich wird das beim Lächeln, das ein abgeschwächtes Lachen ist: sehr häufig ist nicht zu erkennen, ob das Mundverziehen beim Säugling zum Lächeln, Lachen oder zum Weinen führen wird. Spezifisch für das Lachen ist ursprünglich nur: die feine Nuance, die durch die Hebung der Mundwinkel gegeben ist (von der nicht feststeht, wann sie auftritt, die aber jedenfalls in den ersten Lebenswochen bereits vorhanden ist); das offene Auge (die schwache Kontraktion der Ringmuskeln); die besondere Lautbildung und später auch der spezifisch gewordene Glanz des Auges. Besteht das Schreien aus verstärktem, andauerndem Exspirium von kurzen und schwachen Inspiriumszügen unterbrochen, so ist das Lachen im Gegenteil langes verstärktes Inspirium von kurzen und schwachen Exspiriumsstößen rhythmisch unterbrochen. Das Lachen ist demnach mimisch teils mit dem Weinen identisch, teils (offenes Auge, Inspirium) sein volles Gegenteil. Das Lachen ist ontogenetisch jünger als das Schreiweinen. Die von den Beobachtern angegebenen Termine differieren beträchtlich. Erstlich wegen ihrer differenten Auffassung der Phänomene. Schon in den ersten Lebenstagen sind Mundbewegungen, die beinahe wie ein Lächeln aussehen, häufig. Will man aber den Termin des ersten Lächelns als Anzeichen wohlbehaglicher Stimmung bezeichnen, so muß man diese frühen Grimassen bis in die zweite Woche etwa unberücksichtigt lassen. Zweitens aber ist offenbar das Lachen in den Anfängen seiner Entwicklung von individuellen Faktoren sehr abhängig, so daß die Termine bei verschiedenen Kindern gelegentlich recht differieren. Preyer „bemerkte ein hörbares und sichtbares Lachen mit gesteigertem Glanz der Augen zum ersten Male am 23. Tag“. Dieser Zeitpunkt der dritten bis vierten Woche stimmt mit den meisten Beobachtungen überein; doch wird das Lachen erst zu Ende des zweiten, zu Beginn des dritten Monats in bezug auf die Dauer, die Rhythmisierung und Stärke der Lachlaute seine Entwicklung beendet haben; die Differenzierungen und Nuancierungen schreiten bis ins vierte Lebensjahr fort.

Das Lachen entwickelt sich aus dem Weinen durch Veränderung des Inspiriums, und Offenhalten des Auges und unter Hinzufügung der spezifischen Bewegung der Jochbeinmuskulatur. Dieses letztere Detail ist völlig rätselhaft; nicht einmal eine Annahme oder Vermutung liegt vor.

Das Lachen ist keine Handlung; es hat keinen verständlichen Zweck, nicht einmal ein biologischer Nutzen ließe sich angeben. Die Funktion, welche es in der Gesellschaft ausübt, seine verbindende sozialpsychische Kraft ist gewiß eine Folge, kann aber nicht als seine determinierende Ursache angesprochen werden. Man wies oft darauf hin, z. B. Stern, wie der Ausdruck der Lustzustände nach dem der Unlustgefühle auftritt, und daß diese Aufeinanderfolge ihren biologischen — beim Menschen meint man eigentlich „soziologischen“ — Sinn hat. Das Unlustschreien ruft die Mutter herbei. Die Feststellung ist richtig und darum nannten wir auch den Unlustausdruck eine Handlung, aber aus dieser Betrachtung folgt nicht, daß die Lustäußerungen überhaupt jemals auftreten müßten. Sie sind ja beim Erwachsenen im allgemeinen noch seltener und noch mehr abgeschwächt als die Unlustäußerungen, beim Säugling aber sind sie um nichts stiller, gewiß nicht seltener und am wenigsten unauffälliger als diese. Im Gegenteil ist das gesunde und wohlgepflegte Kind vom 3. oder 4. Monat an durch wenig Erscheinungen so deutlich charakterisiert, als durch seine mannigfaltigen und lebhaften Lustkundgebungen. So bleibt keine andere Möglichkeit, als das Lachen als Ganzes, ebenso wie die Tränenabsonderung aus dem Komplex des Schreiweinens, als Abfuhrphänomen aufzufassen, was freilich dem Phänomen selbst zunächst nichts von seiner Rätselhaftigkeit nimmt.

Es ist methodisch sehr wohl berechtigt, wenn wir uns gehemmt fühlen, die soziale Komponente des Lachens, der Abfuhrphänomene überhaupt, zu deren Verständlichmachung heranzuziehen, und diese Ablehnung bis zur Bekämpfung des Terminus Ausdrucksbewegung steigern, der mißverständliche Perspektiven ermöglicht. Das methodische Prinzip, das uns dabei leitet, ist das gleiche, das uns veranlaßt, solange als jeweils möglich, ohne den Begriff der Vererbung, ohne phylogenetische Gesichtspunkte auszukommen. Nur so gelangen wir zur weitesten Einsicht in die psychologischen Kräfte und ihre Erscheinungen. Aber übersehen werden darf die soziale Kompenente so wenig als die Vererbung. Und führen wir in die Kinderpsychologie — durch dieses Buch — stärker als es sonst üblich ist, das kulturgeschichtliche Material ein, betrachten wir die Relationen der erwachsenen Umwelt auf die Entwicklungstatsache Säugling, so dürfen wir gewiß nicht verfehlen, auch die Wirkungen dieser Relationen im Säugling selbst zu erkennen. Nimmt man den Terminus der Ausdrucksbewegung ernst, so könnte er solchen vererbten psychischen Niederschlag einer sozialen Tatsache meinen. Derartiges schwebt ja auch den Autoren vor, wenn sie meinen, der Ausdruck der Unlust trete bereits beim Neugeborenen auf, weil er für ihn nützlich ist. Soviel ich sehe, hat niemand dieselbe Betrachtungsweise dem Lachen des Kindes gewidmet. Da wir solche sozialpsychologische Überlegung scharf von der individualpsychologischen trennten, dürfen wir den Versuch machen, sie — und wäre es mit einigen Übertreibungen — zu unternehmen, vielleicht ergibt sie einen lohnenden Ausblick. Die Folge des Schreiens ist, daß die Mutter herbeieilt und den störenden Reiz aufhebt. Aus dieser Folge läßt sich der soziale Wert, die soziale Tendenz der Erscheinung erschließen — der Erfolg wird als Absicht gesetzt. Was ist die Folge des Lachens? Die Antwort ist nicht leicht zu geben. Diese Schwierigkeit liegt aber nicht darin, daß sich auf die Frage keine Antwort einstellte, sondern daß man sich gehemmt fühlt, sie auszusprechen, denn sie erscheint gar unwissenschaftlich. Jede Mutter weiß sehr wohl, was die Folge des Lachens ihres Säuglings bei ihr und allen, die ihn sehen, ist: Glück, Freude, Liebe, Heiterkeit. Das jubelnde Kind ruft unvermeidlich Glücksgefühl in der Mutter, Freude — wenigstens — bei allen Zuschauern hervor und erfährt sofort an sich selbst die Wirkungen seiner Handlung: es erhält Zuneigung, Liebe, Zärtlichkeitsbeweise. Gewiß, das schöne Familienidyll ist nicht die notwendige Folge jedes einzelnen Lachens, aber es ist die wahrscheinliche, allgemeine Folge, wenn sich Kind und Umgebung in normaler Situation befinden. Nicht anders als im Falle seines Schreiweinens. Auch dieses kann gelegentlich erfolglos bleiben; und es kann auch manches Kind in Umständen aufwachsen, in denen dieser gelegentliche Fall zum normalen wird. Man kann auch nicht annehmen, die genannte Wirkung trete nur in unseren heutigen gesellschaftlichen Verhältnissen ein. Vielmehr war immer — in jeder gesellschaftlichen Struktur — diese Relation unzweifelhaft gegeben; sie folgte unvermeidlich aus der Identifikation, die die Mutter mit ihrem Kinde vornimmt, vornehmen muß. Ich werde in anderem Zusammenhang dieser Tatsache eine ausführliche Besprechung zu widmen haben. Hier sei sie von einer sehr oberflächlichen Erkenntnis her gestützt: die Ausdrucksbewegungen der Affekte sind in höchstem Grade ansteckend; wir verstehen ja das lachende Kind deshalb, weil es lachen zu sehen und eine gewisse Tendenz selbst zu lachen, diese Tendenz und das ihr zugehörige Gefühl nahezu ein und dasselbe sind. Ist das Lachen mehr als Abfuhrphänomen, hat es einen Ausdruckswert, so ist eine andere Auffassung unmöglich: die Folge des Lachens ist die Liebe der Mutter (um diesen Repräsentanten der Umwelt allein zu berücksichtigen), ihr subjektives Liebesgefühl und dessen Ausdruck, der dem Kinde Liebe zuführt. Hat man keinen Einwand gefunden, beim Weinen die Folge als Absicht zu setzen, so kann man beim Lachen nicht anders schließen und müßte sagen: das Lachen des Kindes ist eine Liebeshandlung, es will durch das Lachen Liebe erwecken und erfahren.

Ich möchte zu dieser möglichen, vielleicht sogar sehr anmutenden Auffassung vorläufig noch keine Stellung nehmen; manches Folgende wird sich wohl in sie fügen, anderes würde zur Präzisierung und Einschränkung zwingen. Eine volle Lösung der Fragen, die wir hier erörtern, ist sie keineswegs. Denn es bliebe außer ihr die Frage nach der gewählten Form, warum ist das Lachen, gerade diese eigentümliche Form des Inspiriums, eine geeignete Liebeshandlung; und am wenigsten bringt sie Licht in das Dunkel der Lustabfuhrphänomene überhaupt, denn deren sind einige, die unsichtbar sind, eine soziale Relation also nicht haben können.

Zunächst betrachten wir, mit jener Sorgfalt, die derzeit die kinderpsychologische Situation gestattet, entwicklungspsychologisch die Ontogenie der spezifischen Erscheinungen des Lachens: das Lächeln, die Hebung der Mundwinkel und den Inspirationslaut. Eine Art Lächeln, ein Ausdruck des zufriedenen Behagens, tritt bereits in den ersten Tagen auf. Die kritischen Beobachter wollen ihm, mit Recht, gegenüber glücklichen Müttern und stolzen Ammen den Rang eines eigentlichen Lächelns aberkennen. Dennoch enthält diese leise Bewegung Merkmale des Lächelns, sie ist als eine Verbreiterung des Mundes bei ganz leicht geöffneten Lippen zu beschreiben, vielleicht von Anfang an mit leichter Hebung der Mundwinkel verknüpft, und tritt im Zustand der Befriedigung, der Gesättigtheit, des Einschlafens auf. Freud (13) zeigt, daß diese Mimik wohl verständlich ist als Ablehnung weiterer Nahrung. Sie ist tatsächlich das genaue Gegenteil des gespitzten saugenden Mundes. Die Hebung der Winkel stellt sich, so ist mein Eindruck, automatisch ein, wenn die Verbreiterung des Mundes heftig, rasch, geschieht; insbesondere wenn man versucht, die Bewegung unter dem Geschmackseindruck des Süßen zu machen; während das Herabziehen der Winkel des breiten Mundes sich bei bitterem Geschmack ergäbe. Es hieße dieses Vorstadium des Lächelns: genug des Süßen, und wäre eine in sich verständliche Handlung. Zum eigentlichen Lächeln wird sie durch das energischere Emporheben der Winkel, eine Folge der Benützung des Jochbeinmuskels. Die Beobachtungen sind nicht genau genug, als daß sie eine nähere Erkenntnis vermittelten; mit dieser Salvierung aber, darf man feststellen, daß dieses echte Lächeln bei gewissen Gesichtswahrnehmungen, vor allem beim Sehen von Bewegtem und beim Hören der menschlichen Stimme zuerst auftritt, manchmal bereits mit einem grunzenden, gurgelnden, krähenden Laut verbunden. Es ist, als hätte die Bewegung des Jochbeinmuskels etwas mit der Aufmerksamkeit zu tun. Ein Blick auf die Lageverhältnisse des Muskels zeigt, daß er sowohl mit den Kreismuskeln des Auges, als auch mit den Ohrbewegern, die freilich gewöhnlich auch bei Kindern nicht zu funktionieren pflegen, wohl in Verbindung stehen kann und Versuche haben mir den Eindruck gebracht, als hätte sehr aufmerksames Sehen, noch klarer aufmerksames Hören, die Tendenz, den Jochbeinmuskel zu bewegen und damit die Lippenwinkel zu heben. Sollte sich dieser Eindruck bestätigen lassen, so würde er auch dieses Detail der Lachmimik, der Freudemimik als verstanden erweisen. Bleibt das tiefe Inspirium, das von einer Art leichtem Zwerchfellkrampf gefolgt ist und rhythmisch wiederholt wird. In dieser ganz der erwachsenen gleichen Weise lachen Säuglinge wahrscheinlich erst spät, in der zweiten Hälfte des ersten Lebensjahres. Zu Ende der ersten Vierteljahrs, im 4. Monat haben sie es erst zu einem kurzen „Meckern" gebracht (Dix), und im 2., 3. Monat ist das rhythmische und krampfartige Element nur angedeutet. Hier besteht das Lachen in der Bildung kurzer Töne während raschen, tiefen Inspiriums. Ist das Lachen des Erwachsenen eine Art angenehmen Erstickungsanfalles, so ist das frühe Lachen des Säuglings nur die erste Phase eines solchen: die inspiritatorische Apnoe, während die expiratorische Apnoe noch fehlt. Diese ist eher beim Schreiweinen vorhanden. Das spätere Lachen vereinigt in sich beide Formen in rhythmischer Abfolge, beginnend mit der inspiritatorischen Phase. Das krampfhafte Lachen, vom Weinen kaum mehr mimisch zu unterscheiden, zeigt so die Lust- und Unlustelemente in seiner Expression innig miteinander vermengt, also deutlicher und auffallender, was wir schon oben vom Lachen überhaupt sagten. So sehr die Gefühle polar entgegengesetzt sein mögen, die Lachen oder Weinen erzeugen, die Expression des Lachens ist keineswegs der Gegensatz des Weinens, vielmehr dessen Vermischung mit „Lustbewegungen". Die Unlust geht in ihm unter, wird zur Lust bewältigt, könnte man sagen. Der genetische Verfolg des Schreiens hat uns auf das erste Exspirium, auf den ersten Schrei des Neugeborenen geführt. Suchen wir das erste, tiefe und heftige Inspirium, so haben wir noch einige Sekunden weiter zurückzugehen, zum ersten Atemzug des Neugeborenen, der ersten postfötalen Lebensleistung des Menschen überhaupt. Dieses erste Inspirium wird in jedem Lachanfall reproduziert, mitsamt der Apnoe, die ihm folgte und das erste Exspirium auslöste.

Können wir nicht zweifeln, daß das Offenhalten der Augen, das Verbreitern des Mundes, das Heben der Mundwinkel mit Lustsituationen, das Heben der Oberlippe, das Zusammenziehen der Augenmuskel mit Unlustsituationen verknüpft ist, und sprechen wir darum von einer Mischung von Lust- und Unlustbewegungen im Akt des Lachens, so sind wir unentschieden, wie wir das Inspirium bewerten sollen. Hätte das Kind bei der Geburt ein erwachsenes Bewußtsein, so würde es sie als höchste Unlust, als Erdrücktwerden, als Kälteschauer, Getöse und Erstickung, als einen ungeheuer unangenehmen Angstzustand empfinden; das ist gewiß. In diesem Zustand müßte der erste Atemzug (Inspirium) als eine zwar kurze, aber sehr beträchtliche Erleichterung erscheinen. Ihn selbst könnte man daher vielleicht mit einem gewissen Recht als eine Lustkomponente bezeichnen. Wie immer aber das auch entschieden werde, die Bedeutung der Reproduktion dieses Momentes der Geburtssituation in der exquisit lustvollen Lache scheint deutlich: es ist als würde im Lachen die Unlust (das Trauma) der Geburt überwunden; alle dem R-Trieb angehörigen Verhaltungsweisen — in jenem Komplex des Lachens enthalten, der mit dem Weinen identisch ist — und die Erinnerung an die Geburt — repräsentiert durch den Krampf des Inspiriums — werden zusammen mit Lustvorzeichen versehen in Erinnerung, dürfte man sagen, an die genossene Lust der oralen Befriedigung, der akustischen und visuellen Lust. Vielleicht klingt dies ein wenig philosophisch. Ich glaube nicht, mit dieser Auffassung den empirischen Boden ganz verlassen zu haben. Sie ist nicht mehr als Zusammenfassung aller Eindrücke und Erkenntnisse, die uns die Analyse der Expression vermittelte.

Und wir finden uns in guter Übereinstimmung mit den Anschauungen vieler Psychologen, die das Lachen eingehender Würdigung für wert erachteten. Zwar handeln sie meistens nicht vom Lachen, sondern vom Lächerlichen und hat die überaus weitschichtige Literatur nicht entfernt zu einheitlichen, abschließenden Erkenntnissen geführt, aber in einigen Punkten sind sonst unvereinbare Gegner ziemlich in Übereinstimmung. Die Inkongruenz von Aufwand und Erfolg, die Aufhebung einer Befürchtung, die Ersparung an psychischem Aufwand, dies alles sind Wurzeln des

Lächerlichen, Anlässe zum Lachen[1]), die Überwindung einer drohenden unangenehmen Situation ist eine sehr allgemeine Auslösung für die Freude des Lachens. Gewiß erschöpft dies das Wesen des Lächerlichen beim Erwachsenen nicht (es ist aber auch nicht meine Aufgabe, eine allgemeine Psychologie des Lachens zu geben), für das Lachen der Kinder erfaßt es einen sehr wesentlichen Faktor. Die ungenau berichteten Beobachtungen verhindern es, eine allgemein gültige Behauptung aufzustellen, für zahlreiche Fälle gerade der ersten Lachsituationen des Säuglings gilt aber: er lacht, wo er erschrecken sollte, er lacht plötzlich in einer Situation, die ihn bisher erschreckt hatte. Es findet hier eine ähnliche Umkehrung statt, wie bei der Gehörslust. Sie ist gerade an den Gehörsreizen (Stimme der Mutter) und zwar nur wenig später besonders deutlich. An mancher Beobachtung ist es gut zu sehen, wie das Kind schwankt, wie es sich anfangs fürchtet, dann auflacht; wenn der Reiz eine bedenkliche Form annimmt, aber schließlich doch weint. Beim Studium der frühesten Lachanlässe muß auffallen, wie es immer wieder die Mutter ist, ihr Anblick oder ihre Stimme, die dem Kinde die ersten deutlichen und intensiven Lachäußerungen entlockt. Neben ihr kommen nur noch lebhafte Farben oder Bewegungen (etwa der Klapper) in Betracht. Gewiß aber findet die Ausbildung des eigentlichen Lachens im Kontakt mit der Mutter, und zwar mit der zum Kind sprechenden Mutter, statt. Das Wiedererkennen, die Bekanntheit von Eindrücken scheint in engster Beziehung zum Lachen zu stehen. Es ist die neue Verhaltungsweise gegenüber Reizen. Anfangs wurden sie abgelehnt, durch Abwehrhandlungen (Rt.I) oder durch Indifferenz; oder sie erregten schockartiges Erschrecken oder die unsichtbaren Unlustreaktionen in Atmung und Pulsbewegung. Wir sahen diese Tendenz langsam überwunden werden durch die Lust des Sehens, durch die Sexuallust und schließlich durch die Gewinnung von Lust aus dem Hören. Dieser Weg ist wiedergespiegelt im motorischen Komplex des Lachens. In einem plötzlichen Ausbruch wird er gewissermaßen in verdichteter Weise reproduziert und zeigt die neugewonnene Einstellung zur Außenwelt an, die nicht mehr in ihrer Gänze feindlich ist, sondern einen Komplex von Bekanntem, Geliebtem enthält, der nicht mehr abgelehnt wird und nicht mehr erschreckt, sondern gesucht wird und erfreut. Das R-Triebverhalten ist von einem libidinösen abgelöst.

Diese Betrachtung setzt das Lachen in einen gewissen Bezug zum Erschrecken, sie sind polare Abfuhrphänomene, die in ihren motorischen Verhältnissen weder geradezu gegensätzlich, noch eigentlich gemischt sind. Ihre Beziehung ist komplizierter als auf den ersten Blick anzunehmen wäre. Gegensätzlich ist das Verhalten der Atmung; Schreck ist Lähmung, äußerste Herabsetzung der Atemtätigkeit, Lachen zwar nicht

[1]) Siehe Freud, (13) und die Darstellung der fremden Meinungen darin.

einfach verstärktes normales Atmen, aber gewiß verstärkte Atemtätigkeit. Dasselbe gilt für die Erweiterung der Gefäße beim Lachen, deren Verengung beim Schreck. Der Schreck führt noch weiter zurück als das Lachen, er reproduziert in gewissem Sinn, im ersten Augenblick seiner Aktualität den apnoischen Zustand des vorgeburtlichen Lebens (Eisler). Im übrigen aber ist der auffallendste Unterschied, daß der Schreck eine diffuse Abfuhr herbeiführt, allgemeines Zusammenfahren, allgemeine Schwäche, Zittern, Zucken u. dgl., während die Abfuhr durch das Lachen ein organisiertes motorisches Phänomen ist. Schon der Rhythmus der Inspiration zeigt die Organisation. Aber noch deutlicher ist sie an den so wohl analysierbaren zusammenhängenden Bewegungskomplexen der Mimik zu bemerken, die auf ganz wenige Muskeln konzentriert sind, wenn auch bei heftigem und andauerndem Lachen andere Körperpartien mitbeteiligt werden. Die Konzentration findet bezeichnenderweise am Kopfe statt, worauf wir bereits hinweisen, auf dem Ort aller organisierten Abfuhr und Bewegungsphänomene, aller Handlungen des Neugeborenen und Vierteljahrkindes. Vielleicht heißt das eben Überwindung des Schreckens, der Angst — die wir vorläufig noch nicht voneinander zu trennen brauchen — daß die allgemeine (traumatische) Abfuhr Bahnen gefunden hat, sich organisierte. Und zwar benützte die Abfuhr Bewegungen, die jede für sich einen Sinn als Handlung hat, zu plötzlicher und vom Handlungssinn unabhängiger Erregungsabfuhr. So würde das Lachen eine Anzahl von R-Triebhandlungen und Sexualtriebhandlungen zusammenfassen, nicht um eine komplizierte Leistung, die im Sinne eines dieser Triebe läge, zu vollführen, sondern um ein Übermaß von Erregung abzuführen, das durch einen Reiz ausgelöst wurde. Und dieses Phänomen würde sekundär eine sozialpsychische Funktion erfüllen, und durch sie eine endliche neuerliche Befriedigung der Sexualtriebe herbeiführen, wenn wir die Erörterung über das Lachen als Liebeshandlung nicht völlig beiseiteschieben wollen.

Damit sind wir aber an die Grenze der ökonomischen Betrachtung gelangt und müssen fragen: Welche Energie wird beim Lachen, welche beim Schrecken abgeführt; und was bedeuten die dynamischen Bezeichnungen wie Überwindung der Angst, Bewältigung der Unlust vom ökonomischen Gesichtspunkt aus; und erwarten insbesondere hier endlich eine präzisere Formulierung des ständig aushilfsweise und verlegenheitswegen gebrauchten Wortes vom Trauma der Geburt.

Einiges aus diesen Fragen ist nach dem bisher Dargestellten und Angenommenen leicht zu beantworten. Vor allem ist es offenbar freie Energie, die beim Lachen sowohl wie beim Erschrecken abgeführt wird. Das ergibt sich per definitionem, nachdem wir uns versuchsweise auf den Boden der Freudschen — bekanntlich von Fechner beeinflußten — energetischen Annahmen gestellt haben. Schwieriger ist die Entscheidung, welche Vorstellung wir uns über den Ursprung dieses Quantums freier Energie machen sollen. Es gäbe zwei Denkmöglichkeiten: erstlich könnte es sich um Energie handeln, die von Geburt an frei ist, die vielleicht zum Zweck jeweils nötiger Abfuhren frei gehalten wird. Zweitens könnte der Reiz — oder sonst ein Umstand — der das Lachen oder Erschrecken auslöste, gebundene Energie freigemacht haben. Nach der Spencerschen und nach der Freudschen Auffassung ist beim Lachen der zweite Fall anzunehmen; das Lächerliche hebt eine bestehende Energiebindung (den Verdrängungsdruck bei Freud, den Aufwand der Bereitschaft) auf, diese nun ohne Verwendung, wird im Lachen abgeführt. Wir haben diesen komplizierten psychischen Mechanismus beim Säugling nicht, er kann keinen Verdrängungsaufwand machen, braucht ihn also nicht zu ersparen; und dennoch scheint die Freudsche Auffassung gerade für den Säugling sehr wohl zu stimmen. Denn er macht ja Angstaufwand, den er im Fall des Lachens erspart. An der Gehörsreaktion können wir uns diesen Vorgang leicht deutlich machen. Ein Gehörsreiz tritt ein, das Phänomen der Aufmerksamkeit folgt ihm; der Gehörsreiz dauert an, das Kind lacht auf und schafft sich neue rhythmische Gehörsreize. Die Aufmerksamkeit als Besetzungsphänomen ist uns bereits bekannt geworden; gleichsam als Schutz gegen die drohende Erhöhung des Energieniveaus wurde Energie als Gegenbesetzung der Gehörssphäre zugeführt, der nächste Augenblick erweist den Reiz als ungefährlich, die Besetzungsenergie erweist sich an diesem Orte als überflüssig und wird abgeführt. Die Energiesituation von vor dem Reiz ist wieder hergestellt, und ein Lustgefühl war erlebt worden. Ganz anders ist die Situation beim Erschrecken. Hier hat keine Besetzung der gefährdeten Zone stattgefunden, der Reiz hat eine plötzliche starke Erhöhung des Energieniveaus von außen gebracht, die gesamte Energiesituation wird gelöst, es werden an verschiedenen Stellen Bindungen gelöst und diffus abgeführt, das Individuum braucht nach dieser Abfuhr eine gewisse Zeit, sich zu erholen, das heißt nach abgeführtem Reiz die gestörte Situation wiederherzustellen, die gelösten Bindungen wieder zu vollziehen. Auch in diesem Fall war der Aufwand unnötig, was sich aber erst erweist, wenn er vertan ist. Es zeigt sich auch bei dieser Betrachtung, wie sinnlos der Schreck ist. Gebundene Energie ist es demnach in beiden Fällen, die frei und abgeführt wird. Aber es scheint, als gäbe es ein Quantum von Energie, das in einer relativen Freiheit sich befindet, das leichter beweglich, verschiebbar wie die übrige, zu gewissen mehr vorübergehenden Besetzungen verwendet wird; Freud (1) nennt dieses Quantum Besetzungsenergie. Mit dieser haben wir es offenbar im Falle des Lachens, mit der gebundenen im allgemeinen im Falle des Schreckens zu tun.

Woher stammt die Besetzungsenergie? Eine definitive Antwort brauchen wir nicht zu geben, doch scheint die Entstehung eines Teiles von ihr leicht verstanden. Sie dient ja zur Vermeidung von Erschreckensanfällen, dient dem Schutz vor solch unliebsamen Überraschungen. Vielleicht bleibt bei den zahllosen Schocks, die das Kind in den ersten Wochen erlebt, jeweils ein Quantum Energie bei der Neuordnung, die nach dem Anfall nötig wird, frei und schafft sich so eine Art Fonds von Reserveenergie, die für Besetzungsphänomene aller Art zur Verfügung steht. Wäre es so, dann gäbe es wenigstens eine sinnvolle Folge des Erschreckens, gewiß eine affektiv befriedigende Konstruktion. Um so mehr, als gewiß für den ersten Schrecken, die Geburt, nicht minder gilt, was bei deren Wiederholungen zutrifft. Gerade dieser Hinweis aber stellt uns die umgekehrte Möglichkeit vor Augen. Bei der Geburt wird jedenfalls die Energiesituation des Fötus plötzlich und sehr radikal gestört. Diese freiwerdenden Energiemengen erfahren Abfuhr in den neuen physiologischen Bewegungen: Atmung, Blutkreislauf, Schrei und in den Gliedmaßenbewegungen. Der erste Schlaf stellt vorübergehend die Situation pränatal wieder her, aber offenbar gelingt die Bindung nicht mehr völlig, ein Quantum Energie (Besetzungsenergie) freigeblieben, schafft eine labile Situation. Ein Reiz, dem Geburtsreizsyndrom entnommen, gibt diesem Quantum Gelegenheit zur Abfuhr, die Geburtssituation wird reproduziert. Die wiederholten Schocks verringern das Quantum, indem es durch die häufigen Abfuhren aufgezehrt wird, bis auf den Rest, der zeitlebens für die eigentlichen passageren Besetzungen reserviert bleibt. Die Verringerung des Besetzungsenergiequantums geschieht sicherlich noch entschiedener durch die neuen Bindungen der Energie, die sich in den ersten Lebensmonaten vollzieht. Welche dieser beiden Auffassungen vorzuziehen ist, wäre kaum zu entscheiden, ohne die Bildung einer festen Anschauung über die Bedeutung des Ausdrucks „starke" und „schwache" Bindung und über die Möglichkeit einer „Aufzehrung" von Energie durch Abfuhr. Ich fühle mich nicht berechtigt, in diesem Zusammenhang solche Anschauungen zu bilden. So lassen wir die Frage offen; vielleicht kommt der Realität die Annahme am nächsten, daß beide Wege ineinanderfließend eingeschlagen werden.

Wäre nicht die Aufgabe dieses Buches der Versuch einer zusammenfassenden Darstellung, die die Lücken unseres Wissens durch Annahmen, Vermutungen und Bildung von vorläufigen Anschauungen ausfüllt, damit die Lücken um so deutlicher und schmerzlicher würden, hätte sich eine Erörterung wie die über die Besetzungsenergie schwer rechtfertigen lassen. Ich fürchte, die nunmehr nötigen Andeutungen über die Lust und ihre Beziehung zu den Abfuhrphänomenen, werden auch in diesem Buch noch zu gewagt erscheinen. Dennoch möchte ich sie nicht unterlassen, aber neuerlich betonen, daß ich mir bewußt bin, solche theoretische Erörterungen sind im kinderpsychologischen Zusammenhang so lange suspekt, als nicht die Psychologie zu einer selbständigen Durcharbeitung jenes ihrer Zweige gelangt ist, der sich mit der psychischen Energie, ihren Ursprüngen und Quellen, ihren Umwandlungen, qualitativen und quantitativen Beziehungen befaßt. Man könnte diesen Fragenkomplex sehr wohl als theoretische Psychologie konstituieren. Solange sie aber nicht besteht, nicht anders besteht als in mehr weniger verantwortlichen, eingestreuten Bemerkungen bei den verschiedenen Autoren, ist ihre Anwendung auf die Kinderpsychologie natürlich nicht möglich. Und wenig aussichtsreich wäre der Versuch, anläßlich und beiläufig einer Psychologie des Säuglings den unbescheidenen Versuch des Aufbaues einer energetischen Psychologie zu machen. Gehe ich trotz alledem über den Rahmen dessen hinaus, was heute berechtigterweise von einer Kinderpsychologie verlangt werden kann, so geschieht es, um die Notwendigkeit und, wie ich hoffe, auch Fruchtbarkeit theoretischer Annahmen und Überlegungen besonders vor Augen zu führen. Was diese Absätze meines Buches inhaltlich enthalten, bedarf an sich kaum der Rechtfertigung. Fast immer sind es Anschauungen, die ihren Vertreter und Verteidiger in der Literatur bereits gefunden haben; im wesentlichen sind es die von Freud mannigfaltig belegten und erwogenen Lehren. Aber die Begründung dafür, warum ich mich gerade dieser geäußerten Meinung anschließe, wie die Einwände, die gegen sie erhoben wurden oder hätten erhoben werden sollen, zu zerstreuen wären und was solcher umsichtiger Stützen für theoretische Annahmen mehr sind, muß ich dem Leser schuldig bleiben, der sich sonst in der Erwartung enttäuscht sähe, eine zusammenfassende Psychologie des Säuglings zu erhalten und wohl wenig zufrieden wäre, statt dessen Ansätze einer theoretischen Psychologie vorgetragen zu bekommen.

So entschuldigt, fragen wir, was die dynamische Darstellung in ökonomischer Betrachtung sagen mag. Warum ist Abfuhr der Besetzungsenergie lustvoll, Abfuhr eben freigewordener Energie unlustvoll — im Falle des Erschreckens wenigstens. Im wesentlichen sind zwei Anschauungen über die Lust geäußert worden: die Lust als Utilitätszeichen und Lust als Wahrnehmung eines bestimmten Energiezustandes. Beide Standpunkte sind nicht unvereinbar miteinander (wie z. B. Heiligs Buch über die sinnlichen Gefühle zeigt, das vom Utilitätsprinzip ausgehend, zu mancher Auffassung gelangt, die sich mit unserer in schönster Übereinstimmung befindet). Wir denken den Freudschen Begriff der Lust als Wahrnehmung von Energieunterschieden durch. Und zwar wird angenommen, daß die Wahrnehmung eines hohen Erregungsbetrages Unlust, die eines geringen Lust ergibt. Diese Vorstellung, so gut begründet sie ist, führt zu mancherlei Schwierigkeiten. Zunächst müßte nach ihr jede Abfuhr lustvoll sein, denn Abfuhr bedeutet doch offenbar Energieverbrauch; und ferner müßte jeder Reiz unlustvoll sein, denn Reiz bedeutet offenbar Vermehrung der Erregungsgrößen. Nun trifft beides in einem gewissen Maß zu, was neuerlich die Richtigkeit der Anschauung erweist, doch gilt es nicht für differenziertere Verhältnisse. Es gibt zweifellos eine Lust der Erregungsvermehrung, Reizlust, und sie ist sogar die höchste Lust, die wir kennen. Sie von der Lust der Erregungsverringerung abzuleiten ist wahrscheinlich möglich, aber nicht unsere Aufgabe. Wir können uns begnügen, in Übereinstimmung mit vielem früher Gesagten, den Unterschied zwischen beiden Lustarten zu betonen. Wenn der Säugling an Licht und Gehörsreizen, am rhythmischen Reiz des Saugens Lust hat, so dürfen wir dies als Reizlust der Befriedigungslust, der Ruhelust gegenüberstellen, die er haben mag, wenn er satt und zufrieden einschläft. Die Reizlust das Ziel der Sexualtriebe, die Ruhelust das Ziel der R-Triebe könnten wir formulieren. Die Reizlust wird erworben, die Ruhelust ist primär könnte man weiter sagen, in Zusammenfassung der Untersuchungen, die wir darstellten, wenn wir die Tatsache vernachlässigen wollten, daß beim Sehen und Saugen Reizlust in Andeutung von der Geburt an vorhanden ist.

Schwierig ist dabei das Verständnis der ökonomischen Situation bei Reizlust. Aber eine Bedingung für ihr Zustandekommen ist doch bis zu einem gewissen Grad ersichtlich zu machen. Es fällt nämlich auf, daß viele von den Reizen, die beim Säugling anscheinend Lust erzeugen, als gemeinsames und charakteristisches Merkmal Rhythmus besitzen. Wir dürfen das Wort freilich nicht in seinem strengsten Sinn nehmen, sondern müssen uns die einfache Form irgend eines Alternierens von Reiz und Reizpause vor Augen halten, wobei die Reizpause so wenig wie der Reiz gleiche Dauer hat, aber kurz genug sein muß, um den nächsten Reiz nicht als völlig neuen, mit dem ersten völlig unzusammenhängenden auffassen zu lassen. Daß Rhythmen lustvoll sind, daß jeder Rhythmus als solcher angenehm ist — es sei denn, andere Faktoren verdürben, verdeckten die Lust — und daß Kinder frühesten Alters für Rhythmus besonders empfindlich sind, das sind Tatsachen, aus denen folgt, daß wir rasch aufeinanderfolgende, sich wiederholende, mäßige Energiegefälle, Anstieg beim Reiz, Abstieg bei der Pause, im ganzen als Lust wahrnehmen können. Und es scheint, als fände gerade dies beim Säugling regelmäßig statt. Nichts dergleichen sehen wir beim Neugeborenen, erst nach einigen Lebenswochen ist dieses Verhalten deutlich zu bemerken. In dieser Zeit hat die Besetzungsenergie ihre Funktion angetreten. Sie steht zur Gegenbesetzung bereit, wenn ein Reiz erfolgt, an ihm vollzieht sich das Spiel des gehäuften Energiegefälles, wenn der Reiz rhythmisch verlief. Wir haben Gründe, anzunehmen, was im Kapitel Wahrnehmungen zu erweisen wäre, daß während des Wachseins Energiequanten den Sinnesorganen zur Verfügung stehen, noch ehe sie von Reizen getroffen wurden, daß eine Erhöhung des Energieniveaus der Sinnesorgane mit dem Erwachen beginnt, was die ohne diese Annahme paradoxe

Tatsache des Reizhungers verständlich macht. Diese relative Dauerbesetzung der Sinnesorgane vollzieht sich offenbar in den ersten Lebenswochen und schafft die Basis für andauernde Reizlustmöglichkeiten an den Sinnesorganen. Dies akzeptiert, ergibt sich der Anschein, als bestünde die Reizlust darin, daß eine unzählbar ofte Wiederholung der Geburtssituation und deren Überwindung im ersten Schlaf, der raschen Abfolge von Reizlosigkeit — Reiz — Reizlosigkeit, stattfindet und daß diese häufigen und plötzlichen Energieentbindungen und Bindungen nicht an der ganzen Energiemenge des psychischen Apparates sondern nur an einem kleinen Quantum — der Besetzungsenergie — vorsichgehen, nicht an der schwer lösbaren und schwer bindbaren Energie, sondern an der verhältnismäßig freien, leicht beweglichen Besetzungsenergie. Man könnte geradezu sagen, die Reizlust tritt an Stelle von Unlust ein, weil derselbe Vorgang, der, an der ganzen Energiemasse vorgenommen, Unlust zur Folge hätte, sich an einem geeigneten geringen Quantum abspielt, weil es nicht Ernst ist, sondern Spiel.

Daß wir von Spiel und Ernst sprechen, ist keine stilistische Phrase; es ist wahrscheinlich viel mehr als Analogie. Wollten wir das Spiel erklären, so hätten wir zu seiner Erklärung bis auf diese „spielerischen" Geburtswiederholungen, die bei jedem rhythmischen Reiz vorsichgehen, zurückzugreifen. Indem wir die energetischen Verhältnisse der Reizlust uns überlegen, können wir sie nur verständlich machen an Vorgängen, die damit identisch sind, die wir aber unmittelbar erlebt haben. Es ist ein Spiel mit Energie, ein Spiel mit dem Erschrecken, ein Spiel mit dem Geborenwerden, was wir als Reizlust erleben. Es ist all dies zugleich auch, einerlei, was für Ursachen, Inhalte und Formen die Lust überdies haben mag. Und es sei nicht vergessen, daß wir damit die Lust weder erklärt, noch völlig verständlich, sondern bloß an einem Beispiel uns deren Möglichkeit im Rahmen der Freud-Fechnerschen Auffassung der Lust-Unlustphänomene klargemacht haben. (Die im Eingang dieser Erörterung ausgesprochene Erwartung, der Begriff des Traumas der Geburt werde durch sie eine präzisere Formulierung finden, ist freilich unerfüllt geblieben, und die so oft erwähnten Beziehungen auf die Geburt und ihre „Wiederholungen" und „Überwindungen" müssen daher auch weiterhin noch als bloß bildliche Ausdrucksweise aufgefaßt werden.)

Eine Tatsache, die in diesen Zusammenhang gehört und gelegentlich beachtet wurde, verdient erwähnt zu werden. Das Lachen als Folge des Kitzelns. Beim Erwachsenen und bei Kindern tritt dieser Erfolg so häufig auf, sogar in gewisser Unabhängigkeit davon, ob das Kitzeln lustvoll oder eher als Unlust empfunden wurde, daß man vom Lachen als einem Reflex spricht. Beim Säugling ist hier aber ein bemerkenswertes Verhalten zu verzeichnen. Anfangs kann durch Kitzeln ein Lacherfolg nicht erreicht werden. Der Zeitpunkt des ersten Lachens nach Kitzeln wird verschieden angegeben, aber Sullys (2) Feststellung scheint zuzutreffen, daß das erst dann eintritt, wenn das Kind bereits eine Zeitlang über andere Ursachen gelacht hat, doch scheinen die beiden Termine nicht weit voneinander entfernt zu sein. Das Kitzeln erregt Lachen des Kindes auch nur dann, wenn es von einer ihm bekannten Person vorgenommen wird, und das Kind nicht völlig plötzlich vom Reiz überrascht wird. Am Fall des Kitzelns ist die Tatsache so aufdringlich, wie das Lachen an Stelle des Erschreckens steht, daß Sully — ebenso wie andere Autoren — die Erklärung der Erscheinung auf diesen Gegensatz aufbaut. Und zwar sieht Sully hier einen intellektuellen Faktor wirksam, die Einsicht, daß dieser Reiz, von dieser Person ausgehend, trotz des überraschenden, aggressiven Charakters, der instinktiv Furcht auslösen will, ungefährlich, ein Spiel ist. Dieser Einsicht ist das Lustvolle des Vorganges zu verdanken, der an sich keineswegs lustvoll wäre. Sully rechnet die Lust am Kitzeln konsequenterweise auch zu den Spielen. Die Vermischung von Unlustbewegung (Abwehr) und Lustbewegungen beim Kitzeln wird bei dessen komplexeren Erscheinungen von ihm betont, ebenso wie wir es oben für das Lachen selbst versuchten. Dieses selbst als Folge des Kitzelns, ja auch nur der Lust des Vorganges überhaupt, verständlich zu machen, gelingt Sully nicht. Er muß gewagte und unkontrollierte Sprünge ins phylogenetische Gebiet machen: zurückgreifen auf die Lust, die das junge Tier spüren mag, wenn es durch die sorgsame Mutter von seinem Ungeziefer befreit wird, und anderseits spezifische Situationen, die sich im Kampfspiel der älteren Kinder ergeben mögen, für den Säugling aber ganz und gar nicht gegeben sind, heranziehen: Das Lachen als deutlichstes Signal des Spielpartners, er habe das Wesen der Aggression als Spiel erfaßt und wünsche sie als solches fortgesetzt. In unsere Auffassungen fügen sich die genannten Tatsachen, ebenso wie der Spielcharakter, sehr wohl, sie geradezu festigend, ohne daß wir so abliegende Vorstellungen annehmen mußten und ohne daß wir dem Kind in seinem ersten Lebensmonat bereits zumuten müßten, daß es intellektuelle Vorgänge gar nicht unkomplizierter Art beherrscht. Das Kitzeln als rhythmischer Reiz ist sehr wohl fähig, jenen eigenartigen Verlauf der Abfuhr der Besetzungsenergie hervorzurufen, der als Lust, Spiel, Lachen, sich äußert. Und ein Punkt, den wir bei der Sehlust völlig ungeklärt ließen, den wir bei der Hörlust nur vorsichtig erwogen, kann hier zweifelsfrei entschieden werden. Die Kitzellust ist Tastlust, die Energie, die bei ihr in Verwendung steht, ist Libido; das Lachen ist hier deutlich Sexuallust, und die Neigung, sich kitzeln zu lassen, die Bereitschaft dazu, steht im Dienste des Sexualtriebes. Wir werden hier also von Libido sprechen können, ohne zu erörtern, ob das immer im Falle der Reizlust zutrifft und welches die komplizierten Beziehungen zwischen Energie und Libido und deren Quanten sein mögen, wenn es nicht zutrifft.

Die Wahrnehmungen.

Von allen Fortschritten der Entwicklung im ersten Vierteljahr erscheinen die des Wahrnehmens als die bedeutendsten, beinahe als unwahrscheinliche. Denn so weit entfernt in tausend Einzelheiten die Welt des Vierteljahrkindes — die Welt, wie es sie wahrnimmt — von der unsrigen sein mag, vom Zustand, den man als den primitiven ansieht und den das Neugeborene repräsentiert, ist es nicht nur unvergleichlich weit quantitativ vorgerückt, sondern von ihm prinzipell getrennt. Für das Vierteljahrkind ist die Welt ganz bestimmt kein Chaos von Licht und Dunkelheit, von zahllosen, unentwirrbaren Farbflecken, von Tönen und Geräuschen, sondern es sieht seine Mutter, die Milchflasche, sein Spielzeug, es hört Akkorde, Stimmen, es hat bekannte Gesichter und fremde, freundliche Stimmen und unfreundliche, sieht die Welt also prinzipiell so, wie wir sie selbst sehen, wenn auch die Zahl der Weltdinge sehr gering sein mag. Aber nicht dies allein trifft zu, die Übereinstimmung mit der erwachsenen Wahrnehmung ist noch größer. Die entblößte Mutterbrust sind nicht Farbflecken, sondern etwas, das das Kind als ein Ganzes, als Struktur oder Gestalt sagen die Psychologen um Köhler und Wertheimer (Koffka), von anderen Ganzen oder auch bloß Farbflecken unterscheidet. Das Kind sieht wirklich die Brust der Mutter, aber es sieht sie nicht, wie ein Naturforscher einen Gegenstand betrachtet, um dessen Konturen, Gestalt, Eigenschaften festzustellen, sondern es sieht dieses Ganze zugleich in Relation zu sich selbst, es kennt die Brust als etwas, das in den Mund genommen werden soll, woran gesaugt sein will und bereitet sich sogleich dazu, und hat Erwartungen in bezug auf das Künftige. Schöne Beispiele für die Deutlichkeit solcher Erwartung, für ihre Reife, möchte man sagen, sind etwa folgende Stellen: Scupin, 6. Woche: „Vor dem Trinken wird dem Kinde ein Lätzchen unter das Kinn gebreitet. Längst schon verbindet der Knabe damit die Vorstellung der nun folgenden Annehmlichkeit; denn der Blick wird plötzlich gierig, der Mund sucht, die Händchen werden lebhaft bewegt; sieht sich das Kind nun in seiner Erwartung getäuscht oder wird ihm die Brust nicht schnell genug gereicht, so bricht es in ein heftiges, zornig klingendes Schreiweinen aus.“ Scupin, 12. Woche: „Heute bemerkten wir zum ersten Male, daß das Kind die Brust erkennt. Bei ihrem Anblick riß es die Augen weit auf und sah danach mit allen Zeichen der Gier. Bisher hatte es nur an den Vorbereitungen des Anlegens erkannt, daß es zu trinken bekommen würde, und sogar angesichts der entblößten Brust sich noch auf die andere Seite gewandt und täppisch in die Luft geschnappt.“ Queck: „Er nimmt am 67. Tage drei Teelöffel voll Honig mit großem Behagen. Den Teelöffel leckt er so lange, bis er rein ist . . . . Als er einige Tage nachher Fruchtsaft erhalten soll, sieht er zunächst den Vater, der ihm die Flasche reicht, lachend an, spitzt den Mund und öffnet ihn dann, als ob er um Trinken bitten wollte."

Dies ist ganz deutlich das erwachsene Wahrnehmen; hier ist ein Ding gesehen und kein Empfindungschaos, mit dem Ding zugleich die Relation zu sich selber auf Grund von Erwartungen, zu denen das bisherige eigene Erleben und Erfahren berechtigt. Die Wahrnehmung des Vierteljahrkindes bezieht sich demnach auf Dinge (Strukturen, Gestalten), und sie kommt unter der Einwirkung des Gedächtnisses zustande, sie ist wenigstens von ihnen begleitet. Mit Sicherheit läßt sich dieser Satz freilich nur für die Gesichts- und Gehörswahrnehmungen aufstellen, aber wahrscheinlich nur darum, weil die Beobachtungen auf den anderen Sinnesgebieten unzureichend sind und die Gestaltspsychologie auf ihnen noch kaum vorgeschritten ist. Denn es ist an sich höchst unwahrscheinlich, daß das Kind zu der Zeit, wo es die Mutterbrust kennt, noch nicht die Milch kennen sollte, daß es zwar nicht Farbflecke chaotischer Art, wohl aber Wahrnehmungen des Süßen, Flüssigen, Warmen, anstatt der „Geschmacksgestalt" Milch haben sollte.

Die Schwierigkeit, die sich aus diesen Tatsachen für die Erklärung ergibt, wird noch vermehrt dadurch, daß sich schlechterdings keine Entwicklung des Wahrnehmens feststellen läßt, nämlich keine seiner wesentlichen Eigenschaften, keine, die über quantitative Erweiterungen hinausginge. Sobald die Reaktionen des Kindes auf Wahrnehmungen so mannigfaltig und eindeutig werden, daß sie überhaupt einen Schluß auf den Wahrnehmungsakt gestatten, ergibt sich für ihn nur eine mögliche Vorstellung: das Kind hat Strukturen wahrgenommen und deren durch Erinnerungen an persönliche Erfahrungen gefärbte Relation zu sich selbst. Man kann zweifeln, ob jene Beobachtung von Preyer, die uns oben beschäftigte (S. 34), richtig war, ob dieses Verhalten des Neugeborenen wirklich statthatte, man kann erörtern, ob es nicht das zufällige Ergebnis anderer Ursachen war; würde es aber einwandfrei festgestellt sein, so hätten wir keine vernünftige Möglichkeit, anderes zu sagen als: das Neugeborene erinnert bereits eine gewisse Geschmacksgestalt, hat sie also vorher wahrgenommen, vergleicht sie mit der anderen, eben gegebenen, und lehnt diese ab. Die Zeit, die dem psychischen Apparat gegeben ist, sich von der angenommenen primitiven Anfangsstufe zum erwachsenen Zustand zu entwickeln, beträgt nicht einmal drei Monate, sondern höchstens zwei, vielleicht nur einen; denn um diese Zeit bereits sind Handlungen zu verzeichnen, aus denen der gedachte Schluß gezogen werden muß. Es ist hier dasselbe Problem wie bei der Frage des Bewußtseins. Daß es beim Vierteljahrkind vorhanden ist, kann gar nicht anders gedacht werden; wann, wie es sich entwickelt haben mag, ist völlig unerfindlich. Beide Fragen scheinen überdies in einem gewissen Zusammenhang miteinander zu stehen, denn gerade jene Fälle, bei denen wir einen, im wesentlichen dem erwachsenen ähnlichen Wahrnehmungsakt annehmen müssen, sind es auch, die uns den stärksten Eindruck vom Vorhandensein von Bewußtsein zurücklassen.

Es gibt ein einfaches Mittel, diese Schwierigkeiten in Einem zu überwinden. Man muß nur die Voraussetzungen über den primitiven Zustand fallen lassen und durch neue ersetzen, die mit den Tatsachen in besserer Übereinstimmung stehen. Unter den Kinderpsychologen ist es Bühler und noch entschiedener Koffka, die diesen Schritt tun, indem sie eine neue Auffassung der Psychologie auf die Interpretation der Entwicklungsstadien anwenden, diese verständlicher machen und jene sehr wesentlich stützen. Es handelt sich um die Gedanken der sogenannten Gestaltspsychologen. Diese selbst brauchen uns nicht zu beschäftigen, da die Anwendungsversuche auf unser Tatsachengebiet bereits vorliegen. Man muß nur annehmen, daß Freundlichkeit z. B. ein einfaches Phänomen ist, einfacher als eine sogenannte einfache Sinnesempfindung (Koffka). Und gerade das sagen die Tatsachen der Säuglingspsychologie. Wir können nicht mit Genauigkeit angeben, wann das Kind zum erstenmal Wahrnehmungen hat; der Fehler ist aber wahrscheinlich um so geringer, je früher dieser Zeitpunkt angesetzt wird, jedenfalls in den ersten Wochen bereits; vielleicht auch schon in den ersten Tagen. Aber diese frühesten Wahrnehmungen sind eben Wahrnehmungen und nicht isolierte Empfindungen. Sie sind Zusammenfassungen von Empfindungen, die sich von einem „indifferenten Grund" abheben, und sind gefühlsbetont, haben schließlich wohl auch irgend eine Beziehung zu Erwartungen, die sich aus den bisherigen Erfahrungen des Individuums ergeben. So muß man annehmen nach den Befunden, die uns die Beobachtung bisher bietet. Ob dies auch phylogenetisch die primitivste Stufe der Wahrnehmung ist, brauchen wir nicht zu entscheiden, so viel auch dafür sprechen mag. Ontogenetisch veranlaßt uns nichts, Vorstadien anzunehmen, aus denen sich dieses entwickeln könnte; ja, welches Vorstadium immer wir uns ausdenken wollten, der Weg von ihm zum empirisch-primitiven ist so kompliziert, daß es die größten Schwierigkeiten hätte, ihn in wenigen Tagen zurückgelegt zu denken, wo doch noch dazu diese ersten Tage und Wochen zu einem so großen Teil im Schlafzustand — also im Wahrnehmungslosen — verbracht werden.

Diese Auffassung wird nicht ohne Einwände Eingang in die Literatur finden, auch ich werde noch Einschränkungen vorzuschlagen haben, manche aber werden affektiven Gründen entspringen, die zu durchsichtig sind, als daß sie erst abgewartet werden müßten. Zu sehr hat man sich gewöhnt, die Empfindungen als die elementaren Bestandteile unserer Wahrnehmungswelt anzusehen, als daß es leicht wäre, sich klarzumachen, daß sie Fiktionen sind, die tauglich sein mögen, einer generellen Psychologie zu dienen, die aber gänzlich unbrauchbar sind, die Entwicklung der Erscheinung verständlich zu machen (Krüger). Die Entwicklungspsychologie sucht nicht die „zusammengesetzten" Erscheinungen auf „einfache" zurückzuführen, sondern die entwickelten auf unentwickelte, die komplizierten auf primitive. Ein „primitives" Phänomen kann auch ein „einfaches" sein; muß dies aber keineswegs. Keinesfalls aber kann das primitive Phänomen konstruiert sein nach den Analogien der Physik oder Geometrie. Die Vorstellung von „einfachen" Empfindungen, aus denen unsere Wahrnehmungswelt „zusammengesetzt" ist, bezieht sich auf den Wahrnehmungsinhalt und nicht auf den Wahrnehmungsvorgang oder -Akt. Dies Zimmer vor mir kann ich (physikalisch und geometrisch) tatsächlich in einfache Formen, in Farbenflecken, Helligkeitsunterschiede zerlegen und mir es aus ihnen aufgebaut denken. Diese Einfachheit und Zusammensetzung hat nichts zu tun mit der Einfachheit psychischer Vorgänge oder ihrer Kompliziertheit. Warum soll es einfacher — primitiver — sein, einen roten Fleck wahrzunehmen, als einen roten Kreis auf blauem Grund, aus welcher anderen Ursache, als deshalb, weil das eine eine einfache, das andere eine zusammengesetzte geometrische Figur ist? Wir sind auf unser Bewußtsein, seine intellektuellen Funktionen, das Vergleichen, Schließen, Urteilen so stolz, daß wir gern all dies als höhere Funktionen uns selbst vorbehalten und dem Säugling nur das Vorstadium gönnen möchten, sozusagen das bloße Wahrnehmen. In Wahrheit aber ist jedes Wahrnehmen bereits ein intellektueller Vorgang, ist bereits Vergleichen, Relativieren, das Primitivste so gut, wie das Komplizierte. Es ist ähnlich wie mit den rechnenden Pferden. Man will es nicht für wahr halten, weil man sonst die Pferde auf ein viel höheres Niveau setzen müßte. Dies ist aber noch nicht das Schlimmste. Ich glaube nicht, daß die Pferde rechnen können. Sollte es sich aber bewahrheiten, daß Tiere Rechenoperationen vornehmen können, so folgte daraus zunächst, daß das Rechnen eine viel primitivere Leistung ist als wir meinen. Wir müßten uns herabsetzen, und das ist schlimmer noch wie das Erhöhen des Anderen.

Es muß uns nicht genügen, die prinzipielle Ähnlichkeit zwischen den Wahrnehmungen des Säuglings und denen des Erwachsenen zu betonen, wir dürfen auch versuchen, uns die Unterschiede vorzustellen. Denn nachdem festgestellt ist, daß die Primitivität der Wahrnehmungen nicht in ihrer Einfachheit liegt, so kann versucht werden, die Primitivität näher zu präzisieren. Die Beobachtungen sind hier für ein induktives Verfahren zu spärlich und vieldeutig; aber sie stützen wohl einen Standpunkt, der sich aus der Überlegung gewinnen läßt. Die Leistung der Wahrnehmung für das Individuum ist, daß sie Proben der Außenwelt bietet (Freud 9), an denen sich das Individuum für sein Verhalten orientiert. Der rationalisierteste Prozeß läuft dabei so ab, daß das Individuum überlegend die Wahrnehmungen ausdeutet und danach handelt; die

Bewertung der Wahrnehmung — der durch sie vermittelten Einsicht in die Situation Welt — Ich — erfolgt unter Ausschluß jeder affektiven Tönung. Im allgemeinen aber ist die Rationalisierung nicht so weit gediehen, vielmehr wird die Bewertung durch Überlegung gefunden, die begleitet und beeinflußt wird durch Affekte der Freude oder Furcht z. B. Und nicht einmal dies ist das empirisch allgemeinste Verhalten, sondern in ihm wird die Überlegung mehr oder weniger in den Hintergrund gerückt sein, und die Bewertung der Wahrnehmung sich vor allem affektiv ergeben. Das heißt, es sind zwei Wahrnehmungsreihen zugleich: die optische, ein Beispiel zu nehmen, vermittelt uns die Einsicht in die Situation, die Furcht, die mit ihr sich verknüpft, vermittelt uns die Einsicht in die Reaktion unseres Psychischen auf die Situation. Die innere und äußere Wahrnehmung tritt zugleich auf; unser Bewußtsein ist in diesem Fall sozusagen nichts als Zuschauer eines Prozesses, der sich ohne ihn und sein Überlegen vollziehl. Man versteht eigentlich nicht, weshalb beide Wahrnehmungsreihen nötig sein sollten, wird aber klugerweise diese Frage nicht als wissenschaftliches Problem stellen, sondern sich mit der Feststellung begnügen, daß — soweit das Bewußtsein in Frage kommt — alles dafür spricht, die innere Wahrnehmung als das Primitivere anzusprechen[1]). Also anzunehmen, daß in der äußeren Wahrnehmung des Säuglings das affektive Element weitaus überwiegt. Gewiß sind es Strukturen, die der Säugling wahrnimmt, aber optisch-affektive, akustisch-affektive usw. und nicht etwa optische als solche. Konkretere Formulierungen sind hier nicht möglich, aber man kann beispielsweise sich so ausdrücken: von dunklem Hintergrund hebt sich nicht die Milchflasche ab, sondern die geliebte Milchflasche. Wir wissen dabei nicht, welche Elemente für die Auffassung Milchflasche konstitutiv sind, können aber sicher sein, daß das verbindende, das gestaltstiftende Element die Erweckung von Sehnsucht nach oraler Lust oder Befriedigung ist. Experimente, wie sie Bühler wünscht, werden uns vielleicht Einblick gewähren können, welche Veränderungen der Gestalt, Farbe, ausreichen, um die geliebte Milchflasche in das gefürchtete Unbekannte zu verwandeln. Aber daß wir auch den affektiven Faktor in seinem ganzen Umfang präzise erfassen könnten, besteht wenig Hoffnung. Man wird daher guttun, seine Rolle nicht zu unterschätzen, sich aber zu erinnern, daß wir beinahe von Anfang an ein gewisses Interesse des Säuglings an Reizen bemerken können, deren affektive Bedeutung biologisch wenig verständlich ist. Es also wahrscheinlich wird, daß die frühen Wahrnehmungen bereits deutliche optische Elemente im optisch-affektiven Zusammenhang besitzen.

---

[1]) Zahlreiche Belege für diese Auffassung bei Heilig.

Vielleicht gibt es aber auch Wahrnehmungen der Außenwelt, in denen das affektive Element absolut dominiert, das sensorische möglicherweise sogar ganz fehlt. Auch das erwachsene Seelenleben kennt solche, wie wir wohl sagen können, an der Grenze der Primitivität stehende Wahrnehmungserlebnisse. Ein plötzlicher, heftiger Schmerz vermittelt uns nahezu gar keine Einsicht in die Umweltsituation; wir haben die Reizquelle nicht tastend erkannt, sondern wir wissen nur — eben als heftigster Schmerz — von unserer eigenen Reaktion auf diesen Eingriff. Manche Psychologen sind freilich bemüht, auch den Schmerz als Summe gewisser Tastwahrnehmung aufzufassen; die Frage ist strittig, darum erwähnen wir noch einen anderen Fall ähnlicher Art: auch beim heftigen Erschrecken tritt das sensorielle Element der Wahrnehmung gegenüber dem affektiven erheblich in den Hintergrund; erschrecke ich, so erfahre ich von der mich erschreckenden Situation viel weniger, als von meinem Verhalten, eben meiner Schreckhaftigkeit oder momentanen Erschrockenheit. Es liegt nahe, dasselbe, noch verstärkt beim Säugling anzunehmen. Der schrille Pfiff, vor dem er erschrickt, tritt sensoriell in der Wahrnehmung so völlig in den Hintergrund zurück, daß man paradox sagen könnte, er hat ihn gar nicht gehört. Vermutlich gilt das in gewissem Maß für die Unlustreaktionen überhaupt. Sie bestehen ja zum großen Teil — als unser Reaktionstypus I — darin, daß das Sinnesorgan vor weiterer Reizung geschützt wird; und soll das sensorielle Element in der Wahrnehmung an Bedeutung gewinnen, so bedarf es einer gewissen Zeit zur Entfaltung, die nur dann gegeben ist, wenn sich das Individuum ihm zuwendet, ihm sein Sinnesorgan anbietet. Die Entwicklung der sensoriellen Wahrnehmung wird sich also an jenen Dingen der Außenwelt anbahnen und ausbreiten, die in Lustzusammenhänge eingestellt sind. Man könnte geradezu deduktiv von hier aus voraussagen, welche Resultate die Beobachtungen ergeben würden. Zum Glück liegen die Beobachtungen vor, so dürfen wir die Bestätigung dieses Satzes aus ihnen holen. Das Vierteljahrkind kennt ein gut Stück jener Dinge und alle Personen, die die Mittel zur Befriedigung des Freßtriebes schaffen, es kennt Schnuller, Finger und dergleichen Spender von oraler Lust; es kennt die Veranstaltungen zu Bad, und Waschung, Kleidungsstücke, die mit seiner Hauterregungslust verknüpft sind; und es kennt schließlich eine ganze Anzahl jener Dinge, die ihm dienen, die eigentlich sensorielle Reizlust sich zu verschaffen, das Spiel der Besetzungsquanten der Libido: Zelluloidball, Klapper und dergleichen Spielzeug.

Die primitive Wahrnehmung ist vom affektiven Element mehr beherrscht als die entwickelte — wäre die erste Annahme, die wir zur Erkenntnis des Spezifikums der Säuglingswahrnehmungen heranziehen können. Als zweites können wir die Beziehung zwischen dem reproduktiven und perzeptiven Element genauer beachten. Ob eine Wahrnehmung ohne reproduktive Prozesse möglich ist, ob sie ohne Gedächtnis irgend einen Sinn hat, brauchen wir nicht zu untersuchen.[1]) Denn an unserem Studienobjekt, dem Säugling, läßt sich über seine Wahrnehmung erst dann etwas mit einiger Sicherheit aussagen, wenn wir Wirkungen des Gedächtnisses wahrnehmen. Erst wenn das Kind wiedererkennt, erkennt es unbezweifelbar, hat es eine primitive Wahrnehmung. Aber selbst wenn wir über seine früheren Wahrnehmungen etwas konstruieren wollten, so werden wir ihm Wahrnehmen am ehesten in solchen Fällen zusprechen, wo es anscheinend Interesse für Veränderungen, Bewegungen, Rhythmen zeigt, und diese wahrnehmen, heißt allerdings im Moment B sich des eben vergangenen Momentes A in irgend einer Weise erinnern. Merkwürdig genug, daß gerade das Wahrnehmen von Veränderungen, das uns keineswegs einfach erscheint, sondern sehr kompliziert, zu den frühesten gehört. Es ist sehr primitiv; gehört völlig in die bereits erörterten Zusammenhänge. Jedenfalls also sind Gedächtnis und Wahrnehmung zwei Prozesse, die sehr früh in der Entwicklung der Kinder auftreten, gewiß vor dem Ende des Vierteljahrs, wahrscheinlich beträchtlich früher, vielleicht bereits in den ersten Tagen oder auch gleich nach der Geburt und deren Beziehung zueinander so eng ist, daß wir da, wo irgend welche Anzeichen das Bestehen einer Wahrnehmung vermuten lassen, auch das Gedächtnis bereits als wirksam annehmen müssen. Formulierungen, wie die von Max Offner: „Wir wissen, daß kleine Kinder in den ersten paar Monaten ihres Lebens keinerlei Spuren von Gedächtnis zeigen; erst vom dritten oder vierten Monat ab nimmt man die ersten Anzeichen wahr", so häufig sie in der Literatur sich finden, sind jedenfalls unzulänglich, wenn sie einen zu engen Begriff des „Gedächtnisses" zur Voraussetzung haben, sonst geradezu falsch. Um zu unserer Auffassung zu gelangen, braucht man anderseits das Gedächtnis keineswegs als organisches Phänomen anzunehmen, die Erscheinung, von der hier die Rede ist, meint nur das individuelle Gedächtnis; die Reproduktion ganz im Rahmen der individuellen sensorischen Erfahrung. Nur eine Erweiterung — wenn es nicht eine selbstverständliche Implizität ist — wäre vorzunehmen. Man muß dabei nicht an eine lange Latenzzeit, die zwischen der Wahrnehmung und dem reproduktiven Prozeß, der Aktualisierung der Wahrnehmungsspur, verstrichen ist, denken. Wenn der Anschlag des Klöppels an eine Glockenwand stattgefunden hat, so ist die Schallwahrnehmung Engramm geworden, und erreicht der Klöppel die andere Glockenwand und wird die Schallwahrnehmung nicht als isolierter erster Ton erlebt, sondern in irgend einer Beziehung zum ersten Ton, so ist das Wirkung der Reproduktion, trotzdem zwischen der Niederlegung des Engramms und seiner ersten Ekphorierung nur der Bruchteil einer Se-

[1]) Siehe z. B. Bleulers interessante Ausführungen, der dies strikte leugnet.

kunde vergangen sein mag. In diesem Sinn ist Wahrnehmung ohne Gedächtnis im Bereich unserer empirischen Entscheidbarkeit nicht vorhanden.

Von zwei Seiten her liegt es nahe, eine freilich nicht beweisbare Annahme über primitive Reproduktionen zu machen. Traum und Halluzination lassen sich leicht verständlich machen, wenn sie als Regression auf einen primitiveren Zustand des psychischen Apparates begriffen werden. So hat Freud (4) sich die Vorstellung gebildet, der primitivste Verlauf psychischen Geschehens sei: „Der psychische Ruhezustand wurde anfänglich durch die gebieterischen Forderungen der inneren Bedürfnisse gestört. In diesem Fall wurde das Gedachte (Gewünschte) einfach halluzinatorisch gesetzt .... Erst das Ausbleiben der erwarteten Befriedigung, die Enttäuschung hatte zur Folge, daß dieser Versuch der Befriedigung auf halluzinatorischem Wege aufgegeben wurde."

Das heißt, die Reproduktion tritt im primitiven Zustand mit einer viel größeren Lebhaftigkeit auf, als in entwickelteren Stadien. Die Reproduktion hat die sinnliche Lebhaftigkeit der Realität. Dies trifft für den Erwachsenen nicht zu. Zwar sind hier die einzelnen Typen von recht verschiedenem Verhalten und man mag das Wesen der Reproduktion mit Recht in anderen Charakteren suchen, als in ihrer geringeren Intensität, so bleibt, daß diese die Regel ist. Durchbrochen wird diese Regel bei Vision und Halluzination (und Inspiration, wie man hinzufügen kann), in denen das primitive, das Säuglingsstadium erreicht wird. Es muß der halluzinatorische Charakter der Reproduktion nicht der regelmäßige sein, man kann ihn auf die Wunscherfüllungen einschränken, so bleibt doch eine Idee, die nicht wenig Schwierigkeiten zu bieten scheint, die rundweg abzulehnen sich aber nicht empfiehlt, weil sie zwar kein unentbehrlicher, aber ein sehr bequemer Stein im Gebäude der Freudschen Psychologie ist. Nun haben aber Untersuchungen, die auf einer ganz anderen Seite vorgenommen wurden, von Jaensch und seinen Schülern (Kroh), das sehr bemerkenswerte Resultat ergeben, daß offenbar die halluzinatorische Deutlichkeit der Reproduktionen mit dem Lebensalter abnimmt; daß die Kindheit durch viel häufigeres Vorhandensein halluzinatorischer Reproduktionen ausgezeichnet ist. Und wenn auch die Experimente nicht in die frühe Kindheit zurückgeführt wurden und ihre generelle Bedeutung noch nicht über jeden Zweifel erhaben ist, so haben wir allen Grund, zu erwarten, sie werden sich auch an der frühen Kindheit und gerade an ihr erweisen. Denn es erhöht doch die Wahrscheinlichkeit der Freudschen Konstruktion (die übliche erwachsene Erscheinungsweise der Reproduktion sei Ergebnis eines Verdrängungs-Entwertungs-Prozesses), die in sich so wohl gefügt ist, außerordentlich, wenn sie von völlig anderem Gesichtspunkte her bei Anwendung einer ganz anderen Methode solche Bestätigung erfährt, Resultate, die eine ähnliche Auffassung nahelegen, gefunden werden.

Zu alledem kommt, daß das Vierteljahrkind keinesfalls Kenntnis von einer Außenwelt, Einsicht in den Unterschied zwischen der Realität und seinen subjektiven Vorstellungen haben kann. Auch dies, dies vielleicht nicht zuletzt, muß den Unterschied zwischen Wahrnehmung und Reproduktion zu verwischen mithelfen. Dabei bleibt es ziemlich gleichgültig, ob man den Reproduktionen von Anfang an irgend welche Subjektivitätsmerkmale zuschreiben will oder deren Genese ganz von der fortschreitenden Erfahrung abhängig machen will; denn diese verschärft gewiß jene Merkmale und da sie fehlt, ist der Unterschied geringer.

Dies zusammenfassend, werden wir auf eine Konstruktion geführt, die nicht ohne Schwierigkeiten ist. Der Säugling sei hungrig, so wird sich zunächst halluzinatorisch die bereits oft erlebte Befriedigungssituation einstellen. Zugleich trete die Mutter an sein Bett, er wird also zugleich mit der Halluzination (Reproduktion) eine Wahrnehmung haben und beide werden von ähnlicher Intensität, in Struktur und Merkmalen wenig verschieden sein. Man muß zugeben, diese Gleichzeitigkeit von Reproduktion und Wahrnehmung ist nicht bequem vorzustellen und erscheint beträchtlich bizzar. Ersetzen wir aber die Gleichzeitigkeit durch rasche Aufeinanderfolge, so erhalten wir einige sehr fruchtbare Ausblicke. Die Ersetzung ist rechtfertigbar. Zwar ist die Halluzination des Erwachsenen gewöhnlich stärker als die Wahrnehmung und überdeckt sie, aber das ist ein pathologischer Fall. Haben wir auch der Säuglingsreproduktion die Lebhaftigkeit und Wahrnehmungsähnlichkeit der Halluzination zugeschrieben, so müssen wir doch nicht auch ihre übrigen Charaktere mit hinzudenken. Die Reproduktion des Säuglings bleibt Reproduktion, d. h. das Zuströmen von Reizen aus der Umwelt entzieht der Reproduktion Energie, die zum Prozeß der Wahrnehmung verwendet wird, die Reproduktion wird blaß oder verschwindet völlig; die Ekphorierung des Engramms hört auf. Wahrscheinlich lernt der Säugling gerade aus Freßtrieb sehr bald Reproduktion von Wahrnehmung zu unterscheiden, indem er bald die unangenehme Erfahrung macht, daß die Reproduktion *nicht* zur Befriedigung führt, sondern daß es dazu des Auftauchens jenes Bildes bedarf, das sich von der Reproduktion in gewissen Merkmalen unterscheidet. Er erwirbt also vermutlich an den halluzinatorischen Reproduktionen, die mit dem Hunger und seiner Befriedigung verbunden sind, die Erkenntnis von den Vorstellungsmerkmalen, einerlei, ob diese der Vorstellung von Anfang an anhaften oder sich mit diesem Prozeß überhaupt erst entwickeln. Es sollte uns nicht wundern, wenn spätere Untersuchungen ergeben sollten, daß ein Mittel, die fortdauernde Enttäuschung an den Reproduktionen zu verhindern, und zwar das vorzüglichste, bald angewendet wird: die Verhinderung ihrer allzu starken Besetzung mit Energie, ihre relative Blässe und irreale Haltung. Die fortschreitende Verblassung der Reproduktionen nähme demnach ihren Ausgang von den Vorstellungen, die mit dem Freßtrieb verbunden sind, und führte bei einem Typus bis zur völligen Avisualität, bei anderen bis zur relativen. Daß es sich hier um reale Vorgänge und nicht um bloße Fiktionen handeln kann, zeigt die Tatsache der Hungervisionen, bei denen nach Erschöpfung aller normalen Mittel der Triebbefriedigung, und vielleicht auch nach Schädigung des psychischen Apparates, der längst als unbrauchbar verlassene, ursprüngliche Weg der Halluzination als Verzweiflungstat beschritten wird. Dieser Energieentzug, der an den Engrammen Hunger-Befriedigung vorgenommen wird, wäre die Uranlage, das Urvorbild der richtigen Verdrängung; die Erinnerungsspur wird von der Zufuhr von Energie, die sie zur Reproduktion beleben würde, — in diesem Fall nur bis zu einem gewissen Grad — abgesperrt.

Die große Ähnlichkeit, die enge Verknüpfung zwischen Reproduktion und Wahrnehmung korrigiert uns das Bild der intellektuellen Leistungen, das man sich vielleicht nach dem bisher Gesagten machen könnte, ein wenig. Mußten wir einsehen, daß Vergleichen, Erwarten, ja, selbst Schließen, zu Schweigen vom Erinnern, primitivere Vorgänge sind, als man häufig glaubt, so läßt sich nun weiter erkennen, daß diese primitiven Vorgänge beim Vierteljahrkind in primitiverer Form sich vollziehen, als beim älteren Kind oder Erwachsenen dies der Fall ist. Es ist im Grund der quantitative Faktor, die Distanz der Vergleichsglieder, die hier eine Rolle spielen. Es ist nicht leicht zu glauben, das Kind von acht oder zehn Wochen „erinnere sich“, wenn es in den Wagen gelegt wird, wie das gestern war, und „wisse“ nun, was folgen werde. Und doch ist sein Verhalten völlig richtig so beschrieben — ja, es gibt noch viel erstaunlichere Fälle, nur ist dies Erinnern und gar dies Wissen etwas recht anderes als das unsere: es besteht in einer — in allem dem Kind Wesentlichen — affektiv-sensoriellen treuen, realitätsähnlichen, weil halluzinatorischen, Reproduktion des gestern (und wahrscheinlich schon früher öfters) gehabten Erlebnisses. Das Kind hat sozusagen nichts anderes zu tun, als die beiden nahezu gleichzeitig gegebenen Bilder der Erinnerung und der Aktualität zur Deckung zu bringen. Gelingt das, so hat es das Gefühl der Bekanntheit; und es hat eine Erwartung, weil das eine Bild bereits mitteilt, was das andere in Sekunden oder Minuten erst zeigen wird. Von einem Bekanntheitsgefühl zu sprechen, ist indessen wohl nicht ganz exakt. Denn man darf sich vorstellen, daß im Fall der wesentlichen Deckung beider Bilder nichts anderes erlebt wird, als ihre affektive Bewertung als eines einzigen; es ist eine Befriedigungssituation (oder eine Reizlust bietende) eingetreten. Da aber mit der fortschreitenden Unterscheidung zwischen Reproduktion und Wahrnehmung und den häufig erlebten Enttäuschungen sich wohl bald auch eine gewisse Erkenntnis der Bekanntheit, die allemal positiv empfunden wird, einstellen mag, genügt die Abbreviatur Bekanntheitsgefühl.

Das Erlebnis der Deckung zwischen Reproduktion und Wahrnehmung ist in den meisten Fällen lustvoll; weil gewiß vor allem lustvolle Zustände überhaupt erst zur richtigen Wahrnehmung führen. Es dauert offenbar recht lange, gewiß weit in das zweite oder selbst dritte Vierteljahr hinein, ehe das Kind im Zustand der Unlust zur Entfaltung und relativen Dominanz des sensoriellen Elementes in der Wahrnehmung gelangt. Aber auch die Reproduktion unlustvoller Situationen ist gewiß sehr selten. Die Tatsachen würden, soviel ich sehe, einer Verallgemeinerung nicht strikte widersprechen, sie aber auch nicht erweisen können. Es sind vorläufig noch theoretische Gründe, die mich veranlassen möchten, ganz allgemein zu formulieren: in den ersten Lebensmonaten findet keine halluzinatorische Reproduktion von Unlusterlebnissen statt. Diese Behauptung scheint mir jedenfalls noch weniger gewagt, als die wäre, daß in der Unlustsituation keine sensorielle Wahrnehmung zustande kommt. Und doch trifft das bis zu einem gewissen Grad — wie wir eben erörterten — offenbar zu, indem das sensorielle Element gegenüber dem affektiven sehr weit zurücktritt. Die Reproduktion, die doch auf der vorausgegangenen Wahrnehmung beruht, könnte also bestenfalls, selbst wenn sie absolut treu wäre, nur einen sehr schmalen, sensoriellen Teil enthalten. Aber selbst der ist in hohem Maße unwahrscheinlich, denn es widerspräche dem Lustprinzip so grundsätzlich, daß es kaum mehr möglich wäre, sein Walten überhaupt zu entdecken. Will man solche deduktive Bemerkung nicht gelten lassen, so füge ich mich gern und stelle folgendes zur Erwägung: der Säugling kennt, nachdem er sich mit der Tatsache von embryofremden Reizen einmal abgefunden hat (was für das Auge sehr bald, für das Ohr zuletzt zutrifft), überhaupt keine an sich unlustvollen, sensoriellen Elemente; er kennt nur solche, die mit Befriedigungssituationen (oder Reizlust) verbunden sind, von dem Fall der Furcht abgesehen, über den gleich zu sprechen sein wird. Und er kann sie nicht kennen, denn alle seine Wahrnehmungen sind sowohl mit Lust-, als mit Unlustsituationen verknüpft gewesen. Die Milchflasche ist ein Bestandteil seiner Hungersituation, in der sie ja zuerst auftritt, ebensogut, wie der Befriedigungssituation, während der er an ihr saugt. Das Gesicht der Mutter gehört zu allen (oder den meisten) Unlustsituationen so gut wie zu vielen Befriedigungssituationen. Wäre nun wirklich von der sensoriellen Wahrnehmung her die Lust- und Unlustsituation gleich leicht zu reproduzieren, so wäre gar nicht einzusehen, wie eine erträgliche Einstellung zur Außenwelt, die das Vierteljahrkind bereits ohne Zweifel erlangt hat, zustande käme. Dies Resultat ist nur möglich, wenn die Unlustsituation sehr schwer, womöglich gar nicht, reproduzierbar ist. Und das könnte am ehesten dadurch erreicht sein, daß: 1. die Wahrnehmung in der Unlustsituation überhaupt nicht beträchtlich war; 2. die Engramme, die sich ausschließlich in Unlustsituationen bildeten, von der Energiebesetzung weitgehend abgesperrt sind. Beide Möglichkeiten mögen Wahrscheinlichkeit haben; die erste für sich allein würde aber zum Verständnis der meisten Fälle ausreichen, die zweite für sich allein, verlangte einige nicht einfache Hilfsannahmen.

An sich sind die Wahrnehmungen anfangs nicht unlustreproduzierend, vielmehr fassen sie in sich — so scheint es doch — ein schönes Quantum von Lustmöglichkeiten. Erschließen wir das aus den Annahmen, die wir über die Reizlust sensorieller Natur machten, nach denen auch jene Wahrnehmungen, die nicht in den notwendigen Zusammenhang mit Triebbefriedigungssituationen gehören, zahllose Male im Spiel der Schrecküberwindung bejubelt wurden, so wäre ein geradezu schlagender Hinweis, wenn sich die Annahme von der halluzinatorischen Reproduktion als Triebbefriedigungsversuch bestätigte. Denn hier ist deutlich, wie die Besetzung einer Vorstellung, die ebensogut in den Unlust- wie in den Lustzusammenhang gehört, in Gegensatz zu der aktuellen affektiven Situation gerät: die Unlust der Unbefriedigung in Lust der Befriedigung verwandelt. Soviel ich sehe, kann man diese Argumentationen nur dann als wertlos hinstellen und auch dann nur zum Teil, wenn man sich entschließt, dem Säugling Verständnis der Kausalitätsrelationen zuzuschreiben. Wohlverstanden, ist dies kaum von vorneherein abzuweisen, soll uns aber erst in späterem Zusammenhang interessieren.

Freilich gibt es auch eine Art von Reproduktion, eine Art Gedächtnis von Unlust in diesem frühen Lebensabschnitt, nur ist sie nicht sensorieller Natur, sondern motorischer. Wir sind oft auf Phänomene gestoßen, die wir nicht anders einzuordnen wußten, als daß wir sagten, hier werde die Geburtssituation reproduziert, nämlich motorisch wiederholt. Es handelte sich in erster Linie um das Erschrecken. Ein Reiz „erinnert", so sagten wir, unsere Ausdrucksweise als bildliche schüchtern genug ansehend, an die Geburt. Diese Erinnerung besteht aber lediglich in einer motorischen Aktion, deren Sinn wir nur energetisch zu formulieren wußten. Man muß betonen, daß solche Reize die Erinnerung auch nicht vermöge ihres Wahrnehmungsinhaltes auslösen (ihres sensoriellen Wertes), sondern wegen ihrer formalen Qualitäten (Plötzlichkeit, Intensität usw.). Die Angst (Furcht, Schrecken), als deren „Ausdruck" wir bei uns selbst diese Reaktionen kennen, dürfen wir auch dem Säugling und Neugeborenen zuschreiben. Sie ist aber im Grunde unabhängig von allen sensoriellen Elementen, sie lösen sie aus, begleiten sie, aber in beliebiger Variabilität. Wenn man will: Die Angst ist eine Erinnerung an die Geburt, aber dies meint etwas anderes als Erinnerung im bisher gebrauchten Sinne des Wortes. Richtiger wäre zu sagen: Anstatt der Erinnerung an die Geburt, anstatt der sensoriellen Reproduktion aller Wahrnehmungen haben wir die Angst. Niemand kann sich sensoriell an seine Geburt erinnern, auch Hypnose und Psychoanalyse, die die Erinnerung bis tief in die früheste Kindheit treiben können, vermögen nicht, die Geburt erinnern zu lassen.

Das ist überhaupt unmöglich, weil das individuelle, sensorielle Gedächtnis — so mußten wir vorläufig annehmen — erst mit der Überwindung des Traumas der Geburt beginnt. Denn der obige Satz verträgt eine Umkehrung: An Stelle der Angst steht sensorielle Reproduktion. Das individuelle, sensorielle Gedächtnis entsteht im Überwindungskampf gegen die Geburtsangst, die sich bei jedem postnatalen Reiz reproduzieren will.[1]) Vorläufig mag diesen letzten Aufstellungen noch reichlich Dunkel anhaften. Sie sind mir selbst nichts als tastende Vermutungen, die Grenzen psychologischer Erkenntnis durch Hypothesenansätze hinauszuschieben. In späterem Zusammenhang wird versucht werden, was sich hierüber heute überhaupt schon sagen läßt, zu formulieren. An dieser Stelle genügt die apperzeptive Anknüpfung.

Eine oft gemachte Beobachtung, „die wenig verstanden ist" (Bühler), findet eine einfache Erklärung durch unsere Auffassung. Es genügt oft eine verhältnismäßig geringfügige Veränderung des Objektes, um beim Säugling statt des Bekanntheitsgefühles Furcht zu erwecken. So genügt, daß die Mutter einen dem Kind unbekannten schwarzen Hut aufhat, daß es, statt sie mit Freude zu begrüßen, ängstlich sich von ihr abwendet, sichtlich zwischen Wiederkennen und Angst schwankt. Hier deckt sich Wahrnehmung mit Reproduktion in einem dem Kinde wesentlichen Punkt nicht. Es ist in seiner Erwartung, die Mutter zu sehen, enttäuscht, weil es die Mutter in einem schwarzen Hut sieht. Es kann nicht die Fremdheit des Eindrucks sein, der dem Kinde angst macht, den neuen Eindrücken gegenüber hat es deutlich das perzeptive Interesse Claparèdes (2). Dieses Interesse des Säuglings an Seh- und Hörbarem ist bereits in diesem Alter sehr stark entwickelt und versagt gegenüber keinem Ding und Geräusch, das nicht durch die Plötzlichkeit oder Intensität seines Auftretens Schreckreaktionen hervorruft. Das Kind in diesem Alter fürchtet noch gar nichts, soviel ich in der Literatur sehe und an Eindrücken aus eigener Beobachtung gewann, auch nicht Dinge, mit denen es böse Erfahrungen machte. Das perzeptive Interesse verwandelt sich in Unlust nur in zwei Fällen: 1. Wenn ein imperatives Bedürfnis Stillung verlangt, Schlaf, Hunger, Wonnesaugen; aber auch dann besteht noch in hohem Maße Ablenkbarkeit, wenigstens für kurze Zeit, und zwar auch durch ganz neue Reize. 2. Wenn ein sonst gut bekanntes, geliebtes Objekt, darf man sagen, verändert ist. Der erste Fall ist einfach. Das Bedürfnis hat eine lebhafte Reproduktion der Befriedigungssituation erzeugt. Was sich mit ihr nicht deckt, wird je nachdem entschieden oder halb und halb abgelehnt. Der zweite Fall ist komplizierter, er erzeugt nicht Ablehnung, sondern Angst. Hier ist eine Befriedigungssituation eingetreten, die Mutter ist da, sie deckt sich aber

---

[1]) Dies scheint auch Ranks Meinung zu sein.

nicht völlig mit der reproduzierten. Das Kind hat nicht Furcht, sondern das Gefühl des Unheimlichen, wie Stern sagt, oder weil auch dieses noch zu viel Reflexion und Erfahrung verlangt, Angst. Furcht und Angst verdienen streng auseinandergehalten zu werden, wie Lehmann und Freud (11) tun. Furcht ist begründete Angst vor einem Objekt. Angst ist objektlose, unbegründete Furcht. Der Säugling dieses frühen Alters kennt noch keine Furcht, aber hat reichlich Angst. Nur die Vermengung dieser beiden Begriffe konnte zu so unmöglichen Annahmen führen, wie die von der angeborenen Furcht vor bestimmten Tieren etwa ist. Im Fall des schwarzen Hutes der Mutter findet wirkliche Angst statt, nicht Erschrecken, das eine momentane, motorische Abfuhr von Angst ist, sondern diese als ein eine Zeitlang andauerndes Phänomen. Die Reproduktion (Halluzination) versprach Reizlust, die Wahrnehmung hindert sie; Libido, im Begriff sich zu entwickeln, wird gehemmt und muß sich in Angst verwandeln, was ja nach Freuds grundlegenden Entdeckungen die allgemeine Formel der Angst ist.

Ursprünglich löst die Reizwelt nur die Reaktion auf den Urreiz: die Geburt aus: Erschrecken (Angst); die R-Triebe suchen die Möglichkeit zu solcher steter Wiederholung zu verhindern durch immer neue Herstellung der fötalen Situation, sie antworten auf Reize mit Reaktions-Typus I. In Ausübung des Freßtriebes, der die gestörte fötale Situation wieder herzustellen dient, erfährt das Individuum Reizlust der Wahrnehmung, die eine „spielerische Wiederholung“ des Geburtstraumas, dieses überwindet. Die Sexualtriebe reagieren auf Reize mit Reaktionstypus II; die Reizlust wird auf Kosten der fötalen Situation energisch gesucht. Auch Befriedigungssitationen werden immer mehr zu Trägern von Wahrnehmungs-Lusterlebnissen. So erfährt die Wahrnehmungswelt und insbesondere einige bevorzugte ihrer Dinge (z. B. die Mutter) eine starke Libidobesetzung. Wo deren Entwicklung durch Wahrnehmung oder Reproduktion eingeleitet, gehemmt wird, stellt sich als Regression auf den ursprünglichen Zustand die Angst (Erschrecken) wieder ein.

Kurzer Rechtfertigung bedarf vielleicht für manchen, daß ich von Libido im Zusammenhang mit der Wahrnehmung spreche. Es sei vorweg zugestanden, alle Energievorgänge, die beim Wahrnehmen und Reproduzieren im Spiele sind, grundsätzlich libidinöse zu nennen, hat seine Bequemlichkeit und seinen guten Sinn, läßt sich aber beim heutigen Stand unseres Wissens nicht als gesichert hinstellen. Gewiß müssen wir ein gut Stück aller dieser Vorgänge der Libido zuschreiben, denn die Reizlust ist per definitionem Ziel der Sexualtriebe und die Energie, die ihnen zur Verfügung steht, nennen wir mit Freud Libido. Ebenso ist die Angst, das Negativ der Reizlust, allemal libidinös. Es ist also jedenfalls eine größere Quantität von Libido an den Wahrnehmungsvorgängen beteiligt, als man ohneweiters zugestehen möchte, indem ja unzweifelbar eine ganze Anzahl von Wahrnehmungsakten im Dienst der Sexualtriebe steht. Dies ist natürlich nicht entscheidend, weil ja dieselben Prozesse gelegentlich auch im Dienst der R-Triebe stehen. Aber für die Auffassung der Energie als Libido spricht die deutliche Reizlust und die Tatsache, daß das Wahrnehmungsleben als Ganzes die progressive Tendenz fördert, daß es im strikten Gegensatz zur fötalen Situation steht, daß es überhaupt erst möglich wird, nachdem und soweit die Wirkung der R-Triebe überwunden ist.

Die Beziehungen der Wahrnehmungen (und Reproduktionen) sind nicht ganz einfach, sie sind vor allem anders, als man sie ohne scharfe Betrachtung erwarten möchte. Die Wahrnehmung verstehen wir als Probe der Außenweltreizsituation, wenn sie zur Handlung führt. Man muß schädliche Einflüsse bemerkt haben, um ihnen entfliehen zu können, man muß Nahrungsmittel bemerken, um sie dann ergreifen zu können. Die psychologische und soziale Situation des Säuglings setzt diese Notwendigkeiten keineswegs voraus. Er mag blind und taub sein und würde trotzdem ernährt werden; anderseits nützt es ihm wenig oder sogar gar nichts, daß er weder blind noch taub ist, denn er vermag keiner wahrgenommenen Gefahr zu entfliehen, sich keines wahrgenommenen Dinges zu bemächtigen — im ersten Vierteljahr seines Lebens. Der Bemächtigungsapparat: Hände, Beine, Rumpf, beginnt seine Entwicklung erst im zweiten Lebensvierteljahr, beendet sie erst im fünften Vierteljahr, während der Wahrnehmungsapparat, bereits eine beträchtliche Höhe der Ausbildung vor Beginn der Greiffähigkeit, auch nur der primitivsten Äußerung des Bemächtigungsapparates, erreicht hat, und wie wir noch sehen werden, nahezu ausgebildet ist, ehe das Kind wirklich zu gehen gelernt hat. Welche Gründe diese für den Menschen spezifische, soviel ich sehe, bei Tieren nicht vorhandene, Trennung der Entwicklung von Wahrnehmungsapparat und Bemächtigungsapparat herbeigeführt haben, wissen wir nicht; dies wäre auch kein kinderpsychologisches Problem. Die Folgen dieses Vorauseilens der intellektuellen Entwicklung sind offensichtlich. Möglich ist dieser Tatbestand, weil aus der Wahrnehmung Lust geschöpft wird, weil Libido die Triebkraft dieser Entwicklung ist. Lust wird aus dem Wahrnehmen selbst gewonnen, unabhängig von den Inhalten zunächst, und weitgehend unabhängig von der Befriedigung der R-Triebe und den übrigen Sexualtrieben. Dadurch wird ein Stück Welt libidinös besetzt, noch ehe sich das Individuum ihrer bemächtigen kann und ehe es diese Welt als Nicht-Ich erfaßt hat. Die tiefe, selbstverständliche Vertrautheit mit der Außenwelt, die wir normalerweise haben, ist das Ergebnis dieser Urbesetzung, die vorgenommen wird, noch ehe die Scheidung zwischen Ich und Außenwelt vorgenommen ist, noch ehe die Bemächtigungstriebe — wie wir sehen werden — darauf ausgehen, diese Welt zu zerstören.

Hier ist die Schopenhauersche Welt als Vorstellung realisiert; und zwar wird diese Welt vom Säugling geliebt, wie jedes Stück von ihm selbst, denn es ist kein Unterschied zwischen Reproduktion und Wahrnehmung, jedenfalls keiner der libidinösen Besetzung, aber es ist auch keiner zwischen lustspendenden Körperteilen (z. B. Mund) und lustspendenden Reproduktionen und Wahrnehmungen. Nicht zu unterschätzen ist auch für die ganze künftige Entwicklung die Bedeutung des Umstandes, daß durch die bemerkenswerte Verfrühung des Sensoriellen dieses selbst, die psychischen Funktionen des Wahrnehmens, Aufmerkens, Reproduzierens ein beträchtliches Quantum von Energie zur Verfügung erhalten und zeitlebens — normale Entwicklung vorausgesetzt — behalten. Die mächtige Bedeutung, die intellektuelle Vorgänge — Wahrnehmung, Phantasie, Denken und ihre sozialen Folgen in Wissenschaft, Kunst, Philosophie — beim Menschen haben, finden ihre erste Wurzel in dieser spezifisch menschlichen, psychischen Struktur des Vierteljahrkindes.

Struktur des Vierteljahrkindes.

Die Verpflichtung, in diesem Kapitel einen Querschnitt durch die psychische Struktur des Vierteljahrkindes zu geben, verbinde ich gern mit der zusammenfassenden und darum verdeutlichenden Darstellung der Grundgedanken und Entwicklungsprinzipien, die im Tatsachenmaterial und den speziellen Erörterungen — wie ich fürchte — zu unübersichtlich versteckt sind.

Das Neugeborene fanden wir beherrscht von den R-Trieben; lange Schlafperioden, kurze Wachperioden, diese nahezu völlig dem Saugen gewidmet, weitaus überwiegende Indifferenz oder Ablehnung gegenüber allen Reizen der Umwelt; lustvoll sich äußernd in Situationen, die an die fötale Situation erinnern, in der Körperhaltung — und zum großen Teil auch durch die Kinderpflegemaßnahmen — die fötale Situation fortsetzend. Es hat die Geburt nicht zur Kenntnis genommen; ist bestrebt, die Umweltsituation und die Lebensprozesse fortzusetzen, oder bei einer Störung möglichst rasch wiederherzustellen, die vor der Geburt bestanden. Das Neugeborene stellt somit ein ruhendes psychisches System dar, das auf Reize, soweit sie überhaupt über die Indifferenz hinausragen, bloß soweit reagiert, als nötig ist, um sie zu erledigen; seinen Ruhezustand wieder herzustellen. Es ist der Außenwelt gegenüber extrem narzißtisch. Es gibt überhaupt nur zwei Gruppen von Erscheinungen, die sich diesem Bild nicht fügen: 1. Schockartige Abfuhrerscheinungen, deren Sinn wir noch nicht näher erfaßten, als daß wir sie im Zusammenhang mit traumatischen Folgen der Geburt vermuten. 2. Ansätze einer neuen Libidoverteilung nur in der Andeutung einer Sehlust und vielleicht auch einer Sauglust, die bereits von der Befriedigung des Freßtriebes unabhängig ist. Beide Gruppen von beinahe verschwindendem Umfang.

Der intensiven Durchführung dieser neuen Libidoverteilung ist das erste Vierteljahr gewidmet. Das heißt, diese neue Organisation ist zu Ende des dritten Monats bereits voll ausgebildet im normalen Fall. Wir finden eine sehr beträchtliche Energiekonzentration am Kopfe, die starke Reizlustmöglichkeiten bietet; durch Libidobesetzungen sind drei wohl charakterisierte Zonen entstanden: Augen, orale Zone (Schnauze), Ohren. Die Schnauze ist eine ausgesprochen erogene Zone, sie bietet Sexuallust (taktile Lust) im engeren Sinne; Ohren und Augen Reizlust; diese Lust der Ohren ist der Sexuallust noch näher verwandt als die der Augen. Die Sexualtriebe, während der Wachperiode unermüdlich und energisch bemüht, die Lust dieser drei Zonen zu gewinnen. Die allermeisten Handlungen sind gleichfalls auf den Kopf als motorischen Apparat angewiesen. Unter der Energie (Libido), die am Kopfe vornehmlich konzentriert ist, läßt sich ein besonders bewegliches und leicht verschiebbares Quantum, die Besetzungsenergie unterscheiden, das im Aufmerksamkeitsakt, als Wahrnehmungs- und Reproduktionsenergie verwendet wird und Lust bietet. Sekundär ist dem gegenüber die Lustmöglichkeit, die der ganze übrige Körper, die Haut bietet, und die kinästhetische Lust beim Bewegen der Gliedmaßen. Aber auch sie von Libido besetzt, Lust bietend. Die Wachperioden sind wesentlich länger geworden und nahezu ausgefüllt von Äußerungen (zum Teil richtigen Handlungen) der Sexualtriebe, die z. T. aktiv jene mannigfaltige Lust suchen; vornehmlich aber hat der Säugling passiv zu warten, bis durch Veränderungen in der Außenwelt Lustauslösungen (geeignete Reize) eintreffen. Seine Aktivität hat eine Wirkungsmöglichkeit erstens in Lautäußerungen, so daß die Hörlust weitgehend aktiv befriedigt werden kann; zweitens Bewegungen der Hand in den Mund oder Kopfbewegungen führen Sauglust herbei; die Lustäußerungen sind zugleich auch selbst Erregung der oralen Zone und des Ohres; schließlich erstrampelt er sich gleichfalls unabhängig kinästhetische Lust.

Noch gehören aber wenigstens drei Viertel uneingeschränkt dem Schlaf, der Fortsetzung des Fötallebens, der täglichen Rückkehr in die pränatale Energiesituation. Auch von den Handlungen des Kindes haben nicht wenige den Zweck, Reize zu vermeiden, Situationen, die vor der Geburt bestanden, wiederherzustellen, Ruhelust zu erwerben. Im strengen Sinn des Wortes gehören die Freßtriebhandlungen hieher. An ihnen zeigt sich deutlich, wie fortschreitend immer mehr in Ausübung solcher R-Triebhandlungen die Möglichkeiten zum Reizlusterwerb erweitert werden oder sich die Sexualtriebe in Anlehnung an solche Handlungen differenzieren und entwickeln. So daß auch von hier aus die narzißtische Ausgangsorganisation immer mehr durchbrochen wird.

Der Bemächtigungsapparat macht in seiner Entwicklung im ersten Vierteljahr sehr unwesentliche Fortschritte. Er gehört ganz, soweit das

Wachleben in Frage steht, der Entwicklung der Reizlust, die in enger Relation zur Überwindung der Angst entsteht. Diese späte Entwicklung des Bemächtigungsapparates hat eine starke libidinöse Besetzung der Wahrnehmungs- und Reproduktionsvorgänge zur Folge; die Ausbildung eines sehr leicht beweglichen Energiequantums Besetzungsenergie und die Bindung von Libido an eine Anzahl von Wahrnehmungen (und Reproduktionen). Es entsteht ein Stück mit Libido besetztes Weltbild, das auf indifferentem Hintergrund eine Reihe von Gestalten (Dingen) aufweist. Die Entwicklung dieser wahrgenommenen Welt ist an Lustsituationen geknüpft, ihr Auftauchen selbst ist Lust und bringt die Erwartung weiterer Lust. Die Unlustsituation ruft Halluzinationen herbei als primitiver Mechanismus der Befriedigung jedes Wunsches. Wahrnehmung und Reproduktion sind nicht als Innen- und Außenwelt unterschieden und haben wohl gleicherweise Libido gebunden, ein Stück primitiver Liebe gehört diesen Dingen — einerlei ob sie endopsychische Bilder oder Wahrnehmungen sind — genau so wie den erogenen Zonen selbst. Erkennen, Wiedererkennen, die Freude am Identischen (sich Deckenden bei Reproduktion und Wahrnehmung), die Angst vor dem Fremden-Ähnlichen (sich teilweise Deckenden), Erwartung und vielleicht ein primitives Vergleichen und Schließen sind die Funktionen, die der intellektuellen Sphäre angehörend, beim Vierteljahrkind mehr weniger deutlich ausgebildet sind. Die Aufschiebung der motorischen Entwicklung, die Verfrühung der sensoriellen, erscheint von höchster Bedeutung für die künftige Gestaltung der spezifisch menschlichen Phänomene. Weit entfernt davon, das „dumme Vierteljahr" (Sigismund) zu sein, ist dieser erste Lebensabschnitt vielmehr die Grundlage aller Intelligenzentwicklung.

Auf dem weiten Weg von der Struktur des Neugeborenen zu der Organisation des Erwachsenen ist der erste wichtige Schritt somit zu Ende des ersten Vierteljahrs gemacht. Unter Vernachlässigung des für unseren Zusammenhang Unwichtigen ist die Entwicklungsaufgabe, von jenem, in der gegebenen Reizwelt eben noch möglichen, extremen narzißtischen Zustand zu einer kohärenten Persönlichkeit zu gelangen, die eine kohärente, mannigfaltige, gegliederte, wertgerichtete Welt als Objekt (Objekte) ihrer Triebe besitzt. Die erste erreichte Etappe zeigt uns die erste Entfaltung von Trieben, die auf Objekte gerichtet sind, und die Bildung solcher Objekte. Die drei Zonen Auge, Ohr, Mund (und in gewissem Sinn als vierte die ganze Hautoberfläche), sind Sitz von Strebungen, die auf Objekte außer ihrer selbst ausgehen. Ob dies nun die Brust der Mutter oder der eigene Finger; ob es ein rhythmisches Klappern des Zelluloidballs oder das Hin- und Herschwingen eines farbigen Tuches ist, jedenfalls lösen diese Dinge in einer der Zonen Lusterlebnisse aus und werden als Lustspender begehrt. Sie sind der Wahrnehmung Dinge, dem Luststreben (den Sexualtrieben) Objekte. Ein gewisses Maß von Libido ist an sie gebunden, wobei gewiß die orale Zone leitend ist. Die Unterschiede zur erwachsenen Struktur zu charakterisieren, dürfen wir uns ersparen. Sie sind in jeder anderen Beziehung vorhanden. Aber in dem einen Punkt ist zur vorausgegangenen Etappe, dem Neugeborenen, der entscheidende Fortschritt aus dem nahezu vollen Narzißmus getan. Eine Ur-Welt, sozusagen, ist konstituiert; Triebe, die sich auf sie als Objekte richten und nicht mehr sich gegen sie betätigen, sich völlig von ihr abwenden, sich ihr verschließen, betätigen sich.

Von den Wegen, auf denen dieser Fortschritt erzielt wurde, lassen sich folgende beschreiben: 1. Die Verwandlung der Angst in Lust. Wir haben sie deutlich beim Hören studieren können. Die Schreckreaktion auf Gehörsreize weicht erst der Aufmerksamkeits-Spannung und schließlich lebhafter Lust. Ohne daß es an dieser Stelle schon völlig gerechtfertigt erschiene, ist Schreck und die Aufmerksamkeits-Spannung den Angstphänomenen zuzurechnen. So ist die Entwicklung an der auditiven Zone formulierbar als Verwandlung der Angst vor Reizen in Lust an Reizen. Das Lachen ist gewissermaßen der Generalausdruck des Vollzugs dieser Verwandlung. 2. Die Differenzierung der Triebziele. Wir studierten sie ausführlich am Beispiel der Funktionen der oralen Zone und sahen, wie sich aus dem undifferenzierten Saugen das Hungersaugen als R-Triebhandlung vom Lustsaugen (Wonnesaugen) als Sexualtriebhandlung differenzierte, indem sich die orale Zone in Ausübung ihrer Ernährungsfunktion erotisierte, Tastlust spendete, die isoliert zu erreichen, sich ein Komplex von Aktionen aus dem Freßtrieb aussonderte. 3. Die Organisierung der Bewegungen. Wir sahen sie a) als fortschreitende Beherrschung der verschiedenen Abfuhr- und Reflexbewegungen der Augenmuskeln von der „Sehlust" oder einem Ich-Keim, jedenfalls von einer organisierenden Instanz im Dienste eines Bedürfnisses, des Lusterwerbs; oder b) als Organisierung mannigfaltiger Abfuhrphänomene, Reflexe und Handlungen zu einem einheitlichen festen Ablaufsganzen, das an einen bestimmten Affekt gebunden ist: das Lachen bei in Lust verwandelter Angst.

So läßt sich die Tatsachenfülle ordnen, unter der Annahme zweier einander entgegengesetzter Triebgruppen, die abwechselnd von der psychischen Energie Besitz ergreifen und ihre Verteilung, Bindung, Abfuhr, Lösung beherrschen und unter Beziehung des Triebewaltens auf den Geburtsmoment und seine physischen und psychischen Gegebenheiten. Die eine Triebgruppe erscheint uns danach bestrebt, die Geburt wieder aufzuheben, um das Fötalleben fortzusetzen; die andere vermag aus der neuen Situation Lust zu schöpfen und erscheint bemüht, von dieser Fähigkeit Gebrauch zu machen. Man kann sich diese Beziehung der beiden Gruppen im Bild des Kampfes vorstellen; und kann dann sagen, die Sexualtriebe ringen den Ruhetrieben im ersten Vierteljahr ein Drittel des Tageslebens ab, und erfüllen es mit Lusterwerb, der zum guten Teil im Triumph über die R-Triebe besteht; man kann aber auch sagen, die R-Triebe sind die Sieger, die jede kaum genossene Reizlust im Schlaf ertränken und den Lusterwerb der Sexualtriebe selbst, durch stete „Erinnerung“ an die Geburt und eine deutliche Beimengung von Unlust, der Spannung, in jede Reizlust, allem Wachleben ihren Stempel aufdrücken. Man kann aber statt des Bildes vom Kampf das der Regierungsweise des englischen Parlaments wählen und kann finden, daß Tories-R-Triebe und Whigs-Sexualtriebe einander in der Regierung des psychischen Apparates in kurzen Intervallen folgen, beide Parteien aber klug genug sind, während ihrer Regierungszeit der mächtigen, auf den Moment der Regierungsübernahme wartenden Opposition weitgehend Rechnung zu tragen, so daß schließlich jede Tories-Verordnung interpolierte Whigsgedanken und jeder Whigakt Torysche Zügelung enthält. Man kann aber auch auf die Bilder verzichten und sagen: den libidinösen Abläufen schließen sich katergische (der R-Triebe) an, während derer neue Libidoansammlungen zu libidinösen Prozessen reifen und gewiß jeder libidinöse Prozeß zugleich ein Kompromiß mit den katergischen Kräften darstellt, wahrscheinlich auch umgekehrt. Und wird bildlich oder begrifflich sprechend, nicht vergessen, daß letzten Endes auch die libidinösen Prozesse dasselbe Endziel anstreben wie die katergischen: denn „das Ziel alles Lebens ist der Tod“ (Freud).

Eine gewisse Schwierigkeit ergab sich fortlaufend mit der Nomenklatur, sowie ökonomische Fragen, also solche der psychischen Energie berührt werden. Wir brauchen uns dieser Schwierigkeit nicht zu schämen auch nicht der Unsicherheiten und Unklarheiten, die sich aus ihr ergeben oder deren Folge sie selbst ist. Handelt es sich doch um ein Gebiet der Psychologie, das nur selten von einem Forscher betreten wurde, und das jeder gern bald wieder verließ. Überdies ist es die Grenze der Psychologie, jener Streifen, mit dem sie an die Biologie stößt; und wie unscharf ist diese Grenze. Freud, unser sicherer Führer in der Psychologie, ist mehr als vorsichtig in der Überschreitung dieser Grenze. Ich helfe mir, indem ich versuche, die Grenze schärfer zu ziehen; keineswegs gelte dies als Tugend, es sei als Not offen eingestanden und mag auch nur für dieses Buch gelten, das nichts sein will als Psychologie, aber eben Psychologie des Säuglings bietend, in gefährlicher Nachbarschaft zu den verlockend schönen Gefilden der Biologie, der Bioanalyse, wie Ferenczi (2) sagt. Ich stimme mit Ferenczi darin völlig überein — und kann nicht denken, daß irgend jemand, der Freuds Lehren verstanden hat, widersprechen könnte — daß es erlaubt und geboten ist, die Biologie mit den Voraussetzungen und Begriffen, natürlich auch mit den Terminis der analytischen Psychologie (Psychoanalyse) zu betreiben. Nur kann ein Buch, das in seinem Fach, dieses in der Kinderpsychologie, so viel ungesehenes oder ungesagtes ausspricht, nicht auch noch den Ehrgeiz haben, über sein Fachgebiet hinausgreifen zu wollen; am allerwenigsten dann, wenn all dies Neue nicht — oder doch nur zum geringsten Teil — neu an sich ist, sondern wenn es eben nur für die kinderpsychologische Fachliteratur neu ist. Daher bleibt die Biologie ein unbetretenes Gebiet, so ungern sich der Leser vielleicht damit abfindet, so ungern der Autor auf diese Perspektiven verzichtet.

Daher fehlt jede Erörterung darüber, ob die psychische Energie identisch ist mit Nervenenergie, mit Organenergie, Vitalenergie u. dgl. oder wie sie sich zu ihnen verhält; auch darüber, ob der Embryo psychische Energie besitzt und welcher Art sie sein mag, haben wir uns den Kopf nicht zerbrochen. Aber dieser Mangel an Anschluß verlangt eine gewisse Präzisierung der Termini und der zugrundeliegenden, zuletzt doch nicht zu vermeidenden, Allgemeinanschauungen. In die psychische Energie teilen sich die beiden Triebgruppen; soweit sie Sexualtriebkraft ist, heißen wir sie Libido; haben wir gelegentlich das Bedürfnis, die R-Triebkraft energetisch zu charakterisieren, so heißen wir die psychische Energie, die sie liefert, Katergie. Die Beziehung braucht uns nicht zu interessieren, beide Namen sind Begriffsbezeichnungen für die psychische Energie, je von einem anderen Standpunkt aus gesehen, was ihnen tatsächlich entsprechen mag, ob ein Unterschied der Richtung, des Quantums, der Energieform, ob überhaupt ein Unterschied besteht, brauchen wir nicht zu entscheiden. Von einem anderen Standpunkt wird Libido der psychischen Energie überhaupt gleichgestellt werden, z. B. vom biologischen. Wollen wir von den organischen Kräften sprechen, so nennen wir sie so oder auch „Organlibido", den Sprachgebrauch der Psychoanalyse berücksichtigend; aber Organlibido ist nicht Libido (in unserem engeren Sinn) der Organe, sondern etwas anderes, dessen Beziehung zur Libido und zur psychischen Energie wir nicht zu untersuchen haben; d. h. es mag auch Organlibido dasselbe sein, wie Libido. Wir wissen es nicht; brauchen es in unserem Zusammenhang nicht zu wissen.

Von den Quantitäten der Energie kann man nur sehr vorsichtig und unbestimmt sprechen, darum möchte ich einen etwas faßbareren Unterschied schärfer hervorheben, obgleich auch er uns nicht allzu tiefe Einblicke gewährt. Wir können die verschiedenen Energieformen oder Erscheinungsweisen der psychischen Energie nach ihrer Beweglichkeit uns bildlich ordnen. Und können neben dem Grad der üblichen Gebundenheit, einen besonders dichter, schwer auflösbarer Bindung und einen besonders flüchtiger, leicht auflösbarer Bindung supponieren, wobei die endlich freigewordene dichtest gebundene Energie auch schwer abführbar und schwer neu bindbar sein wird; sie wird das Bestreben haben, die alte Bindung wieder zu erlangen, und wenn das nicht möglich ist, heftige und häufige Abfuhren brauchen, während die flüchtigst gebundene geneigt sein wird, freigeworden, leicht neue Bindungen einzugehen oder in mäßigen Abfuhren sich zu verbrauchen. Die dichtestgebundene Energie wird der Organlibido sehr nahe stehen, ist vielleicht mit ihr identisch; sie wird an jenen Prozessen beteiligt sein, die organischer Natur sind, dem Wachstum zum Beispiel; die flüchtigstgebundene wird den Bewußtseinsprozessen zugehören, vielleicht geradezu die Besetzungsenergie des Systems (Wahrnehmung — Bewußsein) sein. Man darf sich schließlich denken, daß die Flüchtigkeit bis zu einem gewissen Maß wenigstens für ein gewisses Quantum erwerbbar ist, und zwar indem die Organlibido immer aufs Neue zu tiefen und häufigen Entbindungen gezwungen wird.

Mit diesen — übrigens nur verstreute Bemerkungen knapper zusammenfassenden — Formulierungen beschreiben wir den Gang der Entwicklung so: Der Embryo mag all seine psychische Energie als Organlibido noch im Inneren des Körpers z. B. dichtest gebunden haben; die Geburt löse durch ihren gewaltsamen Schock ein bedeutendes Stück. Der Rest wird weiter von Organlibido ununterscheidbar im Organinneren verbleiben. Die so freigewordene Energie wird zum großen Teil neue Bindungen an Organe vornehmen müssen, als Libido nunmehr diese in Lustquellen verwandelnd; und zwar wird der Kopf zum Sammelort dieser neuen Bindungen; die ständigen Schocks der ersten Woche zwingen zu neuen Lösungen und Bindungen, an denen sich beträchtliche Quantitäten beteiligen mögen. Dadurch erreicht die Libidobindung jenes mittlere Maß von Dichtigkeit, das das Optimum für alle *taktile*, für alle Sexuallust im engeren Sinn ist. Ein gewisses Quantum mag aber zu noch flüchtigeren Bindungen gezwungen werden, die für die Besetzungsenergie notwendig ist, und mag sich mit einem vielleicht vom Geburtstrauma an freigebliebenen Rest verbinden. Prozesse, die sich vielleicht zeitlebens in gewissem Maß fortsetzen, und vielleicht auch rückläufig werden können durch katergische Einflüsse. Mindestens aber vermag die Katergie die Libido in den Zustand der Latenz zu versetzen. Eine gute Illustration für das Gesagte ist die Zunahme der Wachstumsenergie im Fötalzustand, ihre Abnahme nach der Geburt, und die periodischen Zunahmen während des Schlafes, Abnahmen während des Wachens. (Friedenthal). Es zeigt sich hier deutlich wie die libidinösen Prozesse (beim Wachen) und die katergischen (beim Schlafen) einander korrelat sind.

In einem Satz läßt sich der Unterschied zwischen der Organisation des Vierteljahrkindes und der des Fötus im Vergleich zum Erwachsenen ausdrücken: der Kopf hat die Anpassung an die neue Biosphäre vollzogen; der übrige Körper ist in der Libidosituation des Fötus nahezu ganz verblieben. Daher erlebt der Körper noch immer wieder (bei jedem Schreck) die Geburt: diffuse Schockreaktionen an Extremitäten und Muskulatur; in Atmung, Herzschlag, Muskulatur, Digestionsapparat Angstreaktionen — während am Kopf organisierte Mechanismen (Lachen) den Schreck, die Angst überwunden haben. Ein populäres Symptom dieser Wandlung: der Kopf bedarf der fötalen Wärme nicht mehr, während der Körper sie noch genau so verlangt, wie als Neugeborenes. Diesen Verzicht auf die fötale Situation vollzieht der Kopf — wenn wir abgekürzt so sprechen wollen — gegen ein Entgelt: die starke Besetzung mit Libido, die ihm große Lustmöglichkeiten gewährt. Der Unterschied zum Erwachsenen wäre in zwei Aufgaben formulierbar: der Körper muß den Vorsprung des Kopfes nachholen (nebenbei dies geschieht nie ganz); der Kopf muß in seinen Funktionen, orale Zone, Ohren, Augen enterotisiert werden, auf die lebhafte Reizlust verzichten[1]) (nebenbei auch dies gelingt völlig zeitlebens nicht), um zu Zweckleistungen fähig zu werden.

Um vollständig zu sein, im für die weitere Entwicklung Wichtigen: von einer Körperzone, an der aus Gründen, die ich andeuten werde, sich um diese Zeit eine ähnliche Anpassung an die neue Situation vollzogen haben muß, war bisher noch keine Rede, von der analen. Es wird auch des weiteren von ihr so gut wie nicht die Rede sein können. Die Prüderie der Beobachter und Experimentatoren hat vergessen, über diese Seite der Säuglingsexistenz auch nur die zaghafteste Äußerung zu machen. So bleibt uns nichts übrig, als diese Prüderie festzustellen und zu zeigen, wie bedauerlich sie ist. Die Defäkation ist ein Vorgang, der dem Fötalleben fremd ist. Sie bietet dem Neugeborenen und ganz gewiß dem Säugling neue Reize. Wie findet er sich damit ab? Es ist kein Zweifel, daß er sich ihnen gegenüber nicht mit Ablehnung verhalten kann, wenigstens nicht auf die Dauer, denn diese Reize sind nicht zu verhindern; vielleicht beherrscht das Kind den Hemmungsmechanismus schon sehr früh. Wir wissen nicht annähernd, seit wann (siehe Prüderie). Aber bestünde selbst die Hemmung von Anfang an, so kann sie nur aufschiebende Wirkung haben, denn das Neugeborene defäziert und uriniert anscheinend regelmäßig. Reagiert er auf die taktile Reizung der äußeren, analen Zone und der Darmschleimhaut lustvoll, wie bald auch gegenüber Lichtreizen? Ich enthalte mich jeder Annahme. Aber irgend eine Art der Abfindung mit diesen Reizen muß sich ja im ersten Vierteljahr entwickeln; und zwar eine nicht ganz einfache. Denn sicher ist, daß das Kind den Akt des Urinierens und Defäzierens nicht mit Unlustgeschrei, ja überhaupt durch keine Unlustäußerungen begleitet. Vielmehr schließt die erfahrene

[1]) Siehe Ferenczi (2).

Mutter eher aus plötzlicher, behaglicher Stille, daß das „Unglück“ geschehen ist. Sicher ist auch, daß das Kind nicht immer sofort, oft auch gar nicht nach der Beschmutzung Unlust meldet. In anderen Fällen aber gewinnt man den Eindruck, als wäre ihm die Nässe und Hautreizung unangenehm. Aber da hier ein der Fötal-Situation fremder Reiz vorliegt und nicht zweifelsfrei die Defäkation und das Urinieren mit Unlust, Schreck, Angst beantwortet werden, muß eine Anpassung an die Entleerungsreize eingetreten sein. Dieselbe wie etwa bei Gehörsreizen? Oder gibt es noch eine andere Weise, die am übrigen Körper nicht vorkommt? Man schäme sich der unwissenschaftlichen Scham, die keinerlei Daten zur Beantwortung dieser Fragen bereithält.

Biologisch ist das Vierteljahrskind gleich dem Neugeborenen ein „Ekteroparasit, der seine Mutter frißt“ (Ferenczi 2). Nur daß es energischer und gieriger geworden ist. Darum ändert sich auch nichts an seiner sozialen Struktur. Nichts Wesentliches. Doch zeigen zwei Einzelheiten, wie genau das Verhalten der Gesellschaft (Mutter) und die psychischen Entwicklungen korrelieren.

Der künstliche Mutterleib, in dem der eine Haupttypus der Kinderpflege, der fötophile, das Neugeborene aufwachsen läßt, öffnet sich, läßt den Kopf frei und umhüllt schützend und konservativ nur den übrigen Körper. Besonders deutlich ist dies dort, wo das Kind auf dem Rücken im Tragsack getragen wird, aus dem nunmehr sein Kopf und seine Hände herausragen. Man könnte, diesen Eindruck festhaltend, vom Känguruhstadium der Kinderpflege sprechen, das der Anpassung des Kopfes an die Reizwelt des Erwachsenen entspricht.

Das Kind erhält sein erstes Spielzeug. Nicht nur Scupins und Preyers Kind erhält einen Klapperball, der ihm gehört, keinen anderen Zweck hat, als ihm Reizlust der Augen und Ohren zu bieten; sondern seit jeher hat man Gegenstände ausschließlich zu diesem Zweck hergestellt. Die Klapper, die Rassel, verschiedene Systeme von Glöckchen sind weit verbreitet; bei den Dayaken, in Indien so gut wie bei den europäischen Völkern sind sie als spezifisches Säuglingsspielzeug in Gebrauch (Ploß). Die alten Ägypter kannten sie nicht minder als Römer und Griechen (Claretie). Diesen schien die Kinderklapper sogar ein besonders interessantes und wichtiges Instrument zu sein; ihre Legende weiß seinen Erfinder zu nennen und glaubt keinen geringeren dieser Schöpfung würdig als den Weisen Archytas. Gewiß mit Unrecht in bezug auf diesen Namen, denn die Erfindung war schon in Vorzeiten der menschlichen Kultur gemacht worden: man hat neolithische Kinderklappern, aus Renntierknochen primitiv hergestellt, gefunden (L'Allemagne).

C. Der Bemächtigungstrieb.

Die Entwicklung der Hand.

Die Hauptschuld an der Hilfslosigkeit des Säuglings trägt die Unentwickeltheit seines lokomotorischen Apparates. Er kann sich nicht mit seinem Körper unangenehmen Situationen entziehen; er kann angenehme nicht aufsuchen. Er ist im wesentlichen passiv der Reizwelt ausgesetzt, soweit sein ganzer Körper in Betracht kommt. Die Aktivität, die er ausüben kann, ist nicht beträchtlich und vor allem: sie ist nicht total; eine Handlung des ganzen Körpers kann nicht vollführt werden, sondern jedes einzelne Organ handelt sozusagen auf eigene Faust. Eine gewisse Vereinheitlichung erreicht das Kind im 3. Monat, wenn der Kopf sich der Schallquelle zuwendet, so daß sie auch gesehen werden kann; aber auch diese, drei verschiedene Organe zusammenfassende, Aktion ist auf den Kopf beschränkt. Das zweite Vierteljahr bringt hier einen entschiedenen Fortschritt, indem die Arme und Hände, später der Oberkörper und endlich auch die Beine in das einheitliche System der Handlungen einbezogen werden. Diese Etappen der Entwicklung darzustellen, wird nun meine nächste Aufgabe sein. Ich greife dabei an manchen Stellen auf das erste Vierteljahr zurück, denn alle Abgrenzungen und insbesondere die zeitlichen, sind fließend. So wird sich Gelegenheit bieten, einige Erscheinungen, die in den voranstehenden Kapiteln gar nicht oder nur eben erwähnt wurden, nachzutragen.

Von Geburt an sind die Arme Organe lebhafter Abfuhrphänomene. Sie führen „impulsive Bewegungen“ aus: beim Erschrecken, beim Saugen, Schreien und aus „inneren Anlässen“, die sich genauer nicht angeben lassen; auch dann nicht konkret anführen lassen, wenn sie als Abfuhrerscheinungen aufgefaßt werden; wir wissen im einzelnen nicht, welche Ursachen die Energieentbindungen haben, die in diesem Fall vorauszusetzen sind. Jedenfalls aber ist das Bewegen der Arme, ohne daß ein verständlicher Reizzustand zu bemerken wäre, selten. Watson bringt Kurven der Armbewegungen eines kaum einen Tag alten Kindes, die deutliche Zuckungen bei Reizen, wie Zerreißen von Papier, lautes Aussprechen des Wortes „Boo“ und Ammoniak-Applikation zeigen. Bestätigen sich diese Ergebnisse, so wird die Auffassung aller Armbewegungen in den ersten Tagen als Abfuhrerscheinungen völlig gesichert sein.

Das Schließen der Hand, wenn ein Reiz die innere Handfläche berührt, ist ebenfalls von Geburt an zu beobachten (Dix). Man spricht daher mit Recht von einem Greifreflex. Freilich darf man sich von dieser Bezeichnung, die nur für die frühesten Anfänge der Handtätigkeit gilt, nicht zu einer falschen Auffassung der späteren Greifvorgänge verleiten lassen. Das Gewicht, das das Neugeborene mit dem Greifreflex auszuhalten vermag, ist sehr beträchtlich, nach Watson beinahe gleich dem eigenen Körpergewicht; diese Körperkraft nimmt auch in den ersten drei Wochen so gut wie nicht zu. Dieses ursprünglichste I. Stadium von Arm- und Handbewegung bleibt von Geburt an zeitlebens hinter allen Veränderungen und Entwicklungen bestehen; starke Affekte affizieren auch die Bewegungen der Arme in spezifischer Weise und im Zustand der Gefahr (vor allem der Gefahr, das Gleichgewicht zu verlieren, aber in symbolischer Weise auch bei anderen Gefahren) oder höchsten Angst greift unsere Hand krampfhaft ins Leere.

Bald aber werden die Bewegungen der Arme und Hände von den Abfuhrvorgängen unabhängig. Das Kind beginnt mit den Armen zu „strampeln" könnte man sagen, es bewegt sie hin und her ohne einen ersichtlichen Zweck. Da die allgemeine Ruhehaltung der Hände bis weit hinauf ins Säuglingsalter die embryonale bleibt (die Hände stoßen vor dem Mund aneinander), so strampelt das Kind vor Mund und Augen. Oft genug gerät die Hand dabei in den Greifbereich des Mundes, wird dort gefangen und beludelt oder wird beim Fuchteln gesehen und aufmerksam mit den Blicken verfolgt. Genaue Daten für Eintritt und Dauer dieses II. Stadiums lassen sich natürlich nicht geben. Die Beobachter weichen voneinander ab, da sowohl ihre Auffassung keine völlig einheitliche ist, als auch die Entwicklung selbst individuellen Eigenarten unterworfen zu sein scheint. Gewiß ist dies Stadium in der zweiten Woche in voller Ausbildung, (Mund und Augen sind aber auch dann — so möchte es scheinen — ein bevorzugtes Ziel der Armbewegungen, wenn sie ihren Ausgang nicht von der embryonalen Stellung nehmen, so schreibt Dix: „Das Aufwärtsbewegen der Ärmchen nach dem Kopfe beobachtete ich viel.") und dauert bis an das Ende des Vierteljahres heran. Die Hände benehmen sich dabei recht eigentümlich: „in die Hand gelegte Gegenstände wurden auf längere Zeit festgehalten, ohne daß er sie anblickte, dann ließ er sie wieder fallen" wird aus dem zweiten Monat berichtet. Was in den Bereich des Säuglings gerät, sich also in seinem „Nahraum" (Stern) befindet, wird womöglich ergriffen und betastet, oft auch mit geschlossener Faust beklopft; dem eigenen Körper und der eigenen Hand ergeht es nicht anders. Daß dies Tappen und Fuchteln lustvoll ist, unterliegt keinem Zweifel. Es ist offenbar an sich lustvoll, unabhängig davon, ob es Sehlust, Sauglust vermittelt oder nicht. Ob dasselbe auch für den Greifakt selbst gilt, läßt sich kaum entscheiden. Welcher Art diese Lust ist, wird nicht schwer zu entscheiden sein; es gilt für diese Bewegungen gewiß, was ich oben für die spontanen Strampelbewegungen überhaupt ausführte: sie vermitteln Reizlust taktiler Natur; sie sind Handlungen des Sexualtriebes.

Die Sexualtriebfunktion der Armbewegungen dauert nicht lange an, wenigstens nicht als eigenes Stadium. Anders wie bei den Strampelbewegungen der Beine, die nicht nur lebhafter sind, deutlicher Reizlust suchen, sondern monatelang auch gar keine andere Funktion haben können, als den Lusterwerb, mengt sich sehr bald, streng genommen in den ersten Tagen bereits, ein anderer Faktor in das Fuchteln und Tappen, der das III. Stadium bezeichnet: die Armbewegung als Mittel zu einem ferneren Zweck. Der Säugling macht nicht selten schon in der zweiten Woche den Eindruck, als wäre sein Arm- und Handbewegen nicht mehr, oder nicht mehr bloß Selbstzweck, sondern als hätte die immer vorhandene Relation zwischen Mund und Hand eine Intensivierung erfahren. Es ist, als bemühte er sich, die Hand in den Mund zu bekommen. Dies gelingt nicht immer, aber häufig; zuweilen geraten die Finger an die Nase, nicht selten in die Augen. Ein Versuch kann leicht erweisen, daß hier wirklich eine Zielstrebigkeit vorliegt: „Ich zog ihm die Hand aus dem Mund und hielt das gestreckte Ärmchen fest; er führte die Hand, sowie ich losließ, wieder zum Munde; der Versuch „glückte" nicht nur am selben Tage, sondern auch an den folgenden" (Dix). Offenbar hat das Kind schon gelernt, die Richtung eine Weile lang festzuhalten, wenn sie einmal getroffen war, ist aber noch nicht imstande, sie sicher zu finden, wenn die Hand aus einer anderen Richtung her in den Mund gelangen soll. Gewiß ist diese Deutung aber nicht; vielleicht „will" es gar nicht den Mund, sondern wirklich die Augen treffen. Einerlei aber ob die Finger in den Mund oder in die Augen gesteckt werden sollen, haben wir hier eine andere als eine Lustbewegung vor uns. Denn nicht die kinästhetische Lust wird angestrebt, sondern die Sauglust soll durch eine zielvolle Handbewegung erreicht werden. Die kinästhetische Lust kann ein erwünschter Nebenerfolg sein, sie kann aber völlig ausbleiben ohne daß die Bewegung unterbliebe, während auf dem II. Stadium eine Bewegung nicht vollzogen würde, die nicht Reizlust brächte. Wir wissen zu wenig über die Bedingungen dieser Lust, um angeben zu können, welche Form der Bewegung die optimale für die Gewinnung der kinästhetischen Lust ist. Aber man darf in Analogie zu ähnlichen Erscheinungen annehmen, daß rhythmische Hin- und Herbewegungen einer gewissen nicht zu geringen, aber auch nicht zu weiten Amplitude, für die Gewinnung der Lust günstig sein werden. Vom Standpunkt des rationalen Zwecks einer Handbewegung würde jedoch gerade diese Bewegungsform als eine zu weitschweifige, zu langsam zum Ziel führende, zu „luxuriöse", umständliche und unsichere als ungeschickt abgelehnt werden. Und ist es nicht gerade das, was wir am Kind dieses Stadiums wahrnehmen können? Die Hand soll in den Mund; sie trifft ihn aber nicht, sondern fährt eine Weile hin und her an die Nase, die Wangen, die Augen, um den Mund herum, ein wenig nach rechts, ein wenig nach links, zurück und vor. Die Beobachtung gibt einem fast den Mut, zu sagen, die Hand will nicht gleich in den Mund, wie sie sollte, nicht auf dem kürzesten Weg, wie sie müßte, sondern sie vergnügt sich erst eine Weile, spielt sich, ehe sie den Auftrag erfüllt. Ganz so wie der Besitzer der Hand sich in einigen Jahren selbst benehmen wird: beauftragt, das Zimmer der „Großen" zu verlassen und ins Bett zu gehen, wird er sich hin und her drehen, um jeden Sessel herumgehen, nur auf die roten Flecken des Teppichornaments treten, im Zickzack sich der Tür nähern, ein Kompromiß zwischen dem eigenen Wunsch und dem fremden Befehl schließend. Wir werden noch zu erörtern haben, was an diesem Vergleich mehr als unverbindlicher Einfall ist. Was immer der Grund für dieses Schwanken sein mag, im zweiten Monat spätestens beherrscht das Kind den Weg der Hand in den Mund und führt so ziemlich jeden Gegenstand, den es auf den Lustreisen seiner Hand zufällig ergriffen hat, ziemlich ohne Umweg in (an) den Mund.

Aber es fehlt noch ein wichtiger Faktor, um dieses in den Mund führen zufällig erwischter Gegenstände zum richtigen Greifen im eigentlichen Sinn zu machen. Dies geschieht im IV. Stadium, wenn auch das Auge in die Relation Mund-Hand einbezogen wird. Die Hand ergreift nunmehr unter der Kontrolle des Auges. Zunächst fixiert das Auge den bereits ergriffenen Gegenstand, beobachtet auch aufmerksam das Spiel der Finger, die greifende Hand, die Hand mit dem ergriffenen Gegenstand, folgt der Hand auf ihrem Weg zum Mund. (Bei Dix's Sohn in der zwölften Woche). Erst einige Zeit später geschieht der entscheidende Fortschritt; Dix notiert ihn am 107. Tag ($3\frac{1}{2}$ Monate): „Heinz fixierte seinen Gummispitz, die Augen weiteten sich und glänzten (Lustgefühl!), die Finger spreizten sich, das typische Zeichen der Aufmerksamkeit, Mundspitzen und -Öffnen war zu sehen. Die Berührungsempfindungen zeigten sich und — er griff, faßte mit gegengestellten Daumen und Fingern zu und führte ihn schnell zum Munde, an die Augen." Hiemit ist prinzipiell der Vorgang vollständig, der auch beim Erwachsenen das „Greifen" ausmacht, der in zwei Beziehungen zu dem auf den früheren Stadien einen Fortschritt bedeutet. Erstens hat sich das Motiv der Handlung verändert, es ist nicht mehr kinästhetische Lust; zweitens hat sich die Handlung selbst kompliziert: das Zugreifen wird nicht ausgelöst durch einen taktilen Reiz an der Hand, sondern durch einen optischen Reiz in Relation zu einer erogenen Zone (Mund), durch einen Wunsch dürfen wir der Kürze halber sagen. Die kinästhetische Lust ordnet sich der Wunschbefriedigung unter, sie wird auf deren Kosten verkürzt und verringert. Doch darf man sich nicht vorstellen, dies gelänge mit einemmal. So wie die Abfuhrfunktion der Handbewegungen (I. Stadium) bis zu einem gewissen Maß zeitlebens bestehen bleibt, ebenso auch die Lustfunktion (II. Stadium). Wir sehen auch noch eine Zeitlang eine nicht unbeträchtliche Unsicherheit in der Erfüllung der Wunschfunktion (IV. Stadium), die vielleicht nicht ganz von der noch geringen Übung und Erfahrung abhängt, sondern zum Teil auch von der „passiven Resistenz" des Armes und der Hand, die auf ihre Lust nicht völlig verzichten wollen. Dafür spräche, daß es immer wieder Rückfälle in einen Zustand prinzipiell bereits überwundener Greifunsicherheit gibt. Im übrigen wäre die Entwicklung der Greiffähigkeit ganz ähnlich der der Augenbewegungen kurz zu beschreiben als fortschreitende Beherrschung des motorischen Apparates durch ein Bedürfnis, durch den Wunsch zu greifen, wie wir vorläufig sagen können.

Zum völligen Abschluß gelangt die Entwicklung der Hand eigentlich überhaupt nicht im Kindesalter, der Höhepunkt des erreichten Maßes an Geschwindigkeit, Präzision, Sicherheit und Feinheit der Handbewegungen wird erst vom Erwachsenen erreicht. Doch fällt noch ein gutes Stück dieser Entwicklung ins erste Lebensjahr. Es wäre reizvoll genug, sie im Detail zu schildern. Leider reichen die Beobachtungen nicht hin, einigermaßen die typischen Schritte zu erkennen, schon gar nicht, allgemeine Regeln aus diesem Entwicklungsgang abzuleiten. Darum müssen wir uns mit einigen Hinweisen begnügen. Im vierten Monat wächst die Sicherheit, mit der gesehene Gegenstände ergriffen werden, recht schnell, bald ergreift das Kind auch Gegenstände, die ihm nicht bequem liegen, seitlich, ja selbst nach hinten verschobene, über ihm hängende. Jeder Fortschritt in den Rumpfbewegungen wird beim Greifen verwendet, manche kompliziertere Oberkörperbewegung erstmalig beim Greifen zu dessen Unterstützung ausgeführt; später erhält das Kriechen seine Hilfsfunktion beim Greifen (Dix). Nach Dix greift das Kind zunächst mit beiden Händen gleichzeitig, um später erst eine Hand allein zu verwenden und zwar nach Baldwin von Anfang an (5. Monat) vorzugsweise die Rechte.[1]) Bemerkenswert ist auch, daß auch der ursprüngliche Greifvorgang mit vorgestrecktem Arm (im Ellbogen leicht gekrümmt) geschieht, so daß das Kind den Oberkörper zurückbiegen muß, um allzu nahe Gegenstände zu fassen. Dix' Knabe verläßt diese steife Haltung erst im 7. Monat. Das Ergreifen ganz kleiner Gegenstände, etwa von Papierschnitzeln gelingt eine gute Weile lang nicht. Shinns Nichte zeigt darin noch im achten Monat großes Ungeschick und müht sich noch im 15. Monat eine Schrotkugel zu fassen. Die Hand des Säuglings hat nämlich anfangs nur zwei Finger könnte man sagen, den Daumen, der den anderen vieren gegenübergestellt wird. Deren koordiniertes Bewegen entwickelt sich erst allmählich. Bis weit in den siebenten Monat hinein, gilt Shinns Bemerkung: „Wieviele und welche Finger sich am Greifakt beteiligen, hängt bis jetzt viel mehr von der Lage und Gestalt des Gegenstandes und von der Zufälligkeit der Handstellung, als von Absicht ab."

Was tut das Kind mit dem so immer sicherer ergriffenen Gegenstand? Es führt ihn mit ebenfalls wachsender Schnelligkeit und Sicherheit in den Mund. Diese Antwort hat ihre absolute Gültigkeit bis weit ins dritte Vierteljahr hinein. Der Säugling ergreift die Gegenstände so gut wie aus-

[1]) Während Watson für die ersten Lebenswochen keinerlei Unterschied in Gebrauch und Stärke zwischen linker und rechter Hand feststellen konnte.

schließlich, um sie so bald als möglich in den Mund zu stecken. Zu Ende des ersten Lebensjahres verändert sich dies Verhalten entschieden. Was früher ab und zu geschah, wird nun die eigentliche hauptsächliche Verwendung des Ergriffenen: es dient der Lärmerzeugung oder wird weggeworfen.

Sitzen, Kriechen, Klettern.

Die Eignung der Hand, gesehene Objekte zu ergreifen und in den Mund zu führen, wird vergrößert, so wie das Kind erlernt, selbständig aus der ihm gegebenen Lage seinen ganzen Körper in eine befriedigendere zu versetzen. Kann es sich aufrichten, so hat seine Hand einen größeren Reichraum; kann es sich fortbewegen, so ist die Wirkungssphäre der Hand vielfach gewachsen. Die ersten Etappen auf diesem Wege sind das Sitzen und das Kriechen. Das Sitzen erweitert die Reichkraft der Hand des am Rücken liegenden Kindes zunächst um ein beträchtliches; das Kriechen ist die natürliche Vergrößerung der Greifsphäre des am Bauch liegenden Kindes. Der Kinderpflege des heutigen Europa erscheint als die natürliche Lage des wachen Säuglings die Rückenlage, am Bauche liegt er bloß während bestimmter Pflegemaßnahmen. Dementsprechend wird das Sitzen von der Umgebung gefördert, das Kriechen nicht selten unterdrückt. Den Ärzten, Kinderpsychologen und Pädagogen ist dies Verhalten der naiven Kinderpflege soweit wenigstens aufgefallen, daß sie sich zuweilen veranlaßt sehen, auf die Wichtigkeit des Kriechens für die natürliche Entwicklung des Kindes hinzuweisen (Preyer, Dix). Unbeeinflußt und unbeengt von Maßnahmen seiner Umgebung, scheint der Säugling eine Seitenlage (nach Dix die rechte) vorzuziehen, die der Bauchlage angenähert ist. Sie entspricht der Haltung von Armen und Beinen offenbar besser als die volle Rückenlage, die den unbeteiligten Zuseher zuweilen verführen möchte, diesen hochgezogenen Knieen und Händen eine Unterlage zu geben, das Kind umzudrehen. Eine Handlung, die in vielen Fällen vom Kind mit Lustäußerungen quittiert wird. Die breite Berührung der Brust und Bauchpartien scheint dem Säugling lustvoll genug zu sein; liebt er ja auch, am Arm der Mutter seine Brust- und Bauchfläche ihrem Körper aktiv anzuschmiegen. Diese Situation, oft genug für den Säugling verwirklicht, aber doch nur die Ausnahmssituation, ist bei außereuropäischen Formen der Kinderpflege die gewöhnliche; nämlich dann, wenn das Kind an der Brust, der Hüfte oder auf dem Rücken der Mutter seinen üblichen Aufenthaltsort, an ihrer Brust seinen üblichen nächtlichen Schlafplatz hat. Eine Vermutung über die möglichen Ursachen dieser Differenzen in der Kinderpflege will ich in einem nächsten Kapitel nicht unterdrücken, trotzdem die Frage bisher keine Beachtung gefunden hat, das Tatsachenmaterial daher auch nicht zur Verfügung steht. Hier genügt uns die Bemerkung, daß die Kinderpflegeweisen, die die Bauchlage des Kindes bevorzugen, stärkere Anregung zum Kriechen und Klettern, die anderen zum Sitzen bieten werden.

Das Sitzen lernt das Kind wesentlich einfacher als das Greifen; es ist gewissermaßen eine reine Zweckhandlung. Im dritten Monat verzeichnen Beobachter Versuche, sich von rechts her aufzurichten (Dix), denen Bemühungen, den Kopf ein Stück nach vorn zu heben, vorangegangen sind. Dann folgen die von der Umgebung herbeigeführten Situationen des Stützsitzes, bis das Kind im fünften Monat am Arm, im Wagen usw. hingesetzt, ohne Stütze stramm sitzen kann. Die früheren Versuche, sich aus der Rückenlage aufzusetzen, werden häufiger und erfolgreicher, sie haben aber den Charakter der Arbeit, sie geschehen „um besser zu sehen", „die Klapper zu erlangen" u. dgl. Dix notiert am 200. Tag (6. Monat): „Er zieht sich, mit der rechten Hand am Wagenrand festhaltend, hoch, wird ganz blaurot vor Anstrengung, die Augen werden tränenfeucht, die Mundwinkel sind nach unten gezogen — und es ist erreicht: er sitzt frei ohne Rückenstütze." Sehr bald beherrscht das Kind das Aufsetzen und freie Sitzen völlig, während das Niederlegen aus dem Sitzen noch eine Zeitlang ungeschickt vollzogen wird und das Niedersetzen aus dem Stehen erst im zweiten Lebensjahr erlernt wird.

Diese Entwicklung des Sohnes von Dix wird ganz ähnlich von den anderen Beobachtern, soweit aus ihren Aufzeichnungen sicheres zu entnehmen ist, geschildert; nur in den Zeitpunkten variieren die Kinder gar nicht unwesentlich; so richtet sich Preyers Sohn im fünften Monat zum Sitzen auf, kann aber erst im neunten anhaltend, und nicht ohne Lehne sitzen. Gewiß hat Preyer recht, der bemerkt, die Variationsbreite der Zeitpunkte erkläre sich „durch die vorzeitigen Versuche der Angehörigen, das Sitzen künstlich herbeizuführen, durch die Nachahmung bei zusammen aufwachsenden Geschwistern, Verwahrlosung und Vernachlässigung."

Von diesen Zeitvariationen (und den Details überhaupt) abgesehen, ist das für unsere Zusammenhänge Wichtige als sicher zu erachten: das Aufsetzen und Sitzen sind keine Lusthandlungen, sondern Zweckhandlungen, die vor allem im Dienste des Greifens stehen: die Reichweite des Armes soll vergrößert werden. Daneben kommt auch der Wunsch, besser zu sehen und schließlich auch die Unlust, die mit dem auf dem Rücken liegen sich gelegentlich verknüpfen mag, in Betracht. Keine Abfuhrbewegungen und keine Lusthandlungen gehen den Bemühungen, sich aufzusetzen, voran. Der Vorgang selbst bietet keine Lust, sowenig als das Sitzen an sich sie zu bieten vermag. Wohl aber erfährt das Kind bei diesen Bemühungen mit die frühesten Erlebnisse der Lust überwundener Schwierigkeiten; die zuweilen so groß ist, daß um ihretwillen eine Weile vergessen wird, daß die Anstrengung unternommen wurde, um die Klapper z. B. zu erfassen.

Im Gegensatz zu der des Sitzens zeigt uns die Entwicklung des Kriechens wieder das Bild, das uns noch undeutlich die Augenbewegungen und klar das Greifen bot. Hier ist ein zweckfreies, reines Luststadium sehr wohl charakterisiert. Es beginnt bereits in der sechsten Woche (Dix), wenn das Kind in der Bauchlage sich durch Stemmen der Beine gelegentlich nach vorn stößt und bald darauf beginnt, sich durch Stützen der Arme nach hinten zu schieben. In der zweiten Hälfte des ersten Jahres wird diese Tätigkeit immer geübt, wenn das Kind gut gelaunt, sich in Bauchlage befindet und ist mit den Äußerungen lebhafter Lust verknüpft. Aus der Rücken- und Seitenlage wälzt es sich in dieser Zeit häufig selbständig in die Bauchlage, in der es sich nun munter nach hinten schiebt. Das Schieben wird etwa im achten Monat zum richtigen Kriechen unter Benutzung der Knie. Ungefähr um diese Zeit wird das Kriechen auch nach vorne begonnen. Es geschieht aber völlig als Selbstzweck, nicht um etwas zu ergreifen oder einer Unlustsituation zu entgehen, sondern als Lusthandlung. Die Lustquelle mag dabei in den kinästhetischen Reizen der Bauchmuskulatur, der Arm- und Beinmuskulatur liegen und wird gewiß nicht unbeträchtlich unterstützt, durch die taktilen Reize, die an der ganzen Hautoberfläche entstehen; die Lust, die mit dem Am-Bauch-Liegen an sich schon verknüpft ist, noch steigernd. Erst in späterer Zeit, im neunten Monat bei Dix, wird das Kriechen und zwar in erster Linie das Vorwärtskriechen in den Dienst eines Zweckes gestellt: das Kind kriecht nach einem Gegenstand, den es ergreifen will. Die Grenze ist hier nicht so scharf zu ziehen wie beim Greifen; denn lange noch ist das Kriechen selbst, so scheint es, ein bemerklich lustvoller Vorgang und Lustkriechen ist vom Zweckkriechen nicht so unterscheidbar, wie die Lustbewegungen der Arme von den präzisen, kurzen sachlichen Greifbewegungen. Die nächsten Wochen gehören der Vervollkommnung des Kriechens, insbesondere in bezug auf die Länge des Weges, und die Schnelligkeit. Erst im elften Monat tritt das Kriechen hinter den Versuchen, zu stehen und zu laufen zurück, es wird nur mehr als Mittel zum Zweck verwendet, wenn es gilt, vor Unannehmlichkeiten zu fliehen oder rasch eine gewisse Entfernung zurückzulegen. Zu Ende des ersten, zu Anfang des zweiten Lebensjahres wird das Kriechen ganz aufgegeben; es lebt nur im Spielen fort, mit seiner Lustfunktion also.

Vielleicht würde genauere Beobachtung uns auch ein Abfuhrstadium, Vorstadium des Kriechens erweisen, denn die Bewegungen, die der Säugling bereits in den ersten Wochen in Bauchlage macht, haben ziemliche Ähnlichkeit mit seinen späteren Kriechversuchen. Watson fand bereits bei einem Kind „very shortly after birth a regression of as much as four inches." Doch läßt sich hierüber noch nichts sagen, da die Beobachtungen zu zufällig und oberflächlich sind. Hat man doch sogar behaupten wollen, diese frühen Bewegungen des Kindes seien Schwimmbewegungen, phylogenetisch aus der Amphibienzeit herrührend. Andererseits geben die Kinderpsychologen in der Schilderung der eigentlichen Kriechvorgänge nicht genügend Anhaltspunkte dafür, wie weit es sich um wirkliches Kriechen handelt, d. h. um koordinierte Arm- und Beinbewegungen. Allem Anschein nach treten diese recht spät auf, erst in der letzten Phase des Kriechens überhaupt, während die von uns als Kriechen bezeichnete Fortbewegungsweise mehr ein Sichschieben und Rutschen ist. Watson wenigstens, der das Crawling im engsten Sinn des Wortes faßt, findet es sehr spät — zu Ende des ersten Lebensjahres — oder auch gar nicht richtig auftretend. Schließlich wird man — späteren Untersuchungen vorgreifend — annehmen dürfen, daß die Säuglinge jener Kinderpflegeformen, die im Gegensatz zur heutigen europäischen, die Bauchlage des Kindes bevorzugen, früher, intensiver und „richtiger" kriechen, als jene, von denen allein Untersuchungen vorliegen: die europäischen (amerikanischen).

Eine dritte Weise, den Wirkungsbereich der Hand zu erweitern, ist das Klettern. Obgleich das Klettern weder an das Sitzen, noch an das Kriechen morphologisch unmittelbar anschließt, sei es schon hier kurz dargestellt. Denn Sitzen, Kriechen und Klettern sind Greifbereichserweiterungen, die sich aus den typischen Kinderpflegesituationen ergeben: der Rückenlage, der Bauchlage und der Klammersituation, in welch letzterer sich die Säuglinge jener Völker befinden, die den größeren Teil des Wachlebens an den Hüften oder auf dem Rücken der Mutter zubringen. Für diese sind kletterartige Bewegungen die gegebene Möglichkeit. Wie sich bei ihnen die Entwicklung im einzelnen gestaltet, ist nicht untersucht worden. „Die Negerkinder verbringen ihr erstes Lebensjahr im Tragsack und verlassen ihn, wenn sie laufen können". Diese Formulierung von Franke ist natürlich nicht wörtlich zu nehmen, sondern auch diese Negerkinder werden reichlich Gelegenheit haben, zu kriechen und sich aus der Rückenlage aufzusetzen. Aber es gehört zu ihren wichtigsten Situationen — und gewiß zu ihren Lustsituationen — die breite Berührung der Brust- und Bauchhaut im Kontakt mit dem mütterlichen Körper, sie liegen gewissermaßen in vertikaler Stellung auf dem Bauch und jede Kriechbewegung, die sie hier machen, wird zu einer Art Kletterbewegung.

Bemerkenswert ist nur, daß die Kinder unseres Kulturkreises einen sehr starken Wunsch haben, eine Situation herzustellen, die der natürlichen des Negerkindes ähnlich ist. Ich werde davon des näheren zu sprechen haben, bei der Behandlung des Wunsches, auf den Arm genommen zu werden, gehoben zu werden und den Zärtlichkeitsäußerungen des Säuglings. Etwas davon scheint auch in den Kletterbemühungen des Kindes enthalten zu sein. Im vierten Vierteljahr pflegen diese oft bald gelingenden Bemühungen, auf Sessel, Divan, Knie der sitzenden Eltern und überhaupt alle geeigneten Objekte sich hinaufzuschieben, mit den

Armen hinaufzuziehen und die Beine nachzuziehen, deutlich bemerklich zu werden. Geeignet sind dafür, so scheint es, Gegenstände, die wenigstens des Kindes Breite haben, an die es sich breit anschmiegen und emporziehen kann. Eine Tätigkeit, die ausgesprochen lustvoll ist, und, wenn sie einmal beherrscht wird, natürlich auch dem Greifen dient; doch ist dieses im engeren Sinn zu Ende des ersten Lebensjahres, der beginnenden Kletterzeit, schon recht sekundär geworden. Das Klettern geschieht im Dienste einer anderen Tendenz, von der später zu sprechen sein wird. Ähnlich dem Kriechen, hört dann im zweiten Jahr auch das Klettern auf, eine irgend bedeutsame Tätigkeit zu sein, um im Spiel und bei heftigen Liebeserzeigungen bestehen zu bleiben.

Stehen, Gehen.

Bei der Entwicklung der Funktion der Beine ist das Entwicklungsschema, das wir an anderen motorischen Funktionen fanden, im wesentlichen und zwar sehr deutlich gleichfalls festzustellen. Das Abfuhrstadium, Lust- und Zweckstadium sind sehr wohl zu unterscheiden. Das erste beginnt sehr früh; Abfuhrvorgänge an den Beinen sind in den ersten Lebensstunden ganz ebenso wie an den Armen festzustellen; und die Beine bleiben zeitlebens der Ort für gewisse Abfuhrerscheinungen, wie Zittern, Lähmung vor Schreck. Der Zeitpunkt, an dem das Luststadium einsetzt, ist noch weniger präzis anzugeben, als bei den Armen, weil die Beine den Beobachtern seltener sichtbar sind bei den heute üblichen Kinderpflegemethoden; genaue Darstellungen der frühen Beinbewegungen fehlen. Doch notieren die Autoren „wohlige" Beuge- und Streckbewegungen im Bade, die nicht mehr als Abfuhrvorgänge anzusprechen sind; Scupin in der fünften Woche, Ischikawa im ersten Monat, desgleichen Queck-Wilker. Das „Strampeln", „Turnen" (Queck-Wilker) mit den Beinen als lustvolle Betätigung, die ihren Zweck in sich hat, wird nun die ganze Säuglingszeit hindurch geübt, so wie nur des Kindes Situation hiezu geeignet ist, auch nachdem es längst die Beine zweckvoll zu gebrauchen gelernt hat. Dies geschieht zuerst beim Kriechen, dann beim Setzen, schließlich beim Aufstellen, Stehen und Gehen, bzw. Laufen.

Typisch für die Etappen des Aufstellens und Stehens sind die Dixschen Aufzeichnungen: Vierter Monat: „Im Bade stemmte er sich fest mit den Beinchen gegen die Wand", was kaum eine Zweckhandlung, sondern eine Lusthandlung ist; eine Bewertung, die auch Dix wohl meint, wenn er von „Vorübung" spricht. Fünfter Monat: „Auf dem Schoß der Mutter machte er die heftigsten Streckbewegungen, um zu stehen". Sechster Monat: „Stehen lassen erfreute und wurde dem Sitzen vorgezogen. Dabei stieß er Laute der Freude aus." Im Anfang des neunten Monats steht er, sich anhaltend, fest auf dem Stuhle. „Seine fortgesetzten gewollten Übungen im Hochziehen aus dem Knien waren von Erfolg gekrönt; denn er zog sich selbst zum Stehen empor. Von nun an wollte er immer stehen; wurde er gelegt, machte er sich sofort steif, was sein Verlangen zum Stehen ausdrückte.“ $8^3/_4$: „Im selbständigen Aufrichten war eine Geschicklichkeit dahin eingetreten, daß er es in folgender Art ausführte: er stemmte sich mit den Fußsohlen auf und zog sich sofort zum Stehen auf; das Knien überging er jetzt. Die Freude darüber war bei ihm selbst groß; er jauchzte.“ $10\frac{1}{2}$: „wurde auch schon Freistehen versucht, doch griff er schnell nach einem Halt.“ $10^3/_4$: „Stand so sicher, daß er sich, mit einer Hand anhaltend, um die Körperachse drehte. Trotz der Sicherheit, trotzdem auch, daß er bis jetzt noch nicht gefallen war, stand er noch nicht frei, er suchte einen Halt.“ 11. Monat: „Steht frei, ohne sich anzuhalten. Es machte ihm große Freude; er war ganz glücklich, jauchzte und wollte bewundert sein; er rief mich und stieß den Laut ei aus; der ganze Kerl atmete Stolz.“ $11^3/_4$: „30 Sekunden stand er frei, dann angelte er nach einen Haltepunkt.“ Die individuellen Differenzen in dieser Entwicklung sind in bezug auf die Termine sehr beträchtliche; so steht Preyers Kind erst mit vierzehn Monaten frei; die Etappen selbst sind aber anscheinend ganz allgemein gültig. Diese ganze Entwicklung steht völlig im Dienste der Lust: das Aufstehen, sich Hochziehen, Stemmen, Stehen ist an sich lustvoll und wird nicht im Dienste eines Zweckes vollführt. Im Gegenteil kniet das Kind, wenn es etwas ergreifen will, da es ja erst spät und da auch erst ganz kurze Zeit frei stehen und die Hände verwenden kann. Erst im zweiten Jahr wird Aufstellen und Stehen zur Zweckhandlung. Sehr bemerkenswert ist auch, daß das Kind, um frei zu stehen, erst Angst überwinden muß. Es fürchtet — so muß man wohl annehmen — zu fallen und zwar ohne je diese böse Erfahrung gemacht zu haben, wie auch Preyer betont. Ob die Lust beim Stehen und Aufstellen kinästhetische ist, möchte ich vorläufig nicht entscheiden. Gewiß spielt sie mit. Aber das Hochziehen und Stehen entfaltet sich nicht aus den Beugebewegungen, dem Strampeln, von dem wir oben sprachen, sondern aus dem Strecken der Beine, das anfangs seltener ist (Preyer) und aus der Berührung der Fußsohlen mit einer festen Unterlage. Es ist ein entschiedener Gegensatz zur embryonalen Situation und zur Verhaltungsweise im ersten Vierteljahr; während das Gehen, wenn man es so ausdrücken will, in der neu erworbenen Lage, der aufrechten, eine Rückkehr zur früheren Bewegungsform der Beine ist, dem alternierenden Beugen und Strecken.

Das Strampeln der Beine in der Liegestellung setzt mit $6\frac{1}{2}$ Monaten auch dann ein, wenn man das Kind „unter den Armen so hielt, daß seine Fußsohlen den Boden nur leicht berührten“ (Dix). Eine Beobachtung, die, vom auch hier variierenden Zeitpunkt abgesehen, bei allen Säuglingen ganz ähnlich zu machen ist. Bis dahin erfolgt diese Reaktion nicht, vielmehr einige Monate früher ein kräftiges Sich-Stemmen an der Unterlage. Dabei läßt sich aber aus dem vorliegenden Material nicht deutlich erkennen, wie weit diese „ungeordneten Gehbewegungen" nur scheinbare sind, dem Fußsohlenreflex entspringende. Gewiß ist aber, daß das Kind, wenn es einmal im Stehen Fortschritte gemacht hat, d. h. den Fußsohlenreflex mit dem gegenteiligen Verhalten vertauscht hat, mit Lust alternierende, wenn auch noch nicht geordnete Hebungen der Beine vornimmt, so wie man es beim Stehen unter den Armen stützt (Dix $7^1/_2$ Monate). Diese Fähigkeit ist (im achten Monat Dix) „von starken Lustgefühlen begleitet; er hob die Beinchen ganz gerade vor, stieß kräftig mit den Absätzen auf; dabei freute er sich besonders über den Klang, den die aufstoßenden Absätzchen hervorriefen; oft hob er aber auch beide Beinchen gleichzeitig, ja sie kamen auch wohl gekreuzt nach vorn. Spassig für uns wirkte die Inkoordination der Muskelbewegungen, wodurch er die Beinchen oft zu hoch und zu kräftig aufsetzte". Bald werden die Beine regelmäßig abwechselnd gehoben, sie stören sich nicht mehr, und an einer Hand gehalten, setzt er richtig Fuß vor Fuß (9. Monat). „In seiner Box richtete er sich schnell auf und lief am Gitter entlang. Dabei hielt er sich mit den Händchen fest und ging seitwärts, die Füßchen richtig setzend und nachziehend, wie der Erwachsene „Seitschritt" ausübt. Schon eine Woche später gebrauchte er zum Anhalten nur eine Hand und drehte den Körper so, daß er richtig vorwärts schritt; dabei brachte er es zu ganz schnellen Wanderungen." Dieses Gehen ist anfangs wohl ausschließlich Lusthandlung und bleibt es auch recht lange, wird aber sehr bald auch als Zweckhandlung geübt, ein bestimmtes Ziel, das mit den Augen scharf fixiert wird, zu erreichen. Beachtenswert, daß das Kind ängstlicher oder überhaupt nur dann ängstlich ist, wenn es sich nicht selbst anhält, sondern unterstützt wird. Wenn das Stadium des Freistehens erreicht ist, setzen auch die Bemühungen ein, frei zu gehen, die aber noch einige Wochen lang nach zwei, drei Schritten mit Niedersetzen enden. An der Hand der führenden Person ist das Gehen inzwischen sehr sicher geworden und ist mit starker Gehlust verbunden. Auf diesem Stadium ist, bei aller Lust, die Zweckhaftigkeit des Gehens deutlich. Dix konnte „ständig folgende vier Punkte notieren: 1. er faßt sein Ziel fest ins Auge, 2. Freude und Verlangen leuchten aus den Augen, 3. schließlich streckt er die Ärmchen verlangend aus, 4. sucht er einen Haltepunkt und los gehts, geschickt und schnell." Zwischen $11^1/_2$ (Miß Shinn) und 1; 4 (Scupin) pflegt das Kind die Angst zu überwinden, und völlig frei zu gehen oder richtiger zu laufen. „Mit 1," sagt Dix, „lief er plötzlich frei zu seinem Geburtstagstisch; dabei hielt er beide Arme zur Balance nach vorn, schoß aufs Ziel los, noch etwas unsicher, in schwankender Linie, aber doch frei." Auch beim Freigehen wie beim Freistehen, ist eine anscheinend beträchtliche Angst zu überwinden. Auch diese Angst ist um so merkwürdiger, als das Kind sie hat, noch ehe es gefallen ist. Die Kinder fallen überhaupt erst dann, so scheint es, wenn sie bereits mit beträchtlich geringerer Aufmerksamkeit laufen, als dies in den ersten Wochen geschieht; so fiel der kleine Dix zum ersten Male am 398. Tag, fast einen Monat nach dem ersten freien Gehen, wenigstens gilt dies für das Nachvornefallen. Das Nachrückwärtsfallen ist aber kein eigentliches Fallen, sondern viel eher ein Sichniedersetzen, wobei das Kind auch kaum je besonderen Schreck oder Schmerz äußert.

Preyer findet die Entwicklung des Gehens völlig rätselhaft. Und auch seit ihm hat, soviel ich sehe, noch niemand dieses Rätsel gelöst. Es fehlen sogar alle Ansätze zu einer solchen Lösung, wenigstens soweit ich die Situation zu beurteilen und zu übersehen vermag, demnach soweit sie kinderpsychologisch ist. Was ich zu dieser Frage zu sagen habe, ist ebenfalls nicht einmal Ansatz zu einer Lösung, es ist im voranstehenden angedeutet und wird im Zusammenhang der allgemeinen Zusammenfassung der Entwicklung des Bemächtigungsapparates noch etwas näher auszuführen sein, ohne daß erschöpft zu werden braucht, was sich aus unseren Prinzipien für die Erkenntnis der Lokomotions-Entwicklung vielleicht gewinnen ließe, weil ihre eigentliche Blüte erst nach dem Säuglingsalter einsezt, ihre ausführliche Erörterung den Rahmen dieses Buches sprengen würde.

Reifen und Lernen.

Der Bemächtigungsapparat entwickelt sich während des ersten Lebensjahres in Etappen und schubweise. Ein Organkomplex nach dem anderen tritt in die Entwicklung ein: Hand, Oberkörper, Beine (Etappen); innerhalb jeder Etappe werden nacheinander verschiedene Stadien erreicht, die durch stationäre Perioden voneinander geschieden sind (schubweise). Diese beiden Fortschrittsprinzipien kreuzen sich teilweise. Die aufeinanderfolgenden Stadien sind im wesentlichen: Abfuhr, Lust, Zweck.

Wir werden nun die Aufgabe haben, diese allgemeinen Züge der motorischen Entwicklung auch verständlich zu machen. Dabei werden wir von vornherein eine Klippe zu vermeiden trachten, an der manche Erklärung gescheitert ist. Wir werden unser Interesse nicht auf die Frage konzentrieren, ob die besprochenen Funktionen angeboren oder individuell erworben sind. In der Geschichte der Psychologie und ihrer einzelnen Probleme alternieren die nativistischen mit den empiristischen Theorien. Die Herrschaftsepoche jeder bringt eine Fülle von Tatsachen, aber keine dauernde befriedigende Lösung. Nicht ganz so gilt das für die Kinderpsychologie, die in dem Sinn überhaupt jetzt eben erst Wissenschaft zu werden anfängt, als sie Theorien ernsthaft verwendet. Ihre bisherige Geschichte besteht wesentlich darin, daß die Zahl und der Umkreis der Beobachtungen größer, diese selbst schärfer werden. In allen Stücken, die darüber hinaus gehen, pflegen kinderpsychologische Werke nur sehr nebenbei und meist recht naiv zu verfahren. Dies sei kein Tadel, es bringt den Vorteil eines größeren Beobachtungsmaterials mit sich und erklärt sich aus der popularisierenden Tendenz fast der ganzen Kinderpsychologie. Uns aber enthebt es der Aufgabe, uns mit den nebenbei hingesetzten Meinungen der Autoren auseinanderzusetzen. Unter den deutschen Forschern haben nur Stern, Bühler und Koffka zu dieser Frage durchdachte Stellung genommen, soweit das Säuglingsalter in Betracht kommt, an sie wird im folgenden anzuknüpfen sein.

Stern betont mit Recht, es sei nicht das Problem, ob eine Erscheinung erworben oder angeboren ist, sondern was an ihr angeborener, was an ihr erworbener Anteil sei, und niemand zweifelt, daß bei der Entwicklung des Bemächtigungsapparates dieser Anteil des Angeborenen sehr beträchtlich groß und wichtig ist. Gewiß, es wurde das Experiment noch nicht gemacht, ein Kind völlig ohne Anregung und nachahmbare Umgebung aufwachsen zu lassen und ganz Kluge können einwenden, es sei demnach nicht erwiesen, ob ein solches Kind auch Gehen und Stehen erlernen würde. Ich glaube, es würde weder dies noch irgend etwas anderes erlernen oder entwickeln, es würde einfach zugrunde gehen, denn die Bedingung des Experimentes wäre, den Säugling isoliert aufwachsen zu lassen und das ist unmöglich. Daraus aber auf den überwiegenden Faktor des Erwerbs schließen zu wollen, wäre so verkehrt, als zu argumentieren: Lasse ich den Embryo außerhalb des Uterus „aufwachsen", so entfaltet er keine Beinbewegungen, diese sind also nicht angeboren, sondern erworben. Die Pflege der Mutter, die tausendfache Anregungen zu motorischen Funktionen bietet, gehört absolut zum Säugling, sie und die Bedingungen, die sie bietet, sind ihm sozusagen angeboren, ebenso wie seine Fähigkeit zu saugen. Aber niemand leugnet ja den angeborenen Anteil an den motorischen Funktionen, darum dürfen wir uns alle Spitzfindigkeiten ersparen. Wollen wir aber die Beziehungen zwischen den beiden Anteilen uns näher vergegenwärtigen, müssen wir zuerst dem einen Anteil, dem angeborenen, nachgehen. Und können sagen, das Kind wird mit der Tendenz geboren, gewisse Bewegungen, Handlungen auszuführen, so wie sie physiologisch und sozial möglich sind; es wird aber auch mit physischen und sozialen Bedingungen geboren, die von vornherein das Eintreten dieser Möglichkeit garantieren — im normalen Fall nämlich, dem allein uns hier beschäftigenden.

Es hat aber den Anschein, als wäre nicht diese Tendenz allein angeboren, sondern als besitze sie auch zeitliche Bestimmungen. Denn die Aufeinanderfolge der auftretenden Handlungen: Kopfheben, Greifen, Sitzen, Kriechen, Stehen, Laufen, ist eine gesetzmäßige. Manche dieser Aufeinanderfolgen sind motorisch gegebene, das Laufen muß auf das Stehen folgen, das Kopfheben muß dem Sitzen vorangehen. Keineswegs aber gilt dies für alle; das Greifen und Sitzen könnte dem Kriechen, das Sitzen dem Laufen folgen, man könnte sich auch Lokomotionsformen denken und sie phylogenetisch begründen, die überhaupt nicht oder bloß schwach angedeutet sind. Es ist demnach so, als wäre jene Tendenz wirksam, wie ein posthypnotischer Auftrag, den das Kind mit auf die Welt bringt, der es zwingt, zu bestimmten Terminen gewisse schubweise Fortschritte, neue Verhaltungsweisen anzunehmen. Nun pflegt man freilich gerade den Zeitpunkt, an dem die neue Bewegung auftritt, zu den Erwerbungen zu zählen. Er variiert individuell, er ist, so scheint es, gerade von den äußeren Umständen abhängig, die mit dem Angeborenen in Konvergenz (Stern) treten. Dies ist aber keineswegs zwingend. So variabel auch die Termine sein mögen, so deutlich sie individuell bedingt sind, nichts legt uns nahe, das Individuelle für das Erworbene zu halten; es mag des individuell Angeborenen genug geben. Zudem sind, wie noch zu zeigen sein wird, die Variationen der Eintrittszeiten wesentlich geringer — und verständlicher — als man gemeinhin annimmt. Wir hätten Tendenzen anzunehmen, gewisse Bewegungen an bestimmten Fälligkeitsterminen auszuführen. Eine Vorstellung, die nicht ohne beträchtliche Schwierigkeiten wäre, der zu entgehen aber nur zwei Wege offen sind: entweder die motorischen Funktionen erweisen sich als erlernt, und die Reihenfolge des Erlernens läßt sich gleichfalls aus dem Erworbenen verständlich machen, oder die Entwicklung des motorischen Apparates wird aus einer anderen psychischen Erscheinung, die sich zu gleicher Zeit oder vor ihm entwickelte, verständlich.

Den ersten Weg geht Bühler. Wenn irgendwo innerhalb des angeborenen Rahmens Raum für den Faktor des erfahrungsmäßigen Erwerbens ist, dann sicherlich in der Tatsache der Übung. Wäre das Auftreten jeder neuen Bewegung nach Form und Zeitpunkt angeboren, so könnte sie völlig ausgebildet auftreten, sie brauchte nicht der Vervollkommnung durch Übung. Die Notwendigkeit ist noch kein Beweis für das Lernen, sie könnte bloßer Schein sein, aber es besteht die Möglichkeit, daß in diesem Fall statt der Reifung die Erlernung einer Bewegung vorliegt. Hier setzt Bühler auch ein: „Das Gesetz der Auslese des Zweckmäßigen durch Erfolg und Mißerfolg macht uns in großen Zügen die Vervollkommnung der Körperbewegungen durch Übung verständlich. Anfangs sind die zweckmäßigen Bewegungen, die zum Erfolg führen, reichlich untermischt mit unzweckmäßigen, die nicht zum Erfolg führen. Und der Fortschritt findet dadurch statt, daß die zweckwidrigen mehr und mehr ausgemerzt werden, die zweckvollen erhalten bleiben. Der Erwachsene vermag diese Auswahl häufig durch Überlegung zu treffen oder doch zu fördern, beim kleinen Kind und dem Tier dagegen ersetzt ein anderer Faktor die Überlegung, nämlich die Lust und Unlust. Der Erfolg bringt Lust und diese Lust bewirkt die häufige Wiederholung, prägt sie fest und dauernd ein. Der Mißerfolg dagegen bringt Unlust, die nicht zur Wiederholung treibt, so daß die zweckwidrigen Bewegungen sich auch nicht einprägen und dann ausgeschaltet werden." Dieses Prinzip „wurzelt in der Natureinrichtung der Dressur", „oder was dasselbe ist, assoziatives Gedächtnis". „Man erkennt leicht, daß zur Dressur eine „Überproduktion von Bewegungen", ein „zielloses Probieren" gehört, auf daß ein Spielraum entsteht für das Walten des Zufalls, der zum Erfolg führt, und daß dieser Spielraum dann durch die Herausbildung einer eindeutigen Assoziation wieder eingeschränkt und schließlich aufgehoben wird." Die uns in diesem Kapitel beschäftigenden Funktionen vom Greifen bis zum Gehen rechnet Bühler alle zur Dressur. „Das alles ist Dressur, Selbstdressur im Spiele, und geht in allmählicher Einübung vor sich."

Diese Anschauung wäre, wenn sie sich festhalten ließe, wohl geeignet, die Erbmasse von so komplizierten Bewegungen mit zeitlicher Determination, wie etwa das Auftreten des Gehens zu Ende des ersten Lebensjahres ist, zu befreien. Das Neugeborene verfügte über eine Anzahl von einfachen Bewegungen, die es reflex- oder abfuhrweise verwendet und aus diesen bildeten sich vermittels Gedächtnis und Assoziation unter Regulation durch das Lust-Unlustprinzip Bewegungskomplexe, die geeignet sind, die Bedürfnisse des Kindes zu befriedigen. Wobei, wie man hinzufügen könnte, das Kind sich ruhig ein Jahr Zeit lassen kann, da ja alle seine imperativen Bedürfnisse durch vollausgebildet angeborene Handlungen (Instinkte) und die Pflegemaßnahmen der Mutter gesichert sind. Freilich die Termine und die Reihenfolge bleiben jedenfalls unverstanden.

Aber darauf auch verzichtet, ist die Anzahl der Einwände[1]) gegen Bühlers Anschauung sehr groß, um so mehr als er an keinem konkreten Beispiel die Brauchbarkeit, ja, auch nur die Möglichkeit seiner Auffassung zur Prüfung stellt. 1. Vor allem trifft es nicht zu, daß der Säugling zahlreiche, ergebnislose Proben macht. Das Verhalten des Kindes, das lernt, eine Tür zu öffnen — Bühlers Beispiel — mag für Bühler sprechen; man mag viele ähnliche finden, aber gewiß nur bei älteren Kindern, oder in jenen Stadien der Vervollkommnung, die Bühler selbst zu den Intellektleistungen rechnet. Das greifende Vierteljahrkind macht überhaupt kaum Fehlversuche, kaum solche, die mit einiger Sicherheit so zu deuten wären. Das Halbjahrkind, das Sitzen lernt, macht wohl vergebliche Bemühungen, sich aufzurichten, aber nicht seine Stellung ist falsch, sondern seine Mittel sind noch zu schwach; dasselbe gilt für das Kind, das sich aus dem Sitzen aufrichten will; noch deutlicher beim Kriechenlernen. Sogar beim Gehenlernen sind es zum

[1]) Einzelne der folgenden erhebt auch Koffka.

allergeringsten Teil Schwierigkeiten der Bewegung als solcher, die zu überwinden wären; obzwar sie wohl vorhanden sind, etwa wenn die Beine einander gegenseitig stören; aber gerade diese Schwierigkeiten sind in wenigen Tagen überwunden. Wollte man aber diese extremen Formulierungen, die sich erst später rechtfertigen lassen, nicht akzeptieren, so darf man gewiß zugeben, daß die Abweichungen der erfolglosen Handlungen von den erfolgreichen nur minimale sind. Gerade die Überproduktion von Bewegungen, die ja Voraussetzung für Bühlers Auffassung ist, fehlt im Säuglingsalter. 2. Was ist das Motiv der ziellosen Bewegungen? Das Greifen ist hier sehr lehrreich. Das Motiv ist, ein gesehenes Ding in den Mund zu stecken; diese Bewegung wird vom ersten Mal an mit so großer Sicherheit vollzogen, die Schwierigkeit, genau den Mund zu treffen, so rasch überwunden, daß man sagen muß, das Prinzipielle der Bewegung wird ohne Proben, ohne Auslese erfaßt. Freilich hat die Hand den Weg in den Mund vorher zahllose Male ausgeführt, was war das Motiv dieser früheren Bewegungen: Hand in den Mund? Dies funktioniert aber vom ersten Tag an, wir haben keine Möglichkeit anzunehmen, daß Hin- und Herfuchteln mit den Händen Bemühungen seien, die Hand in den Mund zu bekommen. Ist aber das Motiv „irgend einen Gegenstand in die Hand", so ist alles Hin und Her der Hand eben der richtige Weg, etwas zufällig zu ergreifen. Oder: Beim Versuch, sich aus dem Sitzen aufzustellen: Was ist das Motiv? Weiß das Kind vorher, daß es angenehm sein wird, zu stehen? Das Gesetz der Auslese verlangt ein Ziel; der Säugling wird dieses Ziel meistens nicht haben können. 3. Das Ziel könnte in gewissem Maß durch das Lust-Unlustprinzip ersetzt sein. Da aber jede Bewegung lustvoll ist, an sich lustvoll sein muß, sonst würde das Kind keine Bewegungen machen, müssen Funktions- und Erfolglust miteinander in Widerstreit geraten, den zu berücksichtigen der Bühlerschen Anschauung wohl sehr große Schwierigkeiten machen würde. 4. Was schließlich Koffka im Sinne der Gestaltspsychologie sehr ausführlich und, wie ich glaube, sehr treffend auseinandersetzt: Eine Bewegung ist gar nicht aus einzelnen Stücken zusammengesetzt, so wenig wie die Wahrnehmung ein Mosaik von Empfindungen ist, sondern das Entscheidende an jeder komplexen Bewegung — und die hier in Rede stehenden Bewegungen sind alle komplex — ist die „Bewegungsmelodie", die aus der Verknüpfung kinästhetischer und optischer Daten, aus bloßer Verknüpfung von Elementen überhaupt kaum verständlich zu machen ist.

Die allmähliche Entwicklung des Bemächtigungsapparates ist also im wesentlichen ein Reifungsvorgang, der freilich in seinen feineren Vervollkommnungen durch individuelles Lernen ergänzt wird, und zwar durch „intelligentes" Lernen. Es bleibt noch die Möglichkeit, anzunehmen, daß dieser Reifungsprozeß nicht autonom ist, daß er mindestens zu einem guten Teil, in verständlicher, notwendiger Abhängigkeit von anderen Entwicklungsprozessen steht, wenn man eine allzu große Belastung der Erbmasse mit konkreten Tendenzen vermeiden will. Das Ziel dieses Buches vor Augen, versteht sich dieser zweite Weg von selbst als unserer.

Voraussetzung für diesen Versuch ist, einige Tatsachen als angeborene Verhaltungsweisen unseres psychologischen Apparates anzunehmen. Als solche sind aufzufassen: 1. daß Arme und Beine Orte heftiger Abfuhrphänomene sind; 2. daß Arme und Beine, bewegt, Lust zu bieten vermögen, desgleichen die breite Bauchseite des Körpers unter gewissen Bedingungen; 3. daß gewissen primitiven Bedürfnissen von Geburt an gewisse komplexe Bewegungen entsprechen, die geeignet sind, diese Bedürfnisse zu befriedigen.

Die Bewegungen des Luststadiums sind danach völlig verständlich als Sexualtriebhandlung, Lusterwerb, wenn einmal die Erfahrung dieser Lustmöglichkeit gemacht wurde. Diese erste Erfahrung ist individueller Erwerb; sie ist die Auslösung für zahllos wiederholte (und leise variierte) Bewegungen. Für das Strampeln mit Armen und Beinen mag diese Erfahrung durch die Tatsache gesichert sein, daß sie von Anfang an der Schauplatz von Abfuhrphänomenen sind; diese Erfahrung also notwendigerweise in den ersten Tagen bereits gemacht werden muß. (Die Frage, wie die Abfuhrphänomene Lusterfahrungen zu bieten vermögen, kann uns später erst beschäftigen.) Verfolgen wir zunächst die Armbewegungen weiter. Ihre Mannigfaltigkeit ist nicht groß; aber zwei Gruppen lassen sich von Anfang an unterscheiden. Die eine hat die Richtung auf den Mund, die andere ist bestrebt, aus jeder gegebenen Lage rhythmisch in mäßigen Amplituden hin- und herzupendeln. Beide sind verständlich, die erste als Rückkehr in die fötale Ruhelage, die andere als Lusterwerb. Indem sich die orale Zone entwickelt, wird die Ruhelage notwendig zu einer Lustsituation und wird immer aufgesucht werden. Es findet nun hier eine Koordinierung der Strebungen der Reizung suchenden Mundzone und der die Ruhelage suchenden Hand statt. Vorläufig können wir in diesen Differentialkoordinationen der Verknüpfungslehre einen schmalen Raum lassen, aber nicht ohne zu betonen, daß irgend welche Bedingungen dafür sorgen, daß immer und sehr bald der Erfolg eintritt. Das Zugreifen der Hand wird gewiß in keiner Weise gehemmt, es ist ausgebildete Bewegung schon während der Geburt. Das Stadium „ergriffenes Ding in den Mund“ ist motorisch das gleiche wie „Hand in den Mund“. Prinzipiell neu ist erst „Gesehenes Ding ergreifen und in den Mund stecken“. Hier werden zwei Bewegungen, die beide von früher her geübt werden, kombiniert ausgeführt und in den Dienst eines Wunsches gestellt. Auch hier ist motorisch kein wesentlich Neues zu verzeichnen, sondern daß Bewegungen nun beherrscht werden, von wem wäre freilich noch nicht zu sagen. Aber die Lustbewegungen haben ihren Meister gefunden, der sie zu seinen Zwecken benützt oder hemmt. Die Details dieses Vorganges haben wir später zu schildern; aber man kann sich des Eindruckes nicht erwehren, daß das Greifen von nun an ein „intelligentes" ist. Von nun an hat es ein Ziel, an dem der Erfolg gemessen werden kann, von nun an kommen wirkliche Fehlhandlungen vor, die korrigiert werden, um deren Korrektur sich das Kind bemüht. Von nun ab findet ein Verhalten statt, das man als Lernen bezeichnen muß und mit Bühler auch Dressur nennen kann. Wollen wir das unermüdliche Bemühen des Säuglings im zweiten und dritten Vierteljahr, Dinge zu ergreifen und in den Mund zu führen, Sigismunds „Greiflings"stadium, vorläufig einem Bemächtigungstrieb zuschreiben, so können wir sagen, das Luststadium des Greifens findet (prinzipiell) sein Ende, indem die angeborenen „Bewegungsmelodien" Greifen in den Dienst des Bemächtigungstriebes geraten. Von da an erlernt der Säugling eine Anzahl von Korrekturen und Verfeinerungen der ursprünglichen Bewegungsmelodie, die so weit gehen, daß sie, wenn man will, auch als neue Strukturen (Melodien) bezeichnet werden können. Der Termin, zu welchem dieser Fortschritt erfolgt, ist nicht mit den anderen angeborenen Greifbewegungen autonom gegeben, sondern er wird abhängig sein von der Entwicklungsgeschwindigkeit des Bemächtigungstriebes und wohl auch von dem Widerstand, den das Luststadium gegen seine Überwindung entgegensetzen mag.

Das Aufsetzen und das Kriechen fügen sich dieser Betrachtungsweise ohne jeden Zwang ein. Das Aufsetzen ist reine Zweckhandlung im Dienste des expansionsbedürftigen Bemächtigungstriebes. Daher setzt es nach dem Greifen als Zweckstadium ein. Sein Termin variiert im Gegensatz zu diesem individuell sehr beträchtlich, abhängig vom Ausbildungsgrad des Triebes und von den individuellen Erfahrungen. Das Setzen wird gelernt. Aber nicht etwa wie das Maschinschreiben. Sondern es ist eine natürliche, im Grundzug angeborene Melodie. Sie erfährt der Säugling lustvoll auf dem Arm der Mutter, zu einer Zeit, wo noch nichts in ihm zu ihr tendiert. Es ist eine Erfindung seines Bemächtigungstriebes, möchte man sagen, diese erinnerte (und vielleicht angeborene) Struktur aktiv zu verwirklichen. Und der Erfolg gelingt im allgemeinen ohne erfolgloses Probieren — vorausgesetzt, daß die Muskulatur ihn bereits gestattet. Das Kriechen in seinem Abfuhr- und Luststadium bietet unserer Betrachtung kein neues Problem; als Zweckhandlung darf es wie das Zweckgreifen als „intelligente" Handlung des Bemächtigungstriebes angesehen werden. Sein Termin nach dem Greifen und vor dem Stehen ist wohl verständlich; doch dürfte hier das Material der Kinderpsychologie zu einem definitiven Verständnis nicht hinreichend mannigfaltig sein; erst genaue Beobachtung an Kindern, die in kriechfreundlicher Pflege aufwachsen, wird uns den natürlichen Termin dieser Funktion kennen lehren. Im europäischen Kulturkreis ist in diesem Punkt durch seine Kinderpflegeform eine Verschleierung eingetreten, die uns hindert, klar zu sehen. Das Kriechen ist den spät einsetzenden Funktionen Stehen, Klettern, Laufen bei unseren Kindern nähergerückt, als ihm vermutlich in anderen Kulturkreisen zukommt. Es spielen bei seiner Entwicklung, in wenig deutlich erkennbarer Weise, jene Faktoren mit, die für die späteren motorischen Funktionen entscheidend sind.

Ehe wir nicht die Veränderungen betrachtet haben, die im vierten Vierteljahr die gesamte psychische Situation erfassen — hier vorläufig anzudeuten als Zahnung und Entwöhnung —, können wir nicht erwarten, die motorischen Funktionen, deren Termin dieses vierte Viertel des ersten Jahres ist, näher zu verstehen. Darum genüge an dieser Stelle der Hinweis auf einen wichtigen Faktor. Unsere Aufstellungen über die drei Stadien gelten auch für das Stehen und Gehen, wie das darstellende Kapitel zeigt. Sie sind aber ein wenig verwischt, weil im letzten Viertel der Bemächtigungstrieb bereits alle motorischen Funktionen ergriffen hat und das Stehen, Klettern und Gehen von Anfang an, nämlich von dem Moment an, wo die verschiedenen Lustbewegungen sich zur Bewegungsstruktur Stehen oder Gehen verknüpft haben, auch von Zwecktendenzen durchsetzt ist und wenige zwar, aber doch einige intelligente Lernprozesse mitspielen. Um so merkwürdiger ist aber, daß diese Funktionen im ersten Teil ihrer Entwicklung (etwa 7. bis 12. Monat) eine gemeinsame Tendenz zu haben scheinen, die dem Greifen und Sitzen fehlt und die mit der Lokomotion, deren Mittel gerade diese späteren Funktionen sind, nichts zu tun haben. Es ist, als erwachte im Kinde der Drang, seine Bauchseite breit mit einem fremden Gegenstand zu berühren, als strebte es nach vertikaler Verwirklichung der Kriechlage. Vielleicht klingt dies ein wenig erzwungen und doch ergibt sich dieser Eindruck aus der Beobachtung und nicht etwa einer Theorie zuliebe, vielmehr jeder zunächst zuleide, ein Rätsel darstellend. Anklammern an einen Gegenstand, der bis zur Achselhöhe reicht und in Brust und Bauchdeckung vor ihm zu stehen, aus dieser Situation auf den Stuhl zu klettern, um oben wieder dieselbe Situation zu genießen; den Tisch, Bettrand entlang wandern — das sind sehr deutliche Lustsituationen des Kindes in diesem Alter, Ziel zahlreicher Bemühungen. Diese Tendenz ist schon im zweiten und dritten Vierteljahr deutlich, wo das Kind lebhaft auf den Arm genommen zu werden verlangt, in dieser Situation sich schnell zu beruhigen pflegt und selbst unter Schmerzen in ihr einschläft. Das Neue ist, daß im vierten Vierteljahr diese Situation aktiv angestrebt wird, das Kind sie, wenn sie ihm von der Mutter nicht gewährt wird, mit seinem eigenen Körper an Boxewand,

Stuhl und Tisch verwirklicht. Es realisiert genau, wenn auch symbolisch möchte man sagen, eine primitive Kinderpflegesituation, in der sich das Kind bis ans Ende des ersten Jahres an der Brust, Hüfte oder auf dem Rücken der Mutter befindet, in derselben Klammerstellung und Brust-Bauch-Deckung, die es erstrebt, wenn es auf den Arm genommen werden will, und selbständig anstrebt in der ersten Etappe des Stehens, Kletterns, Gehens. Mit dem Verlassen dieser Situation ist Unlust, Angst verbunden. Die entscheidende Wendung besteht nun in der Überwindung dieser Angst; das Anklammern wird aufgegeben, das Kind steht frei, es verzichtet auf die Brustdeckung, ja, es lehnt sie ab, es geht weg von ihr im eigentlichen Sinn des Wortes, läuft frei. Es strebt vom Arm der Mutter weg. Was es bis dahin zahllose Male mit Unlust und Angst erleben mußte, daß die Mutter von ihm wegging, macht es nun selbst (symbolisch) und hat Lust dabei: freilich anfangs nur wenige Schritte, und die meistens von einer Deckung zur andern, aber in wenigen Tagen bereits völlig sicher und sehr viel länger. Die gedachte primitivere Form der Kinderpflege zeigt diesen Zusammenhang deutlich, wenn die Reisenden immer wieder sagen: bis das Kind laufen kann, verläßt es den Tragsack oder den entsprechenden Aufenthaltsort am Mutterkörper.

Wenden wir uns wieder jenen Fragen zu, die wir schon in diesem Zusammenhang zur Klärung bringen können. Die Einreihung der gefundenen Zusammenhänge in die Begriffe der Libidotheorie läßt uns einiges schärfer formulieren. Die psychische Energie, mit der die Bewegungen auf dem Luststadium geschehen, ist Libido. Dienen sie ja der Gewinnung von Reizlust, stehen ihm Dienste des Sexualtriebes, sind Sexualtriebhandlungen. Diese terminologische Neubezeichnung der bereits festgestellten Tatbestände ist einfach genug, sie verpflichtet uns aber, die Frage, wie es sich mit der psychischen Energie verhält, die hinter den Abfuhrphänomenen steht, und mit jener, die die Bewegungen der Zweckstufe treibt, zu stellen. Um ein mögliches Mißverständnis zu vermeiden, will ich hier neuerlich in Erinnerung rufen, daß in diesem Buche die Beziehung zwischen Nervenenergie und psychischer Energie nicht erörtert werden soll, also auch nicht etwa eine Gleichsetzung beider vorgenommen ist. Wir fragen also nicht nach den energetischen Vorgängen im Nerven während der Bewegung, einerlei, ob diese Prozesse mit den psychischen Energieumsetzungen identisch sind oder nicht, sondern nach der psychischen Energie und ihrer Beziehung zur Bewegung, ohne uns dafür zu interessieren, ob sich diese Vorgänge in den Nervenfasern oder sonstwo abspielen mögen. Im Luststadium der Bewegungsentwicklung verhält sich das Organ — etwa der Arm — wie eine erogene Zone. Seine Reizung, unter gewissen Formen und Bedingungen, erzeugt ein gewisses Maß von Reizlust. Diese Form der Reizung wird daher oft, andauernd und intensiv angestrebt.

Das Organ ist mit Libido reichlich besetzt, und zwar in einer bestimmten Weise. Es hält Libido gebunden, die dichter ist als die Besetzungsenergie(libido), wie wir sagten, aber immerhin Entbindungsvorgänge nicht verhindert. Wir werden die Lustvorgänge an dieser erogenen Zone, da sie taktiler Natur sind, den sexuellen im engeren Sinn zuschreiben. Sehen wir nun das Organ im Zweckstadium in seinem Wert, seiner imperativen Kraft als erogene Zone gemindert, so werden wir sagen können, es sei entsexualisiert worden; das Quantum Libido, mit dem es besetzt war, ist verringert worden. Es kann sich dabei allerdings kaum um eine einfache Verringerung allein handeln, sondern man ahnt, daß hier zugleich auch Veränderungen der Libidobindungsweise vor sich gehen, wir haben aber noch keine zulängliche Vorstellung von diesen Prozessen[1]). Daher begnügen wir uns mit dem derzeit Faßbaren und versuchen allgemein zu sagen: Das Reifen der motorischen Funktionen geschieht in der Weise, daß das Organ durch geeignete libidinöse Besetzung erogen wird und bestimmte Lust bietende Bewegungen, deren Struktur im wesentlichen angeboren ist, zahllose Male um dieser Lust willen vollführt und so für diese Bewegungsmelodien (strukturen) den Effekt motorischer Einübung erreicht. Das Erlernen neuer Nuancen dieser Bewegungsmelodien oder auch völlig neuer Melodien hat zur Voraussetzung eine Entsexualisierung des Organs und geschieht durch Anpassung der libidinös eingeübten Bewegungen an das neue Ziel, das jedenfalls nicht mehr der Erwerb kinästhetischer Lust ist. Die Anpassung hat die Form intelligenter Prozesse, wie noch zu zeigen wäre.

Daß es sich bei der Entsexualisierung tatsächlich — wenigstens auch — um eine Verringerung von Energiequanten am entsexualisierten Organ handelt, wird offensichtlich dadurch, daß nach dem Vollzug dieses Prozesses die libidinöse Besetzung eines anderen psychischen Faktors wesentlich gesteigert ist. Am Fall des Überganges der Lustbewegung des Armes in die Zweckhandlung „gesehenes Ding in den Mund!" ist diese Verschiebung von Quantität wohl zu studieren. Wir sagten, dieser Übergang erfolgt, wenn der Bemächtigungstrieb stark genug geworden ist, sich die Lustbewegungen des Armes einzuordnen. Diese Erstarkung wird uns klar verständlich, wenn wir — vorläufig unscharf — sie zurückführen auf die genannte Entsexualisierung; dem Bemächtigungstrieb ist jenes Quantum Libido zugeflossen, das der erogenen Zone Arm entzogen wurde; er verfügt nun über dieses Plus an Energie. Die unscharfe Formulierung wird zu korrigieren sein bis der Begriff des Bemächtigungstriebes deutlicher wurde. Der Anschluß an die Bezeichnungsweise, die Schilder (1) pflegt,

[1]) Auch Ferenzci (2) arbeitet mit der Vorstellung einer Enterotisierung von Organen; geht aber auch kaum über die Formulierung und biologische Belegung dieser sich aufdrängenden Annahme hinaus.

zeigt uns aber hier schon die Richtung dieser Korrektur. Die dem Arm entzogene Libido erhöht den Wirkungswert der optischen Erlebnisse.

Wesentlich unklarer ist der Übergang des Abfuhrstadiums in das Luststadium. Dynamisch läßt sich der Vorgang freilich wohl beschreiben. Er bietet uns nichts Neues, sondern die erwünschte Bestätigung, daß das mehrmals bereits festgestellte Prinzip sich auch in diesem Fall aufweisen läßt. Die Bewegungen der Luststufe (z. B. bei den Armbewegungen deutlich zu studieren) sind wenig modifizierte Rhythmisierungen der auf dem Abfuhrstadium bereits vorhandenen Bewegungen. Sie treten spontan auf, das heißt unabhängig von einem schockartigen Reiz und in rhythmischer Folge. Die Abfuhrbewegungen an den Extremitäten hingegen sind ursprünglich ausschließlich Bestandteil der Schreckreaktion — also im Prinzip unlustvoll — soweit sie überhaupt von Bewußtsein begleitet sein mögen; des näheren: Angstreaktionen. Auf dem Luststadium erscheint die Unlust (Angst) bewältigt; sie ist in Lust gewendet; genau so wie bei den akustischen Reizen. Der Weg dieser Verwandlung ist Spontaneität und Rhythmisierung. Und wenn wir oben sagten, der Zweck der Lustbewegungen sei die Reizlust; diese unabhängig von Anregungen, Auslösungen der Umwelt aufzusuchen, wäre die Determination der Spontaneität, so dürfen wir ein Frühstadium annehmen, in dem die spontane Wiederholung der Angstbewegungen in rhythmischer Folge, also deren Überführung in Lust, zur Aufgabe wird. Wollten wir uns mit dieser Möglichkeit befreunden, so wäre sie einzureihen in den Wiederholungszwang, den Freud im Psychischen feststellte und der unserer Terminologie nach den R.-Trieben angehörte. Wir kämen demnach zu folgender — noch immer dynamischen — Auffassung: Phylogenetische Faktoren sind maßgebend dafür, daß die im Geburtsakt freigewordene psychische Energie sich in Bewegungen der Arme und Beine abführt. Der Wiederholungszwang veranlaßt die gleichen Abfuhrphänomene, so oft die Reizlage der Umwelt den Geburtsakt zur Reproduktion bringt: Erschrecken des Neugeborenen (mit Angstentwicklung, soweit Bewußtsein vorhanden ist). Diese Schreckanfälle werden an sehr beträchtlichen Quanten von Energie abgeführt. Im Laufe der ersten Wochen beginnt die Überwindung dieser Angst: Der Wiederholungszwang reproduziert die Schreckbewegungen — unabhängig von der Reizlage und nur mit einem begrenzten Quantum von Energie — in kurzen rhythmischen Aufeinanderfolgen. Wobei gewissermaßen, eben durch den Rhythmus, nicht nur die Geburt, sondern ihre Aufhebung — Reiz — Reizpause; Bewegung — Ruhe dargestellt wird, Bedingungen, die zu Reizlust führen. Ist diese einmal erfahren, so drängt sie zur steten Wiederherstellung der Lustbedingungen, zur Lustbewegung.

Oben habe ich den Versuch gemacht, die Vorstellung verschiedener Dichtigkeitsgrade der Energie (Libido) auszubauen, und wir nahmen an, die häufigen Wiederholungen von Entbindungsvorgängen, die die Schrekkensanfälle des Neugeborenen veranlassen, führen zu einer Verfeinerung der dichtesten Libidoform in die Besetzungsenergie. Diese Vorstellung bewährt sich auch an den in Rede stehenden Prozessen. In ihnen findet der reverse Vorgang statt, Besetzungsenergie wird in dichtere Formen verwandelt, in die libidinöse Besetzung der Arme und Beine, die dadurch zu erogenen Zonen werden.

Haben wir uns nun so tief in theoretische Erörterungen eingelassen — Spekulationen, werden viele, so muß ich erwarten, wegwerfend sagen — so müssen wir noch einen Schritt weiter wagen. Unsere eben entwickelte Vorstellung ist nicht einfach mit der üblichen Anschauung vom Wesen der Abfuhrvorgänge zu vereinen. Man denkt diese als Aufbrauchen von psychischer Energie. So, als stellte man sich vor, die Energie, die der motorische Prozeß beansprucht, sei der psychischen Energie entnommen; diese werde aufgezehrt durch Transformierung in Bewegungsenergie. Je nachdem, ob man diese den physikalischen Energien zuzählt oder nicht, wäre dies direkt oder indirekt Transformierung psychischer Energie in physikalische. Ich möchte mich über die Zulässigkeit und Fruchtbarkeit dieser Auffassung nicht entscheiden. Nichts aber zwingt uns, sie hier festzuhalten. Wir verzichten ja im kinderpsychologischen Zusammenhang darauf, die Beziehung der psychischen Energie zu anderen Energieformen zu erörtern. Die angegebene Anschauung von der Aufzehrung durch die motorische Abfuhr bindet uns aber an die in ihr implizierte Transformierung der psychischen Energie in physikalische. Ich würde daher vorziehen, von Auslösung motorischer Vorgänge durch psychisch-energetische Prozesse zu sprechen, ohne irgend eine Entscheidung über den Mechanismus zu präjudizieren. Was aber ist es dann mit den Abfuhrphänomenen? Wir brauchen nichts Gesagtes zu verändern. Nur werden wir nicht voraussetzen, daß die Abfuhr das Energieniveau durch Aufzehrung eines bestimmten Quantums verringert, sondern die Möglichkeit offen halten, daß Abfuhrphänomene auch Anzeichen, Mittel oder Folge von Dichtigkeitsveränderungen der psychischen Energie sein könnten.

Einige Bemerkungen dürften noch zu der Frage angefügt werden, was mit der Libido geschieht, die — so nahmen wir oben an — der erogenen Zone „Gliedmaßen“ entzogen wurde. Man hat unmittelbar bei der Beobachtung das Gefühl, als wäre der Moment, in dem die Stufe „gesehenes Ding in den Mund“ erreicht wird, ein für die Entwicklung des Kindes sehr wichtiger; es ist, als leite es damit einen entscheidenden Fortschritt zur psychischen Struktur des Erwachsenen ein. Bühler setzt diesen Moment in Parallele zu jenem anderen, früheren, in dem das Kind seine Augen auf die Quelle eines Gehörsreizes richtet. Und tatsächlich ist dies eine Vorstufe jenes Fortschritts. Es sind die frühesten Anzeichen dafür, daß die einzelnen Gruppen von Wahrnehmungen und Gefühlen, die die Sinnesorgane und erogenen Zonen bieten, in gegenseitige Koordinierung gebracht, zentral einheitlich aufgefaßt werden. Wobei zentral sich nicht auf die neurologische Basis bezieht, vielmehr diese Betrachtung im ganzen Buch unberücksichtigt bleibt, sondern ein psychisches Zentrum gemeint ist. In jener ersten Greifhandlung werden psychische Vorgänge irgendwelcher Art in der oralen Zone, in der optischen Sphäre und in der erogenen Zone Arm in gegenseitiger Relation erlebt und zu einem einheitlichen Vorgang verschmolzen; wobei die einzelnen Zonen in eine gewisse Rangordnung geraten, die optische demonstrative, die motorische Hilfs- und die orale Zielfunktion erhält. Man kann gewiß nicht umhin, in dieser Assoziation den Keim eines Ich zu sehen. Denn es ist ja, bildlich gesprochen, nicht so, daß sich Hand und Auge selbstlos, völlig ohne Entschädigung für einen fremden Dritten, den Mund, bemühen, um ihm Sauglust zu verschaffen, sondern so, daß alle drei als Teilhaber einer gemeinsamen Firma „Ich“ handeln und am Gewinn beteiligt sind, indem die gewonnene Lust dem Ich gehört. Ich möchte nicht behaupten, daß vor der Greifhandlung keine Ansätze für ein Ich vorhanden sind, sondern würde eher zu dem Glauben neigen, daß von Anfang an die psychischen Zonen und Sphären in einem gewissen Zusammenhang zueinander stehen, wie ja auch von Geburt an — und natürlich schon früher — alle physiologischen Funktionen einheitlich als Gesamtindividuum reguliert sind, miteinander im engsten Bezug stehen. Mehr als theoretisches Postulat ist dieses Urich aber erst bei der Greifhandlung. Jedenfalls haben wir erst bei ihr die Möglichkeit, uns dieses Ich in einigen Punkten verständlich zu machen.

In der Greifhandlung ist das Ich als Voraussetzung nötig für die in ihr zum erstenmal deutlich sichtbar werdende zentrale Regulierung motorischer Funktionen. Sie besteht darin, daß der Wirkungswert der optischen Erlebnisse (Wahrnehmung) und der Erwartung oraler Lust groß genug geworden ist, um bestimmte motorische Wirkungen auszulösen oder zu hemmen. Es hat an gewissen Wahrnehmungen und Vorstellungen eine Konzentration von psychischer Energie stattgefunden, die den motorischen Apparat in den Dienst dieses, durch gemeinsame Energiebesetzung einheitlich gewordenen, Apparates stellt (Schilder 1). „Ich will“ hieße dieser Augenblick in die Bewußtseinssprache des Erwachsenen übersetzt. Die automatisch eintretende Folge dieses Wollens — so müßte sich der Vorgang dem Kinde selbst darstellen — ist, daß der Wunsch erfüllt ist, weil sich keinerlei weitere psychische Prozesse zwischen die Energiebesetzung — die Wunschbildung — und den Erfolg einschieben, wenn die Besetzung stark genug war, der Wirkungswert des optischen Bildes z. B. groß genug war, die intendierten Bewegungen auszuführen.

Es ist naheliegend genug, anzunehmen, daß die der erogenen Zone entzogene Libido zur Erhöhung der Wirkungswerte einer Anzahl von Wünschen verwendet wird. Sie dient der Stärkung des Ich, der Vorstufen des Ich, die durch diesen Energiezufluß erst zum Ich werden — freilich nur zu dem des Vierteljahrkindes, das einen weiten Ausbildungsweg bis zum erwachsenen Ich hat. Wenn wir aber von der Verstärkung des Bemächtigungstriebes sprachen, so ist das kein Widerspruch, denn die Wünsche und Erlebnisse, deren Wirkungswert auf diesem Stadium erhöht wird, und die zu einer zentralen Regulationsgruppe sich auszubilden beginnen, gehören dem Bemächtigungstrieb zu. Wir haben also den Weg der Machtvergrößerung des Bemächtigungstriebes angedeutet, damit aber Fragen angeschnitten, die einem folgenden Zusammenhang angehören.

Die Bemächtigungsformen.

Das zweite und dritte Vierteljahr des Säuglings ist eine recht einheitlich charakterisierbare Periode. Bei aller Fraglichkeit jeder Periodeneinteilung der Kindheit kann diesem Eindruck doch berechtigterweise nachgegeben werden. Schon die alte Kinderpsychologie hat einen guten Teil dieses Halbjahres unter dem Namen des Greiflingsalters (Sigismund) zusammengefaßt. Uns ist er begrenzt durch zwei wichtige Ereignisse; das Greifen im engeren Sinn, die Greifhandlung, steht an seinem Anfang, die Zahnung und Entwöhnung an seinem Ende. Die erste Etappe der Entwicklung des Bemächtigungsapparates fällt in diese Zeit, sie gehört, wie noch des Näheren auszuführen sein wird, dem Bemächtigungstrieb. Und sehr viele der in diesen Monaten erstmalig auftretenden oder erstmalig deutlich beschreibbaren psychischen Phänomene stehen in einem bestimmten strukturellen Zusammenhang mit der Greifentwicklung bezw. mit den Erscheinungen, die wir dem Bemächtigungstrieb zuschreiben.

Diesen selbst nun verständlich zu machen, beachten wir umfänglicher und sorgfältiger als bisher geschehen konnte, welche Verwendung der entwickelte und sich fortschreitend entwickelnde Bemächtigungsapparat findet.

Zwei Verhaltungsweisen, die in diesen Zusammenhang gehören, führen uns wieder ins erste Vierteljahr zurück. Bei geeignetem Reiz öffnen sich die Lippen des Mundes, umfassen rüsselartig den Reizträger, wenn er nur gewissen Bedingungen entspricht, und üben den Saugakt aus. Die Bewegung der Hand in den Mund wird bald eine bevorzugte, die sich auch Hindernissen gegenüber durchzusetzen weiß. Dabei handelt es sich von Anfang an nicht um ein völlig passives Verhalten, wenn dieses auch bei weitem überwiegt. Andeutungen von Hinwendung des Kopfes, Bemühungen nach der Hand der Mutter zu schnappen, gehören nicht selten bereits dem Neugeborenen an. Beide sind insofern etwas anderes als bloß passive Funktionen, als sie der Bemühungen der Kopf-, Hals- und Nackenmuskulatur bedürfen, und die Auslösung dieser Bewegungen durch eine Wahrnehmung erfolgt, die nicht dem Bemächtigungsorgan selbst zukommt; einerlei, ob als auslösender Reiz eine optische, olfaktorische oder auch eine taktile Wahrnehmung (etwa der Wange, jedenfalls nicht eines Bestandteils der Mundzone im engeren Sinne) gedient hat (Popper). Wir haben somit bereits beim Neugeborenen das Urbild der Zweckhandlung gegeben mit ihren Faktoren: dem Zielorgan (Mund), dem apperzeptiven (demonstrativen) Hilfsorgan (Geruch etwa), dem motorischen Hilfsorgan (Hals-, Nackenmuskulatur); alle drei in Kongruenz in bezug auf das Objekt und den Endzweck der ganzen Bemächtigung: Brustwarze — Trinken (Saugen).

Es lohnt sich vielleicht, die bereits dargestellte Entwicklung im ersten Vierteljahr auf diese Beziehungen hin zu revidieren. Da drängen sich Tatbestände auf, die in gewisser Schematisierung, wie mir scheint, doch ohne Vergewaltigung, sich so formulieren lassen. Die in nuce beim Neugeborenen gegebene Koordination der verschiedenen psychischen Sphären auf die orale Bemächtigung wird in der nächsten Zeit weitgehend zerstört. Die Sinnesorgane verlieren ihre apperzeptive Hilfsfunktion oder präziser gesagt, sie nehmen eine reiche Entwicklung, die von dieser Funktion unabhängig ist, so daß diese selbst fast bis ans Unbemerkbare in den Hintergrund tritt. Das Geruchsorgan und seine psychische Entfaltung ist zu wenig bekannt, als daß man seine apperzeptive Hilfsfunktion bei der Bemächtigung studieren könnte. Alles spricht dafür, daß sie anfangs vorhanden ist und gewiß tritt sie normalerweise sehr bald in den Hintergrund oder erlischt sogar völlig. An seine Stelle tritt das Auge, das umgekehrt in den ersten Tagen bei der Bemächtigung gar keine Rolle spielt; dann immerhin bei ihr sekundär mitwirken kann, aber sich wochenlang ohne Zusammenhang mit ihr, nach seinen eigenen Entwicklungslinien entfaltet und erst bei der Zweckgreifhandlung, aber von da an zeitlebens, das führende apperzeptive Hilfsorgan der Bemächtigung bleibt. Die immerhin bemerkbare Funktion des Auges im ersten Vierteljahr ist: 1. seine Mitwirkung beim Saugen, die Erkennung der Mutterbrust, Flasche, Gesicht, der vorbereitenden Handlungen der Säuglingspflege; 2. kann man hierher das so frühe Suchen der Schallquelle mit den Augen eindeuten; 3. kann jeder sensorielle Aufmerksamkeitsakt, also nicht zuletzt der optische, begleitet sein von Mundspitzen, Mundgrimassen, als würde jede sensorielle Erfahrung von der oralen Zone zunächst auf sich bezogen und mit Vorbereitung zum Schnappen beantwortet. Doch gilt dies für die taktile Sphäre — bemerkenswerter Weise — nur in Andeutungen. Die akustischen Reize lösen ursprünglich nur Schreckreaktionen aus, sind sozusagen überhaupt nicht vorhanden. Ihr Übergang in lustvolle Qualitäten, ihre weitere Entwicklung ist unabhängig von jedem direkten Bezug auf die Bemächtigung. Abgesehen vom Mundspitzen auch bei der akustischen Aufmerksamkeit, lösen Töne als solche, wenn ihr Erreger nicht gesehen wird, weder jetzt noch später, Bemächtigungshandlungen aus. Das gleiche gilt von Anfang an und für die orale Bemächtigung zeitlebens, für die taktilen Reize. Nur die Einschränkung ist zu machen, daß die taktile Reizung gewisser der oralen Zone benachbarter Partien (der Wangen z. B.) anfangs direkte Bemächtigungshandlungen (Schnappen zuweilen mit der geeigneten Kopfbewegung) hervorrufen, ein Verhalten, das aber offenbar bald aufgegeben wird. Für den Säugling ist demnach das apperzeptive Hilfsorgan der Bemächtigung kat exochen das Auge. Es tritt aber entschieden in diese Funktion erst relativ spät ein, nachdem es einige Wochen selbständiger Entwicklung hinter sich hat. Während die Nase, die die Rolle des Auges in den ersten Lebenswochen innehat, sie in diesem Lebensabschnitt auch bereits ausspielt.[1])

Auch bei den motorischen Hilfsfunktionen ist im ersten Vierteljahr eine ähnliche Verselbständigung zu sehen. Hier noch mehr wie bei den apperzeptiven, ohne daß der Zusammenhang völlig gelöst würde. Die Halsnackenmuskulatur verliert ihre Bedeutung für den oralen Bemächtigungsakt noch lange nicht. Eine Zeitlang schnappt der Säugling noch nach Objekten, die er bereits mit der Hand ergriffen hat und dem Mund zuführt (Shinn). Aber bereits in den ersten Lebenswochen tritt die Kopfbewegung sehr deutlich und immer mehr in den Bereich der optischen Apperzeption, während andererseits die Hand, vom zweiten Vierteljahr an, das weitaus wichtigste motorische Hilfsorgan, vom zweiten Halbjahr an das einzige, erst monatelang von der oralen Bemächtigung unabhängig, tätig ist. Sie ist anfangs eher noch das Objekt der oralen Bemächtigung als ihr Hilfsmittel. Freilich ein Objekt, das durch seine Ruhelage, und die bevorzugte Richtung seiner spontanen Bewegung die orale Bemächtigung seiner selbst — sozusagen — sehr oft ermöglicht und recht erleichtert, häufig sogar das Eingreifen der Kopfbeweger unnötig macht.

Im angeborenen Klammerreflex und im ziellosen Zugreifen der Hand (während des ersten Vierteljahres) haben wir eine Verhaltungsweise vor uns, die man nicht notwendig der oralen Bemächtigung unterordnen muß. Es böte diese Bemühung zwar kaum eine Schwierigkeit, sie ist aber nicht in jedem Einzelfall zwingend, sondern wir können dieses Verhalten als

[1]) Was aber nicht streng gilt, denn für die sexuelle Bemächtigung bleibt die Nase — wenigstens bei gewissen Typen — ein, wenn auch recht sekundäres, apperzeptives Hilfsorgan; und auch für die orale Bemächtigung hat die Nase Mitfunktionen — etwa in jenen psychologisch so gut wie gar nicht beobachteten Vorgängen, die wir Appetit heißen.

eine bis zu einem gewissen Grad selbständige Bemächtigungsform ansehen, die wir als haptische neben der oralen bezeichnen können. Soweit die haptische von der oralen Bemächtigung unabhängig ist, wäre sie als Tendenz zu beschreiben: Der Säugling klammert sich an die Mutter an. Beim Menschensäugling gewinnt diese Tendenz nur sehr zerstückelten Ausdruck, während sie beim Säugling der Menschenaffen als in sich geschlossene Verhaltungsweise erkennbar ist (Brehm, Mitchell). So spielt die haptische Bemächtigung im ersten Vierteljahr nur eine untergeordnete Rolle in einigermaßen selbständiger Verhaltungsweise: Klammerreflex; Greifen beim Fallen; Zugreifen, wenn Objekte die Bahn der lustbewegten Arme kreuzen, falls dies Objekt nicht unmittelbar in den Mund geführt wird, sondern in der Hand fest umklammert wird, der Arm aber seine Lustbewegungen fortsetzt. In Bezug zur oralen Bemächtigung sehen wir die haptische, wenn die erfaßten Gegenstände zum Mund geführt werden und in den greifenden und schlagenden Bewegungen der Hände an der Mutterbrust während des Saugens, die schon sehr früh wahrnehmbar sind und nicht selten in den ersten Wochen schon zu richtigem Halten der Mutterbrust sich ausbilden.

Die neurologischen Gegebenheiten, die festen Verhaltungszusammenhänge und Beziehungen erscheinen demnach im ersten Vierteljahr recht durcheinandergeschichtet, sich weitgehend dezentralisiert zu entwickeln. Versteht man die Erscheinungen des zweiten Vierteljahres als zentrierte Verhaltungsweise, die auf (hauptsächlich orale) Bemächtigung tendiert, so sieht man auch in den voraufgehenden Wochen die vielfach verstreuten Ansätze dieses triebhaften Verhaltens. Und man kann die im 4. Monat (normalerweise spätestens) erreichte Stufe als ein Resultat der Entwicklung ansehen. Man kann aber auch den Eindruck haben, als wären die Ansätze Fragmente und als wäre ihre Verstreutheit und Dezentralisation die Zerstörung eines phylogenetisch gegebenen Zusammenhangs. Diese Anschauung drängt sich beim Vergleich von Menschensäuglingen mit Menschenaffensäuglingen auf. Es erschiene demnach der Entfaltungsgang der Bemächtigung beim Säugling als ein Spezifikum des Menschen. Die beim Neugeborenen noch gerade sichtbare feste Beziehung Nase — Kopfmuskulatur — Mund wird unterbrochen, eine Verschiebung der Entfaltung des Bemächtigungstriebes findet statt; während dieser Latenzpause, die das erste Vierteljahr einnimmt, entfalten sich die für die Bemächtigung nötigen Apparate selbständig, reichlich und umfangsweiter — in der bereits zusammengefaßten Weise. Und treten im 4. Monat zu einer neuen festen Verhaltungsweise im Dienste der Bemächtigung wieder zusammen: gesehenes Ding — Ergreifen — Ergriffenes in den Mund.

Die orale Bemächtigung hat keine wesentliche Entwicklung mehr, sie ist im Prinzip auf der Stufe der vollständigen Greifhandlung abgeschlossen. Die Vervollkommnungen, die an den Funktionen des motorischen Hilfsorgans Hand sich einstellen, haben wir bereits geschildert, die Kopfbewegungen treten in diesem Zusammenhang bald ganz zurück. Das Auge als apperzeptives Hilfsorgan erhält die unbestrittene Führung. Und zwar in beiden Richtungen: die Bemächtigung geschieht, so gut wie ausnahmslos, nur nach optischer Auslösung und beinahe jede optische Wahrnehmung löst Bemächtigungsbemühungen aus.

Wochenlang besteht ein überwiegend großer Teil des Wachlebens des Säuglings (im 4. bis 5. Monat) aus nichts anderem als optisch ausgelösten oralen Bemächtigungshandlungen. Bis allmählich die orale Bemächtigung in die zweite Reihe, in den späteren Jahren der Kindheit mehr und mehr in den Hintergrund tritt. Natürlich ohne je ganz verlassen zu werden; denn auch im Seelenleben der Erwachsenen spielt die orale Bemächtigung eine, wenn auch sehr abgeschwächte, Rolle. Daß sie latent, im Unbewußten als Triebregung von beträchtlicher Stärke zeitlebens bestehen bleibt, behauptet mit gutem Recht die Psychoanalyse, die zu oft hinter depressiven Zuständen aller Art gerade die verdrängte orale Bemächtigung als entscheidendes Agens aufdeckte, um nicht auch im normalen Seelenleben Wirkungen dieser Triebregung annehmen zu wollen.[1])

Die vorliegenden Beobachtungen erlauben über einen Punkt keine feste Äußerung: Was mit den Objekten im Zielorgan selbst geschieht. Sehr häufig werden sie zum Ludeln benützt; oft — anscheinend als nicht schmackhaft und interessant — kaum an den Mund gebracht, wieder losgelassen; oft wird in späterer Zeit an ihnen herumgeknabbert und geschnuppert. Eine Regel, ein Verständnis läßt sich nicht gewinnen. Sicher ist nur, daß keines der zahllosen in den Mund gebrachten Objekte geschluckt wird. Nicht einmal ein Versuch dazu wäre wahrzunehmen. Geschieht es ja einmal, so ist der Eindruck überwältigend, daß es aus Versehen geschah; übrigens ist mir kein Fall bekannt, wo ein Verschlucken vor der Entwöhnung stattgefunden hätte. Die orale Bemächtigung ist also kein direkter Vorbereitungsakt für das Verzehren. Sie tritt vielmehr in einer Zeit auf, wo ausnahmslos die Einverleibungsbewegungen, Saugen und Schlucken, nur bei Flüssigem von bestimmter Qualität einsetzen. Und auch in der Periode, die die Säuglingszeit abschließt, in der feste Nahrung gekaut und geschluckt wird, ist die Folge der oralen Bemächtigung nicht das Verzehren, sondern das Ludeln, das Beknabbern, ein kurzes im oder am Mund halten. Die meisten Autoren sprechen davon, daß es sich um ein apperzeptives Interesse des Säuglings handle, der Mund ist ein Tastorgan, die orale Bemächtigung ist ein Wahrnehmen, das Kind tastet jedes Objekt, das ihm ergreifbar ist, mit seinem ursprünglichen Tastorgan (Stern, Bühler). Ohne leugnen zu wollen, daß der Mund ein Tast-

[1]) Erst neuerdings hat Abraham auf die Bedeutung der oralen Triebregungen mit Nachdruck hingewiesen.

organ ist, scheint mir diese Auffassung doch nicht befriedigend. Sie räumt dem perneptiven Interesse eine Rolle ein, die ihm nicht zukommen kann. In den frühen Entwicklungsphasen handelt es sich um Triebe und Affekte. Das Interesse an der Wahrnehmung, das aus dem Erkenntnisdrang stammt, steht gewiß nicht am Anfang der Entwicklung, sondern entsteht aus Trieben und Affekten auf einem langen und komplizierten Weg, der uns hier nicht beschäftigt. Es fehlen sorgfältige Untersuchungen über die Kriterien des Säuglings (und einjährigen Kindes), nach denen es genießbare Objekte von den anderen unterscheidet; ob er solche Kriterien überhaupt auch für feste Speisen hat, wie er sie erwirbt und vervollkommnet. Darum läßt sich Sicheres über den Zusammenhang der oralen Bemächtigung mit dem „Fressen" noch nicht feststellen. Mein Eindruck würde sich dahin äußern lassen, daß das Kind in oder kurz nach dem Entwöhnungsalter von solchen Kriterien geleitet wird; und daß es Resultat einer späteren Entwicklung ist, die übrigens gar nicht bei allen Kindern einzutreten scheint, wenn es sich zum Omnivoren entwickelt, Kupferpfennige, Zelluloidkugeln und Tinte schluckt.

In ein entscheidend neues Stadium tritt die Bemächtigung dadurch, daß sich der feste Zusammenhang zwischen oraler und haptischer Bemächtigung lockert, schließlich völlig löst. Scupin hält folgenden Moment (aus dem 5. Monat) des Säuglings fest: „Es hielt heute sein am meisten bevorzugtes Spielzeug, einen Bajazzo mit Holzgriff, in den Händchen, beugte sich vor und ließ es fallen. Das Erklingen der Schellen beim Falle erregte seine Aufmerksamkeit, er suchte, bis sein Blick an dem am Boden liegenden bunten Dinge haften blieb. Der Bajazzo wurde aufgehoben und ihm ins Händchen zurückgegeben. Neues Betrachten, neues Betasten, dann — pardauz! Lag das Spielzeug wieder am Boden. Dabei beugte sich das Kind mit energischem Ruck vor und sah dem fallenden Dinge nach, dies geschah mehrmals." Die haptische ist keine Teilhandlung der oralen Bemächtigung, sondern sie ist in den Dienst der akustischen Lust getreten. Dieser Fall mag anfangs nur sporadisch vorkommen, so sehr, daß er wie Zufall erscheinen mag. Sehr bald aber läßt das Verhalten des Säuglings keinen Zweifel darüber, daß die Ergreifung des Objektes zur Lärmerzeugung erfolgt. In dem eben zitierten Beispiel hat auch das „intellektuelle" Interesse eine bedeutsame Rolle; dem Programm dieses Buches gemäß sollen aber die Probleme der intellektuellen Entwicklung nicht ausführlich erwähnt werden.

Es sind im allgemeinen Gegenstände, die sich für den Gebrauch durch den Mund nicht eignen oder die nur ungeschickt in den Mund zu führen wären, welche zur Lärmerzeugung verwendet werden. Aber auch bei diesen ist es keineswegs so, daß niemals Versuche unternommen würden, sie dennoch oral zu verwenden. Vielleicht bleibt der orale Gebrauch das ganze Säuglingsalter hindurch ein bevorzugter. Aber doch gibt es Fälle genug, in denen die Ergreifung in erster Linie dem Erwerb von akustischer Lust dient. In solchen Fällen haben wir keinen Anlaß, die Handlung dem Bemächtigungsdrang als solchem zuzuschreiben, wir dürfen sie zu den Zweckhandlungen rechnen, die im Dienste der Sexuallust ausgeführt werden. Und haben als wichtigen Fortschritt zu konstatieren, daß es möglich wurde, die Hand in den Dienst einer anderen als der oralen Zone zu stellen. Wobei auch das Auge eine Veränderung seiner Funktion erfährt. Es hat nunmehr nicht allein auf Gegenstände hinzuweisen, die sich zur oralen Bemächtigung eignen, einerlei was immer ihr Zweck sei, sondern auch auf solche, die akustische Lustmöglichkeiten versprechen. Bis dahin war der Säugling auf zwei Wege zur Befriedigung der akustischen Zone angewiesen: abwarten, bis ein geeigneter Hörreiz zufällig von der Umwelt geboten wird, oder spontane Erzeugung von Lauten durch den Stimmapparat (Mund). Er hat von letzterer Möglichkeit reichlichen Gebrauch gemacht und erhält nun eine Bereicherung dieser Möglichkeiten, indem er die Bemächtigung zur Erzeugung mannigfaltiger Geräusche verwertet.

Eine Gruppe von weiteren Veranstaltungen mit dem ergriffenen Gegenstand, bezw. von Bemächtigungsversuchen an hiezu ungeeigneten Gegenständen, haben das Gemeinsame, daß sie nicht zu oraler Bemächtigung führen, daß dies anscheinend auch gar nicht ihr Zweck ist. Im übrigen scheinen diese Tätigkeiten miteinander wenig Gleichartiges zu haben. Es sind die beliebten Verhaltungsweisen: Zerreissen von Papier oder wenigstens dessen Zerknüllen; Reißen, Zerreißen, Knüllen, Kneten, Kratzen, Zupfen an allen möglichen geeigneten Gegenständen: Decke, Stoffen, Wollfäden; Hantieren u. dgl.; das Greifen nach Nase, Augen, Wangen der Mutter und anderer Personen; Kratzen, Reißen an den Haaren und was an solchen Handlungen zahlloser Nuancen mehr sind. Wie weit alle diese Handlungen wirklich keinen Bezug auf die orale Zone haben, läßt sich nicht sicher entscheiden. Eine Nötigung, sie von ihr unabhängig zu denken, liegt nicht vor. Man kann sich leicht die Relation zu ihr herstellen, wenn man erwägt, daß all dies ja Zerkleinerungshandlungen sind oder als solche intendiert sein können. Greift das Kind nach den Augen — mit besonderer Vorliebe — so kann der Sinn sehr wohl sein, das Auge aus seinem Hintergrund herauszupfen zu wollen, oder die Nase als Objekt der Bemächtigung soll abgerissen werden, aus der Decke soll ein Stück herausgezogen werden, der Teddybär soll entzweigebrochen werden usw. — und dies alles, um die so losgelösten, so erzeugten Gegenstände in den Mund zu führen. Eine Absicht, die sich nicht verwirklichen läßt, häufig wenigstens nicht erreicht wird. Der Säugling benimmt sich aber bei all diesem Tun ganz so wie ein junger Affe, nur ungeschickter und fragmentarischer, der auch alles Sichtbare — mit verhältnismäßig geringer Auswahl — erfaßt, an den Mund führt und auf seine Freßqualitäten prüft; ungeeignete Objekte zerkleinert, schält, aufbricht, um und um wendet, um zu sehen, ob sie nichts Genießbares enthalten. Ein Tun, das für den Früchtefresser, der zu schälen, Kerne auszusondern, Früchte aufzubrechen, zu enthülsen hat, in sich geschlossen und vernünftig zweckvoll ist, eine direkte Relation zur oralen Bemächtigung hat. Diese selbst wieder ist nichts anderes, als die Einleitung des Freßaktes. Beim Säugling erscheint dieses gleiche Verhalten vielfach gebrochen und verändert, teils durch direkte und gar nicht mühelose und sichere Einwirkung der Umwelt.

Daß bei manchen dieser Tätigkeiten auch noch akustische Lust mitspielt, beim Zerreißen von Papier etwa, sei eben nur erwähnt, ohne im Einzelnen nachzuprüfen, ob dies primär oder sekundär ist. Ebenso sei hier nur angemerkt, daß bei den Bemächtigungsversuchen am Körper der Mutter sehr bald sich ein neues Motiv hinzugesellen mag: die Wahrnehmung der ernsten und spielerischen Schmerzäußerungen der Mutter, die das Kind sehr bald mit großem Interesse verfolgt und um derentwillen sich bald — und häufig — solche Handlungen als „Spiel“, wiederholt und bejubelt, vermannigfaltigen.

Der aktiven Bemächtigung, die uns bisher beschäftigt hat, schließt sich zwanglos eine Verhaltungsweise an, die man als passive Form desselben Dranges bezeichnen darf, ohne zu vergessen, daß gerade in ihr eine sehr enge Verbindung heterogener Triebe nachweisbar sein wird. Nicht immer ist der Säugling — auch im späteren Alter — in der Lage, sein Anklammerungsbedürfnis zu befriedigen, dann schreit er nach der Mutter und will von ihr auf den Arm genommen werden, um sich an sie zu schmiegen und an ihr festzuhalten, anzuklammern. Man tut einer Komponente dieses Verhaltens keinen Zwang an, wenn man sie als haptischen Bemächtigungsdrang deutet, der aktiv nicht erfüllt werden kann, sondern der Hilfe der Umwelt bedarf. Die Gebärde dieses Wunsches ist das Ausstrecken der Arme. Eine Expression, die ganz allgemein haptische Bemächtigungswünsche ausdrückt. Sie ist ja nichts anderes, als die Bemühung, die Reichweite der Arme zu vergrößern und den zu entfernten Gegenstand zu erreichen und an sich zu ziehen, um ihn der oralen Bemächtigung zuzuführen oder einer der anderen beschriebenen Verwendungen. In einem Fall kann das Bestreben eine umgekehrte Erfüllung erfahren: Wenn das Kind nach der Mutter langt; es kann sie nicht heranziehen, aber es wird von ihr herangezogen und der Bemächtigungsdrang erfährt passiv — ohne eigene Muskelanstrengung — seine Befriedigung. Eine für den Säugling gewiß merkwürdige Erfahrung, deren nicht geringe psychische Folgen wir noch zu betrachten haben werden.

Die Triebkomponenten der Bemächtigung.

Für rein deskriptive Zwecke ist der Terminus Bemächtigungsdrang oder auch Bemächtigungstrieb, den wir in diesem Abschnitt so häufig gebrauchten, ausreichend präzise. Er umschreibt eine Anzahl von Tatbeständen richtig und prägnant. Sollen diese Tatbestände aber in den Zusammenhang der übrigen Triebtatsachen eingereiht werden, so müssen sie sich eine Zerlegung in Komponenten gefallen lassen. Der Terminus Trieb wird für sie daher nicht anwendbar, er kann bestenfalls diesen Komponenten zukommen und der Ausdruck Drang bedarf näherer Begrenzung. Den Ansätzen einer psychologischen Trieblehre entsprechend, die in diesem Buch in engster Anlehnung an Freud vorgetragen werden, ist die Frage zu stellen, ob der Bemächtigungsdrang eine Äußerung der Sexualtriebe oder der R.-Triebe ist. Erweist er sich aber als das Resultat einer Mischung beider, so sind deren Anteile nachzuweisen und, soweit es uns möglich ist, voneinander abzugrenzen.

Je ein Komplex läßt sich vom Ganzen des Bemächtigungsdranges leicht absondern und je einer der beiden Triebgruppen zuordnen. Deutlich sind Bestandteile des Freßtriebes in ihm zu erkennen, den wir oben den R.-Trieben einzugliedern versuchten; und nicht weniger deutlich drängen sich Reiz-Lust-Erscheinungen auf, die wir per definitionem den Sexualtrieben zuzuweisen haben. Aber es bleibt, so will es scheinen, kein geringer Rest, bei dem die Scheidung nicht so leicht gelingt. Und die Relation dieser beiden Komplexe zueinander und zu dem vermischten Rest gibt Anlaß zu mehr Fragen, als man heute zu beantworten wagen darf.

Die oben versuchte Umschreibung des Freßtriebes paßt sehr wohl zu vielen Erscheinungen des oralen Bemächtigungsdranges. Gesehenes Ding in den Mund und Mundgerechtmachen des gesehenen Dinges (Abreißen, Teileauszupfen), schließlich Suche nach genießbaren Bestandteilen im gesehenen, ergriffenen (und als Ganzes nicht genießbar befundenen) Ding — diese drei Komplexe der oralen Bemächtigung decken sich mit dem Freßtrieb, sind zweifellos dessen Erscheinungen. Es sind feste, angeborene, bis zu einem gewissen Grad den oralen Bedingungen anpaßbare, von einer Wahrnehmung her auslösbare Verhaltungsweisen, die in sich sinnvoll sind. Sie als Trieb zu bezeichnen, liegt kein Einwand vor. Verlaufen sie mit Bewußtsein — und es wäre völlig sinnlos, das nicht annehmen zu wollen — so wird die Triebrepräsentanz durch einen Wunsch gegeben sein, der zu interpretieren wäre als: Ich möchte das gesehene Ding in den Mund stecken (und essen). Ist der Wunsch unerfüllbar, erzeugt er Unlust, wird er gestillt, Lust, und zwar offenbar Befriedigungslust, Ruhelust. Das Ausbleiben von wunschauslösenden Wahrnehmungen wird nach einiger Zeit motorische Unruhe herbeiführen, die als Unbehagen (Unlust) erlebt, zu Versuchen führen wird, die Situation zu verändern, und zwar solange, bis auslösende Wahrnehmungen auftreten. Ist dies nach einiger Zeit nicht der Fall, so werden sie halluziniert, und so ein konkreter Wunsch innerhalb der allgemeinen motorischen Unruhe gebildet.

Nach zwei Richtungen entspricht dieses Verhalten allem, was wir von R.-Trieben erwarten dürfen. Ihr Ziel ist bekanntlich die Wiederherstellung eines gestörten Ruhe(Gleichgewichts)zustandes. Die Störung ist hier einmal eine innere: Hunger. Hunger tritt erst ein, wenn der Organismus eine Zeitlang keine Gelegenheit hatte, genießbare Dinge zu sehen und zu ergreifen. (Wir sehen dabei zunächst vom Säugling ab.) Man muß auf das „und zu ergreifen“ eine besondere Betonung legen, denn herrschte im Individuum nicht der Drang, sich der gesehenen Objekte zu bemächtigen, so würde es auch umgeben von den schmackhaftesten Nahrungsmitteln, den akuten Hunger abwarten. Man kann daher — in Übereinstimmung mit den Claparèdeschen (1) Auffassungen — sagen: Der Bemächtigungsdrang, vom akuten Hunger losgelöst, verhindert unter normalen Bedingungen, dessen sehr unlustvolles und sehr gefährliches, weil leicht zu spätes Auftreten. Aber immerhin, trotz dieser Schutzfunktion des Bemächtigungsdranges kann jene innere Störung eintreten. Was das Individuum dann triebhaft vornimmt, die Ortsveränderung z. B., wird letztlich, und zwar triebenergetisch, direkt zur oralen Bemächtigung, zur Sättigung, zur Aufhebung der Störung und somit zu Wiederherstellung des gestörten Ruhezustandes führen. Im System B.-W. wird dann erst Lust, und zwar Ruhelust eintreten, die Akte, die zur Wiederherstellung führen, also die Triebhandlungen, werden — theoretisch — Unlust sein, wie immer sie sich äußern mag als Gier, Erregung, Spannung usw: per definitionem R.-Trieb-Verhalten.

Der Ruhezustand kann aber auch — zweitens — von außen her gestört werden. Gesehenes Ding löst den oralen Bemächtigungswunsch aus (Appetit im weiteren Sinn des Wortes) zu einer Zeit, in der der Ernährungszustand des Organismus sich noch nicht durch innere Reize psychisch bemerkbar gemacht hätte. Daß dies möglich ist, darf man als paradoxe Folge des Bemächtigungsdranges mit seiner Hungerschutzfunktion ausdrücken. In diesem Fall wird die Störung behoben, der Ruhezustand wieder hergestellt, indem das störende Objekt vernichtet wird. Es verliert so radikal und endgültig seinen Störungswert, die Möglichkeit „Appetit“ auszulösen. Die Vernichtung geschieht oral oder im — theoretisch — komplizierten Fall durch Zerstörung, Wegwerfen usw. Die orale Vernichtung ist die definitive Entfernung aus dem Gesichtskreis; sie ist die radikalste und dauernde (ewige), gesichertste Fernhaltung des Ruhestörers, die ohne Werkzeuganwendung möglich ist. Wenn die orale Vernichtung nicht geschieht, so erfolgt die zeitweilige — also nicht dauernde und nicht gesicherte — aber für die nächste

Zukunft ausgiebige Entfernung aus dem Gesichtskreis, wegwerfen, oder jenes Maß von Zerstörung, das den Wirkungswert (Störungswert) des Objektes herabsetzt, womöglich aufhebt. Die am Baum hängende Frucht, Objekt von hohem Störungswert, wird in ein Häufchen von zerfaserten Schalen am Boden liegend verwandelt, zerstört, auch wenn die Frucht nicht genießbar war. (Ein Verhalten, das auf Augentiere zutrifft; Nasentiere scheinen wegen der präzisen Wahlfähigkeit dieser Maßnahmen nicht zu bedürfen.) Auch hier also ein reines R.-Triebverhalten in jedem konkreten Einzelakt: die gestörte Ruhesituation wird wieder hergestellt durch radikale Vernichtung des Ruhestörers und eine gewisse Sicherung vor der schärfsten Störung, dem Hunger, durch das Ganze der Verhaltungsweise erreicht.

Diese Einordnung eines sehr umfangreichen Anteils des Bemächtigungsdranges unter die R.-Triebe ist in ihrem Bestand auch für die Erscheinungen beim Säugling durch zwei auffällige Tatsachen gefährdet. Erstens wollen die bei der Bemächtigung auftretenden Lustäußerungen wenig hiezu stimmen. Zweitens findet bei der oralen Bemächtigung nur in den seltensten Fällen auch wirklich orale Vernichtung statt.

Diese zweite Tatsache sei voraus behandelt. So zutreffend sie auch ist, besagt sie doch nicht mehr, als daß beim menschlichen Säugling das in Rede stehende Phänomen kompliziert ist; daß bei ihm eine Komplikation stattgefunden hat, von der unsere Erörterung, allgemein wie sie geführt werden mußte, abgesehen hatte. Es gibt kaum einen Fall im konkreten, psychischen Leben, in dem sich R.-Triebe ganz rein und unvermengt äußern könnten, sie sind so gut wie immer durchsetzt von Komponenten, die nach der theoretischen Sonderung, die vorgenommen werden muß, den Sexualtrieben zuzurechnen sind. Es wird uns noch ein wenig einsichtig werden, warum dem so sein muß, warum dies strenger gilt als die umgekehrte Behauptung, daß den Sexualtrieben R.-Triebkomponenten beigemischt sind. Für jetzt aber begnügen wir uns mit der Erinnerung, daß jede Aufstellung von Trieben keine Tatbestände des konkreten psychischen Geschehens meint, sondern theoretische, abgegrenzte Begriffe, die der Deutung der konkreten Tatsachen dienen. Aber man müßte nicht einmal die Mischung der Triebe annehmen, um den zweiten Einwand fruchtbar zu erledigen. Es genügt vielleicht bereits, aus der Tatsache, die er meint, zu verallgemeinern. Man kann sie ja auch dahin auffassen, daß sie uns einen durchbrochenen Zusammenhang zeigt. Die orale Vernichtung ist in ihrer Entwicklung nicht enge abhängig von der oralen Bemächtigung. Beide ursprünglich und dem Begriff nach zusammengehörende Teile e i n e r Verhaltungsweise, sind in der ontogenetischen Entwicklung voneinander getrennt. Die Entwicklung der oralen Vernichtung ist aufgeschoben oder die der oralen Bemächtigung verfrüht. Es ist nicht das erste Mal, daß wir eine solche

Zerreißung eines ursprünglichen und begrifflichen Zusammenhanges annehmen müssen. Was Freud (2) die Zweizeitigkeit der Entwicklung des Sexualtriebes nennt, wird auch auf anderen Gebieten deutlich bemerkbar. Einheitliche Verhaltungsweisen entwickeln sich ontogenetisch sehr oft so, daß sie in zwei Komponenten zerlegt werden, die nacheinander, gelegentlich durch einen beträchtlichen Zeitraum getrennt, in Erscheinung treten. Das Ganze der oralen Bemächtigung, das Vernichtung und Bemächtigung in sich schließt, setzt mit der Bemächtigung allein seine Entwicklung an, erreicht zunächst das Endstadium, die Vernichtung, nicht, sondern diese muß nach einigen Monaten durch einen neuerlichen Ansatz der Entwicklung erst nachgeholt werden. Wir verstehen das frühere Stadium, das für sich keinen Sinn hat, erst mit Bezug auf das spätere. Die Vermischung des R.-Triebes Bemächtigungsdrang mit libidinösen Komponenten gibt den Handlungen eine individuelle Funktion auch auf dem ersten Stadium: Lust. So kann die R.-Triebhandlung, orale Bemächtigung (ohne Vernichtung) als Lusthandlung erscheinen. Daß dies nur Schein ist, lehrt die genauere Betrachtung dieser Lust selbst.

Damit haben wir den ersten Einwand wieder berührt. Die Bemächtigung ist mit Lust verbunden. Mit die Äußerungen stärkster Lust knüpfen sich an sie, und zwar ganz dieselben Äußerungen, die wir von der Reizlust her bei den mannigfaltigsten Anlässen kennen. Sie ist mit Jubel und Stolz von den Beobachtern immer wieder beschrieben. Nun könnte man leicht geneigt sein, dort die Erfüllung von Sexualtrieben anzunehmen, wo diese laute, erregte Lust sich äußert. Wenigstens nach allem Gesagten möchte man den Eindruck haben, als müßte die Ruhelust, die wir bei Schlaf und Sättigung fanden, die typische Lustform der R.-Triebe sein. Aber wir wissen zu wenig von der Lust überhaupt, um es wagen zu können, die zwei extremen Lustformen, die sich wohl sondern und in ihrer extremsten Äußerung auch je einem der beiden Triebe zuordnen lassen, als die einzigen und typischen aufzustellen. Daß sich die Lustformen nicht einfach nach ihren Äußerungsweisen scheiden lassen, zeigt uns die Lust beim Ludeln, die gewiß Reizlust, gewiß den Sexualtrieben zugehörig ist, und doch still und intensiv wie die Ruhelust des Einschlafens. Daher, wegen der noch so dunklen Kompliziertheit der Frage würde es sich nicht empfehlen, die Äußerungsweise der Lust zum entscheidenden Kriterium des vorliegenden Triebes zu nehmen. Man muß nicht argumentieren, weil die Lust der Bemächtigung sich ganz ähnlich der Lust am Hören rhythmischer Geräusche äußert, seien beide der Erfolg, und schon gar nicht das Ziel desselben Triebes.

Wollen wir versuchen, durch Überlegungen in das Dunkel ein wenig einzudringen, so bieten sich folgende Tatsachen. Die orale Bemächtigung und Vernichtung weist keine Äußerungen von Jubel und lauter Lust auf.

Sie macht tatsächlich den Eindruck, als läge bei ihr der Lustakzent auf der abgeschlossenen Handlung, der Aufhebung der Störung, so wie wir es von der Ruhelust von vornherein erwarten. Freilich schiebt sich hier die Komplikation ein, daß die orale Zone dabei in Funktion tritt, treten muß, sich also sekundär Sexuallust mit der R.-Triebhandlung vermischt, wenigstens mit ihr mischen kann, wenn ein längeres Funktionieren der oralen Zone zur Durchführung der oralen Bemächtigung, Vernichtung, nötig ist. Die beträchtlichen Freudeäußerungen sind an die haptische Bemächtigung gebunden, und zwar einerlei, ob sie das Mittel zur oralen oder zu einer anderen war oder schließlich, ob sie für sich selbst besteht. Reizlust ist dies aber gewiß nicht, denn es handelt sich bei allen diesen Lustäußerungen keineswegs um rhythmische Bewältigung von Angst oder Unlust irgend einer Art. In den speziellen Fällen, wo doch solcher Tatbestand vorzuliegen scheint, etwa wenn das Kind unter lebhaftester Lustbezeigung mit einem ergriffenen Gegenstand auf den Tisch trommelt, wird sich die einfache Auskunft bieten, die Lust eben der Sinneswahrnehmung, der Kinästhesie und ähnlichen Lustquellen zuzuschreiben, die mit der Bemächtigung an sich nichts mehr zu tun haben.

Tritt die Lust als Jubel, Stolz, Triumph nach Leistung gewisser Anstrengung an den Erfolg geknüpft auf, so wird man die Lust als wohlverständlich ansehen, einerlei ob der beabsichtigte Erfolg im Dienste der R.- oder Sexualtriebe angestrebt wurde. Für die Entscheidung wird jedenfalls maßgebend sein, welches die Erfolgsabsichten im einzelnen Falle waren. Tritt die Lust ohne diese vorangegangene Arbeit auf, und so ist es meistens bei der Freude über das Ergriffenhaben, bleibt uns nichts mehr als festzuhalten, daß die Erfüllung eines Triebes, also der Erfolg jeder Triebhandlung, Lust bringen muß. Erstaunlich ist nur, daß diese Lust auch eintritt, wenn erst ein Teil der Triebhandlung abgelaufen ist. Wir verstehen ja die haptische Bemächtigung als Etappe der oralen Vernichtung. Erinnern wir uns an die Annahmen, die sich oben ergaben, so werden wir diese Lust als Folge jener Libidoentziehung vom Organ auf das Ich verstehen. Das heißt, die Lust der haptischen Bemächtigung wäre Selbstgefühl. Der Keim des Selbstgefühls wie er dem Keim eines Ich auch allein zukommen kann. Aber an eben dieselben Bedingungen geknüpft, an die das Selbstgefühl zeitlebens gebunden sein wird: An die klaglose Unterwerfung der Welt, die eigenen Körperorgane einbezogen, unter die Wünsche des Ichs. Wir erleben diesen Fall als Lust; der Säugling nicht minder.

Das Ich nun ist in seiner Stellung zu R.- und Sexualtrieben in dieser Situation, der Bemächtigung, wenigstens einigermaßen präzis beschreibbar. Es fördert die R.-Triebe gegenüber den Sexualtrieben, die haptische Bemächtigung als Mittel zur oralen Bemächtigung, als Vorläufer der Vernichtung, der oralen und haptischen, und eigentlich bereits als deren

Beginn gegenüber der kinästhetischen Reizlust. Aber im Dienst dieser Funktion zieht das Ich selbst Libido an sich, es beginnt vielleicht in diesem Alter bereits die Sexualisierung (Erotisierung) des Ich, die sich im zweiten Lebensjahr bemerkbar machen wird.

So sehen wir den Bemächtigungsdrang als eine innige Mischung von R.- und Sexualtrieben. Den R.-Triebanteil kann man, je jünger der Säugling ist, um so deutlicher als in sich geschlossenen Komplex erkennen. Er ist aber dreifach verdunkelt. Erstens: ontogenetisch in zwei (oder auch mehr) Zeiten sich ansetzend und entfaltend; zweitens: durch mannigfaltige Vermischung mit libidinösen und im engeren Sinn sexuellen (lustbietenden) Komponenten; drittens: durch einen vorwegnehmenden Faktor. Den zweiten Faktor werden wir genauer erkennen, wenn wir die libidinöse Struktur des zweiten und dritten Vierteljahres (im nächsten Kapitel) studiert haben werden. Den dritten deuten wir hier noch anhangweise an. Daß sich das Ich und die haptische Bemächtigung früher entwickelt als die orale Vernichtung überhaupt möglich ist, hat seine Voraussetzung in der sozialen Situation des Säuglings: Die Befriedigung oder Verhinderung des Hungers geschieht nicht durch ihn selbst, sondern hauptsächlich durch seine Mutter. Ein eminent wichtiger Teil seiner R.-Triebe befriedigt sich durch das Bestehen von bestimmten Trieben in der Mutter und bestimmte sozialpsychische Gegebenheiten. Dies trifft auch für den Tiersäugling zu. Sowie er aber abgestillt ist, bedarf er einer ganzen Anzahl von Bemächtigungshandlungen, um nun seinen Hunger selbständig zu stillen. Er übt diese Handlungen antizipativ aus, noch während er sich an der Mutterbrust befriedigt. Die Zerreißung des ursprünglichen Triebzusammenhanges ist also für den verfrüht auftretenden Anteil zugleich antizipative Betätigung. Für den Menschensäugling gilt das in noch erhöhtem Maße, weil seine Selbständigkeit in bezug auf die Nahrungsbeschaffung mit der Entwöhnung noch bei weitem nicht erreicht ist. Die Kompliziertheit der Lebensbedingungen äußert sich bereits in der Komplikation, die einfache und ursprüngliche Triebhandlungsabläufe im Säuglingsalter erfahren. Mit Groos (1) dürfte man auch hier von Vorübung und Einübung sprechen, also die Bemächtigungshandlungen samt und sonders Spiel nennen. Nur muß man dessen eingedenk bleiben, daß Vorübung und Spiel keine erklärenden Termini sind; vielmehr setzen sie ein Problem und zwar das teleologische.

Die Libidoentwicklung des Greiflings.

Von den libidinösen Strebungen des Greiflingsalters war zwar in diesem Abschnitt schon vielfach die Rede, so daß wir, was die Darstellung des Tatsächlichen angeht, nur zusammenzufassen und zu ergänzen brauchen. Ein Teil der Libido ist an bestimmte Körperpartien geknüpft: die erogenen Zonen. Deren Zahl und Bedeutung macht gewisse Veränderungen im ersten Dreivierteljahr des Lebens durch, die sich ohne Schwierigkeit bezeichnen lassen. Im ersten Vierteljahr sind von Bedeutung: die orale, die akustische und kinästhetische Zone. Von diesen drei Zonen hat am Ende des dritten Vierteljahres nur die orale Zone ihre primäre Bedeutung behalten, vielleicht sogar verstärkt. Die kinästhetische Zone hat ein gut Stück ihrer Erogenität abgegeben; die Armmuskulatur gehorcht völlig den Ichwünschen, ihre Bewegungen sind weitgehend rationalisiert, nicht mehr ausschließlich auf das Ziel der Gewinnung von Lust im Organ selbst gerichtet, sondern in den Dienst von Lusterwerb (Triebbefriedigung) an anderen Organen oder des Gesamt-Ich gestellt; an der Beinmuskulatur ist derselbe Prozeß bereits ziemlich vorgeschritten. Das Ohr als erogene Zone ist bis zur Unbemerklichkeit in den Hintergrund getreten; es handelt sich bei seiner Erregung — der Lust sowohl wie der Unlust — gewiß nicht mehr um taktile Lust, sondern die Libidobesetzung ist, im wesentlichen mindestens, auf die akustischen Wahrnehmungen (und Vorstellungen) übergegangen. Das Ohr verhält sich nunmehr — seit Wochen bereits — in bezug auf die libidinösen Prozesse wie das Auge, das von Anfang an durch seine Wahrnehmungen und Vorstellungen in den Zusammenhang der libidinösen Erscheinungen eingereiht ist. Ein Sachverhalt, der seine eingehende Erörterung an dieser Stelle noch nicht erfahren kann.

Von der analen Zone wird wegen völligen Mangels an vorliegendem Material (s. o.) abgesehen. Wir wissen nichts über die libidinösen Prozesse an dieser Schleimhautzone während der Säuglingszeit. Doch soll nicht unerwähnt bleiben, daß häufig genug bereits im dritten Monat eine gewisse Regulierung der Defäkation gelingt, was uns zeigen kann, daß eine bestimmte Beziehung zwischen den lokalen Erregungsvorgängen und dem Ich hergestellt ist.

Auch über die Erogenität der gesamten Körperoberfläche, der Haut, lassen sich keine detaillierteren Aufschlüsse aus dem vorhandenen Beobachtungsmaterial gewinnen (Sadger). Wir wissen, daß bald nach der Geburt unter gewissen Bedingungen (etwa im warmen Bad) Lust einer nicht unbeträchtlichen Intensität aus ihr bezogen wird und daß dieser Sachverhalt für die ganze Säuglingszeit zutrifft; während der Säugling noch kaum aus lokal begrenzten rhythmischen Reizen (Kitzeln) Lust bezieht, wenn die Reizung nicht an einer der erogenen Zonen erfolgt.

So sehen wir eine Verminderung der erogenen Zonen und ihrer Bedeutung im Laufe der ersten drei Vierteljahre sich vollziehen. Dem steht gegenüber, daß sich in dieser Zeit eine Zone zur erogenen entwickelt, die in den ersten Lebenswochen noch keine bemerkliche Rolle spielt: die genitale Zone. Zwar fehlen — wie wir bereits feststellten — exakte

Prüfungen so gut wie ganz, doch wird sich nicht leicht daran zweifeln lassen, daß die Sensibilität der genitalen Zone schon in den ersten Wochen eine bedeutende ist. Watson konstatiert Erektionen des Penis in den ersten Lebenstagen. Keine Erfahrung spricht gegen die Sensibilität. Aber eine Rolle kann diese Zone im ersten Vierteljahr nicht spielen, weil ihre spezifische Reizung vom Kind selbst noch nicht vorgenommen werden kann und von der Mutter, so weit wie möglich, vermieden wird oder unbeachtet bleibt. Erst wenn die Fähigkeiten der Hand zu bestimmten Manipulationen gesteigert sind, ist die physische Möglichkeit zur Verwendung der Genitalpartie als erogener Zone möglich. Man kann daher von vornherein, als allgemeine Erscheinung, die Masturbation nicht vor dem vierten Monat erwarten. So weit hier die sehr spärliche und zurückhaltende Literatur Auskunft gibt, ist die Masturbation so früh, aber noch nicht einwandfrei beobachtet worden.

Die Autoren differieren polar in der Deutung der masturbatorischen Akte, beschreiben und datieren sie ungenau, deren Vorkommen selbst aber leugnet niemand; denn wem selbst Erfahrung fehlt, ist doch an die unbezweifelbar gelegentlich stattgehabte Beobachtung anderer gebunden. Moll z. B., der nicht allein seine eigenen Erfahrungen, sondern auch die verstreute kasuistische Literatur mitverarbeitet, betont, daß im Säuglingsalter Erektion, manuelle Manipulationen an den Genitalien und masturbatorische Akte durch Zusammenpressen der Oberschenkel usw. vorkommen. Die Deutung all dieser Handlungen als sexuell scheint ihm unwahrscheinlich, ohne daß er sie für alle Fälle strikte ablehnte. Auch die Wollustempfindung „kommt selbst bei kleinen Kindern, vielleicht sogar bei Säuglingen, vor. Wenn ein Kind mit weitgeöffneten, feuchten Augen daliegt und äußerlich allerlei Zeichen der geschlechtlichen Erregung darbietet, wie sie beim Erwachsenen beobachtet werden, so sind wir berechtigt, eine solche Wollustempfindung anzunehmen. Was aber auch in diesen Fällen, wenigstens bei jüngeren Kindern, gewöhnlich fehlt, ist die Wollustakme, die im Moment des Ergusses beim Erwachsenen eintritt. Es ist mir zwar gelegentlich auch von Fällen berichtet worden, wo sie schon bei Säuglingen eingetreten ist." (Moll.) Die Zahl der kasuistisch publizierten Fälle ist nicht ausreichend, immerhin vermag Friedjung (2) eine ganze Reihe von eigenen Beobachtungen zusammenzustellen, und seine Literaturübersicht (3) zeigt, daß die Zahl der kasuistischen Angaben nicht mehr übersehen werden kann. Der in dieser Literatur datierte früheste Masturbationsfall ist aus dem sechsten Monat. Friedjung (2) beschreibt einen Fall, bei dem die Masturbation im vierten Monat begann. Diese Angabe stammt aber von den Eltern, die ärztliche Beobachtung setzte erst im sechsten Monat ein. Das Ende des zweiten Vierteljahres wäre demnach im allgemeinen der früheste Zeitpunkt für den Masturbationsbeginn. Aus dem dritten Vierteljahr liegt eine verhältnismäßig so große Zahl von Beobachtungen vor, daß man es als die allgemeine Beginnzeit der Säuglingsmasturbation ansprechen kann, ohne über deren Häufigkeit selbst damit etwas auszusagen.

Wir werden nicht einen Augenblick zweifeln, ob wir die Säuglingsmasturbation dem Sexualleben zuschreiben sollen oder nicht; denn den R.-Trieben kann sie nicht zugehören. Ehe wir uns entschließen könnten, die Genitalzone im Säuglingsalter grundsätzlich den erogenen nicht zuzuzählen, das Motiv der Masturbation in etwas anderem als in der Lust, die sie vermittelt, zu sehen, bedürfte es sehr stichhaltiger Argumente. Solche sind aber nicht vorgebracht worden. Es gehört ja zu den Eigenschaften der kinderpsychologischen und auch pädiatrischen Literatur, daß sie die wissenschaftlichen Probleme nur selten ernst nimmt und sorgfältig erwägend durchdenkt. Es fehlt daher an Argumenten; man muß diese erst zwischen den Zeilen den Autoren nach konstruieren. Sehen wir z. B. wie sich Moll mit dieser Frage abfindet. Er ist kein Beliebiger, sondern hat das einzige eingehende Buch über den Gegenstand des Sexuallebens der Kinder geschrieben. Freilich ist nicht zu erwarten, daß er gerade dem Säugling besondere Beachtung schenkt, was von seinem Standpunkt ja eine Art petitio principii wäre. Er leugnet nicht die Tatsachen, die wir eben, zum Teil nach seinen Angaben, anführten. Aber Erektion und Masturbation könnten, meint Moll, durch „nicht sexuelle Vorgänge bedingt sein". Die Erektion „z. B. durch eine Verengung der Vorhaut oder durch entzündliche Erscheinungen am Glied. Mitunter führt die Blasenfüllung zur Erektion." Die Deutung der masturbatorischen Akte beim Säugling und Kind betreffend, meint Moll, „müssen wir vorsichtig sein. Es kommt vor, daß Kinder verschiedene Körperteile reizen. So gibt es Kinder, die sich mit der Hand das Ohrläppchen drücken.... die die häßliche Gewohnheit haben, mit den Fingern ins Nasenloch zu fahren, und offenbar steht mit diesen und manchen ähnlichen Gewohnheiten von Kindern auch mancher Fall auf einer Stufe, wo das Kind die Genitalorgane manuell reizt. Es ist dabei nicht eine spezifische Genitalempfindung, die das Kind auslösen will, sondern es handelt sich um eine den genannten analoge, vielleicht pathologische, aber nicht sexuelle Handlung. In vielen Fällen braucht diese aber nicht einmal pathologisch zu sein, und hat folgendes zu bedeuten: Wenn das Kind anfängt, sich seiner Organe bewußt zu werden, so betastet es sie. Es betastet ebenso seine Nase und sein Ohr, wie seine Füße, und daß auch hiebei die Geschlechtsorgane berührt werden, ist an sich selbstverständlich.... Daß aus diesen nichtsexuellen Berührungen der Genitalien Onanie folgen kann, ist natürlich richtig. Nur soll man nicht in jeder Manipulation am Glied ohne weiteres eine sexuelle Handlung erblicken." Freilich schränkt er selbst die Möglichkeit solcher nicht sexueller Manipulationen sehr ein, wenn er darauf hinweist, daß alle diese nicht sexuellen Reize sehr leicht die Aufmerksamkeit des Kindes auf das Geschlechtsorgan und seine Reizung lenken.

Nun sehr entschieden, klar und schlüssig sind Molls Argumente nicht. Die Überschätzung des „Tastens" haben wir oben bereits abgelehnt. Sie wird uns in diesem Fall ebensowenig einleuchten. Was dann bleibt, ist die Annahme, die manuelle Reizung sei auf derselben Stufe wie Nasenbohren, Ohrläppchenzupfen und ähnliche Gewohnheiten. Leider sind alle diese Handlungen, wenn sie nicht als Derivate sexueller Handlungen aufgefaßt werden, vollständig unverständlich. Die Masturbation ihnen gleichsetzen zu wollen, hieße sie völlig unverständlich machen. Und das ist denn doch ein wenig empfehlenswerter Weg, eine verständliche Handlung unverständlichen beizuordnen und dann nicht zu versuchen, die unverständlichen aus den verständlichen zu erklären (also nicht das Ohrläppchenzupfen als Onanieersatz aufzufassen), sondern auf das Verständnis aller zu verzichten. Solches Verfahren ließe sich nur rechtfertigen, wenn ein ganz besonders ausschließender Grund vorläge, der aber eben nicht von Moll und nicht von den anderen aufgewiesen wird. Übrigens hätte diese Erklärung noch die Schwierigkeit, daß beim Säugling Nasenbohren usw. kaum vorkommen, wohl aber die Masturbation. Aber all diese halben Bejahungen und halben Verneinungen sind nur dann nötig, wenn man ein affektives Motiv hat, die Möglichkeit nichtsexueller Masturbation festzuhalten. Fehlt dieses Motiv — und es sollte der wissenschaftlichen Betrachtung fehlen — braucht man nicht zu sagen: es gibt Masturbation des Säuglings, aber man soll nicht jeden Säugling dieser (sc. unanständigen) Handlung verdächtigen; sie ist bei ihm vielleicht nicht sexuell. Sondern man wird sich um die Entstehung, die Formen und die Bedeutung dieser Handlungen kümmern; daß sie nicht sexuell seien, wird gar nicht einfallen können.

Die Einschränkungen, die Moll macht, sind in einer Hinsicht berechtigt: Da die Masturbation nicht von Anfang an vorhanden ist, müssen auch Berührungen der Genitalien vorkommen, die erst zur eigentlichen Masturbation hinführen werden. Als solche können all die von Moll genannten Reizungen, zufälliges Ergreifen der Genitalien durch die Hände, die Reize, die von der Defäkation, bzw. den Fäkalien, in denen das Kind eine Weile lang liegt, dem Urinieren, bzw. dem Urin herrühren und schließlich von den mannigfaltigen Reizen, die sich aus den Manipulationen der Kinderpflege ergeben, in Betracht kommen (Freud 2). Es scheint, daß alle diese Handlungen die Erogenität der Genitalzone erst im Laufe der Zeit voll erwecken, doch ist dies nicht sicher; jedenfalls wirken sie an der Entfaltung der Genitalzone als erogener zum Teil mit. Ehe diese nun erreicht ist, mag die Lustfunktion gelegentlich sich ergebender Manipulationen an den Genitalien fehlen. Sowie diese aber erreicht ist, setzt das Masturbieren im eigentlichen Sinn ein. Dieses besteht ja nicht darin, daß das Kind gelegentlich, zufällig einen Augenblick die Hand am Genitale hält, sondern in lange andauerndem, immer wiederholtem Manipulieren, das seine spezifische rhythmische Form und seine habituelle Stellung der Finger, Schenkel usw. besitzt. Die Störung der Handlung wird vom Kind übel vermerkt, ist sie abgewehrt oder beendet, so wird die Masturbation fortgesetzt. Die Masturbation wird von allen Äußerungen unbezweifelbarer Lust begleitet, geschieht unter Aufzehrung der Aufmerksamkeit, ganz so wie beim intensiven Ludeln. Zuweilen sind auch orgasmusähnliche Erscheinungen beobachtet worden; so berichtet Townsend „von einem acht Monate alten Kind, das seinen rechten Schenkel über den linken schlug, die Augen schloß und die Fäustchen krampfhaft ballte. Nach ein bis zwei Minuten trat unter Schweißausbruch und Röte des Gesichtes vollständige Erschlaffung ein. Dies wiederholte sich einmal oder mehreremal in der Woche". (Moll.) Es ist natürlich unmöglich, solche Fälle anders als sexuell zu deuten, auch wenn das Wort nicht den weiten Freudschen Sinn hätte, den wir ihm zuteilen.

Im dritten Vierteljahr tritt somit die genitale Zone als erogene neu in Erscheinung, was keineswegs ausschließen soll, daß sie nicht bereits früher Lust spendete. Aber zu deutlich sichtbaren, wohlverständlichen, festen Verhaltungsweisen führt die Erogenität der Genitalzone anscheinend erst in diesem Alter.

Eine völlig sichere Entscheidung über die Ubiquität dieser Entwicklung läßt sich heute nicht treffen. Daß es sich nicht um eine seltene oder gar pathologische Erscheinung handelt, ist gewiß. Man darf keineswegs aus der Seltenheit publizierter Fälle auf ein seltenes Vorkommen schließen. Vielmehr wissen Mütter, Hebammen, Kinderfrauen sehr wohl, daß die Erektion beim Säugling, ebenso wie seine masturbatorischen Maßnahmen, sehr häufig, allgemein sind. Es ist ihnen auch wohl bekannt, daß Reizung der Genitalzone die Säuglinge beruhigt, einschläfert, daß sie mit Lust reagieren; aber eine Untersuchung der Frage, die statistisch leicht zu entscheiden wäre, ist nicht vorgenommen worden. Ein Argument, das gegen die Ubiquität spräche, ist kaum erfindlich. Die Genitalzone, die sehr bald, gewiß im zweiten Lebensjahr bereits, eine sehr bedeutsame Rolle für das ganze Leben zu spielen beginnen wird, kann kaum an einem Tag zu ihrer libidinösen Besetzung gelangen. Viel wahrscheinlicher ist, daß die genannte Verhaltungsweise keine vereinzelte, sondern die allgemeine ist, und die Entwicklung der psychischen Bedeutung der Genitalzone schon in der Säuglingszeit einsetzt. Nichts spricht dafür, daß die beobachteten masturbierenden Säuglinge in irgend einer Weise sich anders entwickelten oder gar pathologischer als andere, bei denen dies nicht ausdrücklich festgestellt wurde. Und völlig aus der Luft gegriffen, dem Eindruck aufmerksamer Laien völlig widersprechend, wäre die Annahme einer allgemeinen Unempfindlichkeit der Genitalzone, von der all die beschriebenen und implizite gemeinten Fälle Ausnahmen wären. Ohne diese Annahme aber ist die Möglichkeit, daß die Masturbation keine völlig allgemeine Erscheinung sei, nicht zu verteidigen; wo doch die Reizung so häufig, so unvermeidlich, und die spontane Lusterzeugung durch Masturbation irgend einer Art für den Säugling des zweiten Halbjahres in allen ihren Bedingungen gegeben ist, für ihn sehr leicht zu haben ist, vorgebildet in zahlreichen Handlungen, die zur Erreichung anderer Zwecke, zur Erwerbung anderer Lust dienten.

Wir werden daher mit Freud annehmen dürfen, daß die Genitalzone sich im Säuglingsalter als erogene benimmt und weiters annehmen, daß das generaliter in den Monaten sechs bis zehn beginnt, und daß die Erreichung dieser Lust durch masturbatorische Akte geschieht. Dem individuellen Faktor wird man vielleicht dabei ein nicht geringes Maß einräumen können. Nicht darin, ob und wann die erogene Zone am Genitalapparat zu Lusthandlungen führt, sondern vielleicht darin, welcher Art diese sind, welcher Häufigkeit und Intensität; in welcher Intensitätsrelation zur oralen und analen Zone.

Dem Leser, der eigene Beobachtungen nicht gemacht hat, mögen die folgenden Beispiele aus Friedjung (2) das Erörterte vergegenständlichen: Mehrere Fälle vom 7. Monat bis zum 14. Monat: „Die Kinder griffen bei jeder Entblößung mit anscheinend zwecklosen Bewegungen der Finger an die Genitalien .... Bei einem Mädchen von $6^1/_2$ Monaten sah ich dabei bereits scheinbar koordinierte zweckmäßige Bewegungen: es führte die rechte Hand an das Genitale, schob den Zeigefinger in die Vulva, legte den Daumen und den Mittelfinger auf je ein Labium und führte mit den Fingern ziemlich rasche rhythmische Bewegungen aus .... Mädchen 14 Monate. Seit ihrem 6. Monat beobachtet man etwa dreimal im Tag, daß sie, so oft man sie schlafen legt, die Beine überkreuzt, mit dem Körper wackelt, bis sie rot wird; dann liegt sie mit verglasten Augen auf dem Bauch, reagiert auf Anruf nicht und schläft ein.“

Diese Beobachtungen seien uns zuletzt noch der Anlaß, anhangsweise einen bisher kaum beachteten Punkt zu erwähnen. Man darf sich nämlich füglich wundern, daß der masturbatorische Akt in so frühem Alter bereits vollkommen ausgebildet oder in allem Wesentlichen angedeutet ist. Daß die spätere Masturbation (bis zu der des Erwachsenen) von diesem frühen, dem Säuglingsalter an, konstant geblieben ist. Und man muß fragen, ob man es hier nicht etwa mit angeborener fester Verhaltungsweise zu tun hat, d. h., ob es nicht einen unbeachteten Partialtrieb der Sexualtriebe gibt, den man geradezu masturbatorisch nennen könnte. Ich glaube, eine kurze Überlegung wird genügen, diese Möglichkeit abzulehnen, wird uns aber auf einige interessante Details aufmerksam machen. Ein Teil der masturbatorischen Handlungen besteht in

Zupfen, Reißen, Drücken an den Genitalien. Das Kind verhält sich zunächst zu seinem eigenen Körper wie gegenüber der ganzen Außenwelt: es versucht, sich der erfaßbaren Körperteile zu bemächtigen, offenbar um sie der oralen Vernichtung zuzuführen. Hiefür eignen sich Hände, Finger, Zehen, Füße und Penis. Sie werden also richtig ergriffen und an ihnen, da sie sich nicht — oder soweit sie sich nicht — zum Mund führen lassen, und das gilt vor allem für den Penis, jene Zerkleinerungs- und Loslösungsversuche vorgenommen, die wir bereits des näheren kennen gelernt haben. Dabei wird die Erfahrung der Lust am Penis gemacht, die schließlich Motiv der Handlung wird. Größeren Tastflächen gegenüber wird von vornherein, da sie sich nicht ergreifen lassen, durch Zupfen usw. Zerkleinerungstätigkeit gewidmet, das gilt für das weibliche Genitale, an dem bei dieser Gelegenheit sich dieselbe Erfahrung von Lust einstellt, wie beim Penis. Das Streichen und Reiben ist Wiederholung der bei der Kinderpflege erlebten lustherbeiführenden Handlungen. So bestehen die masturbatorischen Handlungen aus der Anwendung von Bemächtigungs- und Nachahmungshandlungen, die mit der erogenen Zone selbst zunächst nichts zu tun haben und deren wiederholte Ausführung an ihr zur Sexuallust führt. Es ist also keine spezielle triebhafte masturbatorische Verhaltungsweise, sondern bemerkenswerterweise auch hier die Anwendung von R.-Triebhandlungen auf eine erogene Zone, ganz wie beim Ludeln, das sich ja auch in Anlehnung an das Hungersaugen entwickelt und von ihm selbständig macht. Dabei wird noch darauf hinzuweisen sein, daß vielleicht ein Rest der masturbatorischen Handlung unerklärt bleibt: das Einführen der Finger in eine Höhlung beim Mädchen, das Bilden einer Höhlung mit der Hand um den Penis beim Knaben. Aus den vorliegenden Beobachtungen ist nicht zu entnehmen, ob dies Verhalten schon für das Säuglingsalter zutrifft. Jedenfalls bald nachher. In diesem Verhalten ist letzten Endes das Wesentliche des Sexualtriebes überhaupt eingeschlossen; es würde nicht verwundern, wenn es als das absolut zu Sichernde angeboren sich bereits in den ersten Lebensmonaten als Triebhandlung äußern würde. Es ist überdies noch gesichert durch die Anlehnung an die R.-Triebziele. Denn die Höhlung der Hand gehört zum Greifen an sich. Da aber der Penis in der hohlen Hand rhythmisch hin- und hergeschoben, die Lustsituation von „Finger im Mund“ herstellt, erscheint die hohle Hand als Symbol des Mundes, der Penis als Symbol des Fingers. Diese Masturbation ist ein Ludeln; auch hier der Mund (Hohlhand) im allgemeinen aktiv, der Finger (Penis) „passiv“. Während beim Mädchen der Finger unsymbolisiert bleibt, die Vagina aber den Mund, und zwar einen inaktiven Mund symbolisiert. Man braucht diesen Unterschied der Geschlechter nicht zu sehr zu betonen, weil die Mädchen in diesem Alter kaum in der Vagina, sondern an Klitoris und Labien masturbieren. Aber diese später sehr wichtig werdenden Symbolisierungen lassen sich bis auf die Urzeit des Säuglingsalters zurückverfolgen. Welchen Sinn diese Symbole für den Säugling selbst haben, ob sie ihm irgend einen haben können, wird in anderem Zusammenhang zu erwägen sein. Wir notieren hier für uns als hübsche Symboltatsache: Die Masturbation ist orale Bemächtigung auf symbolem Niveau mit der ähnlichen Lust in dem realen Niveau der Körperzone.

Alle erogenen Zonen erreichen im Greiflingsalter völlige Unabhängigkeit von der Außenwelt. Für die orale, anale und kinästhetische Zone gilt dies von Anfang an; die genitale tritt hinzu, sowie die masturbatorischen Handlungen ausgeführt werden können; die akustische — die nur zum Teil hier abzuhandeln — fügte sich ein, als das Kind der aktiven oralen Lauterzeugung und der manuellen Lärmerzeugung fähig geworden war. Indes das Kind in der Befriedigung seiner R.-Triebe, im wichtigsten Punkt, der Stillung des Hungers, von der Mutter völlig abhängig geblieben ist, genau so wie am ersten Tag, kann es die erstrebte Reizlust aller erogenen Zonen, also seinen Sexualtrieb, in dessen wichtigstem Anteil, selbständig, von Mutter und Außenwelt unabhängig, erreichen. Freud (2) bezeichnet dieses Stadium der Sexualtriebentwicklung als autoerotisch. Die Sexualtriebe betätigen sich ohne Hilfe der Außenwelt an den erogenen Zonen des eigenen Körpers. Dieses Stadium ist nach Freud das primäre, ursprüngliche. Wir haben gesehen, daß dies nicht ganz streng allgemein gilt, indem bei einigen der erogenen Zonen die Reizung von außen eine Zeitlang gewirkt haben muß, ehe die autoerotische Betätigung deutlich wird. Auch Freud macht auf diesen Sachverhalt aufmerksam. Er spricht, wie wir bereits zitierten, von der Anlehnung der erotischen Befriedigung an die vegetativen Funktionen und die Kinderpflege. Die Libido, die an diesen primitiven autoerotischen Akten beteiligt ist, heißt bei Freud narzistisch. Und es hat sich in der psychoanalytischen Literatur die Formulierung eingebürgert: die primäre Organisationsform der Libido ist die narzistische, ein beim Säugling gegebener Zustand. Das sorgfältige Studium, das in diesem Buch — zum ersten Mal — dem Säuglingsalter gewidmet wird, bestätigt die Berechtigung dieser Formulierung sehr wohl. Nur darf man der Vorstellung nicht Raum geben, als wäre auch noch im Greiflingsalter die gesamte Libido narzistisch. Vielmehr ist in ihm schon deutlich manches Verhalten beschrieben, das nur der Objektlibido (als dem Gegensatzbegriff zur narzistischen Libido) zugeordnet werden kann. Der Übergang der narzistischen Libido in die Objektlibido kann nicht genau angegeben werden. Bereits in den ersten Tagen sehen wir Besetzungsphänomene, die gewiß mit Libido sich vollziehen und die nicht an den erogenen Zonen, überhaupt nicht am Körper, sondern an Wahrnehmungen und Vorstellungen, also an der Außenwelt sich abspielen, an Objekten. Theoretisch darf man trotzdem die Objektlibido von der narzistischen ableiten. Man hat vielleicht heute noch gar keine andere theoretische Möglichkeit. Aber man darf dann auch nicht vergessen, daß die ersten Ansätze dieses Überganges sehr früh bemerkbar werden. So früh, daß wir praktisch beinahe richtiger formulieren, daß von Geburt an (bzw. einige Tage nach ihr gewiß) bestimmte kleine Quanten von Libido zu Objektbesetzungen verwendet werden.

Diese frühen objektlibidinösen Prozesse sind nur im Zusammenhang mit den Wahrnehmungen und dem Ich zu studieren. Wir müssen uns daher mit ihrer Schilderung noch gedulden. Unter diesen Objekten der frühesten kindlichen Liebe — wie man wohl sagen muß, denn wie anders wäre das Verhalten des Kindes zu seiner Klapper, seiner Decke und bunten Lichtern zu benennen? — nimmt eines eine ganz besondere Stellung ein: die Mutter. Sie ist nicht allein die Trägerin, die Erweiterung könnte man sagen, des allerersten bekannten und geliebten Objektes, der Brust, die schon dem Neugeborenen zum Objekt der ersten Hinwendungsbewegungen wird. Balzac drückt dies schön mit den Worten aus: „Das kleine Wesen kennt gar nichts anderes als die Mutterbrust; es liebt sie aus allen Kräften; es denkt nur an diese Lebensquelle; es kommt zu ihr und verläßt sie, um zu schlafen; es erwacht nur, um zu ihr zurückzukehren." (Compairé) Sie ist ganz offenbar ein völlig besonderes Objekt, ein Stück Außenwelt von besonderer, unvergleichlicher Bedeutung, schon für den Greifling. Zunächst ist die Mutter ja die Spenderin von Befriedigungs- und Reizlust in reichem Maße. Sie muß schon als Bedingung zahlloser Befriedigungssituationen in der Psyche des Säuglings eine wichtige Rolle spielen. Aber ich glaube nicht, daß eine Analyse des Liebesverhaltens des Säuglings in diesem Faktor restlose Aufklärung finden kann. Diese Ansicht ist ebenso naheliegend, wie die Hoffnung auf jene restlose Analyse fern. Compairé faßt den Stand des Wissens kurz zusammen, freilich seinen Standpunkt scharf akzentuierend: Keineswegs ist „die Liebe zu anderen selbst in der kindlichen Form einfach eine durch Ideenassoziation um eine und dieselbe Person gruppierte Anzahl angenehmer Eindrücke... Aber diese angenehmen Eindrücke sind die Gelegenheiten, die Umstände, welche das Bedürfnis der Zuneigung anregen und es nach der einen oder anderen Richtung lenken. Die Analyse zum Zweck der Erklärung der innigen Zuneigung, die das Kind gegenüber seiner Mutter zeigt, kann wohl die augenscheinlichen und sozusagen äußerlichen Elemente des kindlichen Gefühles aufzählen: die Erkenntlichkeit für geleistete Dienste, die Erinnerung an empfangene Liebkosungen, die ganze Reihe von Eindrücken, die dem Nützlichkeitstriebe geschmeichelt oder die Sinne bezaubert haben; aber es liegt hier noch etwas vor, was die Analyse nicht erreicht: das Erbstück der Natur, die Tendenz zu lieben, die aus der Tiefe der Seele hervorgeht. Mit anderen Worten: Wir können uns wohl über die Gründe Rechenschaft geben, welche das Herz des Kindes zu dieser oder jener Person hinziehen, ebenso wie wir beim Studium des Wachstums einer Schlingpflanze sagen können, infolge welcher Näheverhältnisse sie ihre Wickel mehr an den einen Strauch als an den anderen gehängt hat; wir vermögen wohl zu der Erklärung zu gelangen, weshalb das Kind seine Mutter oder seine Wärterin liebt, aber wir können nicht sagen, weshalb es überhaupt liebt."

So sympathisch das Eingeständnis seines Nichtwissens beim Wissenschafter wirkt — in diesem Fall fehlt leider auch alles Bemühen, die nötigen Einsichten zu suchen. Die Autoren begnügen sich durchwegs mit den zwei Konstatierungen: 1. „Wenn man sieht, wie ein Säugling von sechs oder acht Monaten beim Anblick der Mutter jauchzend die Ärmchen nach ihr öffnet und, auf den Schoß genommen, sich an sie anschmiegt, so ist es unmöglich, dies bloß als eine egoistische Freude anzusehen, die sich in nichts von der Freude an einer bunten, blinkenden Spielsache unterschiede — es ist vielmehr die erste Regung eines persönlichen Gefühlverhältnisses, das sich vom Kind zu einem anderen Menschen hinüberspinnt" und 2. weitere Ableitung scheint nicht möglich. Man darf diesen Mangel rügen, auch wenn man keine Hoffnung hat, einen entscheidenden Beitrag zur Lösung des Problems zu geben. Vielleicht ergibt sich ein Gesichtspunkt schon aus der Kritik. Diese, glaube ich, muß an die Tendenz der Autoren anknüpfen. Es handelt sich für sie, z. B. Compairé, Stern, Buchner, darum — oder mit darum — den Säugling gegen den Vorwurf zu verteidigen, er sei ein völliger Egoist und jeder altruistischen Neigung unfähig. Ein Vorwurf, der ihm wenig schadet, eine Verteidigung, die ihm ebenso wenig nützt. Aber der Erkenntnis ist diese Tendenz hinderlich. Denn nicht selten geschieht es in solchen Diskussionen, daß die Annehmlichkeit einer Handlung für die Mutter mit ihrem Sinn für den Säugling verwechselt wurde. Weil an den Haaren gezupft werden unangenehm ist, an den Wangen gestreichelt werden, hingegen angenehm, darum ist das eine so wenig eine egoistische Handlung wie das andere eine altruistische. Dieser Trugschluß aber ist möglich, wenn man übersieht, daß egoistisch und altruistisch lediglich Wertbegriffe sind, aber weder deskriptiv, noch erklärend für psychologische Tatbestände.

Wir tun daher gut, uns von diesen unpräzisen Worten zu emanzipieren und die Fragestellung zu begrenzen. Der Eindruck, den wir ebenso wie die anderen Beobachter aus dem Verhalten des Kindes gewonnen haben, ist, daß unter den Objekten des Kindes die Mutter eine bevorzugte Relation hat. Worin diese bevorzugte Rolle besteht, werden wir zunächst feststellen wollen.

Das Kind wünscht, ersehnt die Anwesenheit der Mutter und den nahen körperlichen Kontakt mit ihr. So möchte man seinen Eindruck zusammenfassen. Man hätte damit tatsächlich sehr wesentliche Bestandteile jeder Liebe beim Greifling festgestellt. Zu prüfen wäre, ob dies alle in Frage stehenden Handlungen erschöpft und ob dieses Begehren sich auf die Mutter ausschließlich, mehr oder anders als auf die übrigen Objekte erstreckt. Die erste Frage darf man voll bejahen. Was immer der Säugling an speziellen Wünschen hat, zu deren Befriedigung sein eigener psychophysischer Apparat nicht genügt, wird in dem einen nach der Mutter als nach dem Ziel oder Mittel auslaufen oder beginnen. Alle diese Wünsche, welcher Art immer sie sein mögen, verlangen die Anwesenheit der Mutter. Wo es sich nicht um imperative Bedürfnisse handelt, etwa Hungerstillung oder Schmerzbeseitigung, ist auch bereits die Anwesenheit der Mutter Befriedigung und Jubelanlaß. Freilich gehört für den Greifling zum Begriff der Anwesenheit die Sichtbarkeit des Gesichtes und das Hören der Stimme. Deutlich ist, daß die Anwesenheit überaus häufig zum körperlichen Kontakt gesteigert werden soll. Was der Greifling sieht, dessen will er sich bemächtigen. Er will die Mutter ergreifen; er will von ihr ergriffen werden. Wir haben davon bereits gesprochen, daß Zupfen, an den Haaren reißen, mit der Hand zufassen, auf den Arm genommen zu werden, in diesem Sinn identische Handlungen sind; das heißt, die Zärtlichkeitshandlungen sind Bemächtigungshandlungen. Es läßt sich ein Katalog dieser zärtlichen Handlungen für das Greiflingsalter noch nicht feststellen. Aber zu den bereits genannten dürfte kaum mehr hinzuzufügen sein als: Arme um den Hals schlingen, Kopf und Körper an die Mutter schmiegen und irgend eine Berührung suchen. Küssen und Streicheln fehlt gewiß diesem Alter, doch dürfte letzteres gelegentlich angelernt werden. Umschlingen, Anschmiegen, Streicheln sind als die spezifischen Zärtlichkeitshandlungen anzusehen. Zur Not möchte vielleicht auch eine Ableitung dieser spezifischen Zärtlichkeitshandlungen aus den Bemächtigungshandlungen gelingen. Insbesondere das Streicheln läßt sich als abgeschwächtes Schlagen wohl verstehen und dieser Entstehung nach auch chronologisch sichern. Ich glaube aber nicht, daß das nützlich wäre. Drei Momente lassen diese Gruppe als eigentliche Zärtlichkeitshandlungen von den übrigen unterscheiden: 1. Sie sind offenbar keine Mittel, sondern Ziel. Sie sind es mehr, so will es scheinen, als etwa das Zupfen, das zwar nicht als Mittel zu einem Ziel führt, wenn es etwa an der Klapper geübt wird; es gelingt dem Kind nicht, dadurch ein mundgerechtes Stück Zelluloid loszulösen; aber doch verständlich zu diesem Zweck angewendet werden kann, auch aufgegeben wird, wenn endlich die Fruchtlosigkeit dieses Verhaltens eingesehen wurde. Es soll nicht geleugnet werden, daß in der Umarmung auch des Säuglings bereits etwas wie Bemächtigungs-Erdrückungstendenz als uralter phylogenetischer Besitz enthalten sein könnte, aber die Handlung ist hievon völlig losgelöst und unabhängig. Sie bringt Lust und will nicht mehr. 2. Die Zärtlichkeitshandlungen bringen Lust, im erogenen und taktilen Sinn; anders und mehr als die Bemächtigungshandlungen. Lustvolle Berührung der Körperoberfläche ist ihr Erfolg. 3. Auffallend und in einem gewissen Widerspruch hiemit ist die beträchtliche Beruhigung, die die Zärtlichkeitshandlungen beim Säugling zur Folge haben. Sie sind exquisite Ruhe- und Schlafbringer für manche Kinder in manchen Situationen, für alle Ruhe- und Schlafbedingungen.

Das Problem der Liebe des Säuglings wird sich also zunächst auf das Verständnis einschränken: seines Wunsches nach körperlich kontakter Anwesenheit der Mutter und der spezifischen Zärtlichkeitshandlungen. Ehe wir aber zu diesem Verständnis beizutragen versuchen, prüfen wir die zweite Frage, wieweit dies Verhalten der Mutter im besonderen zukommt.

Was an diesen Handlungen der Bemächtigung zugehört, wird allen Objekten gegenüber annähernd gleicherweise geübt. Die Einschränkung bedacht, daß normalerweise in der Reichweite der Kinder nur ein Objekt zu sein pflegt, das sich jeder Bemächtigung, jedem Zerstückelungsversuch widersetzt: die Mutter. Sie trifft eine Auslese unter den auf sie gerichteten Handlungen, indem sie mit den gemäßen Mitteln konsequent die für sie schmerzhaften abwehrt oder verhindert. Versucht das Kind etwa sich seiner roten, festgesteckten Decke zu bemächtigen, so wird ihm das nicht gelingen. Da dieses Objekt für das Kind nur Interesse hat, soweit es sich seiner bemächtigen kann, wird es nach einiger Zeit seine vergeblichen Bemühungen unterlassen, das Objekt tritt in den uninteressanten „grauen“ Hintergrund der Wahrnehmungswelt zurück. Die Mutter erweckt mannigfaltige Interessen; kann sich das Kind ihrer nicht bemächtigen, so wird sie nicht zum Hintergrund, sondern bleibt ein Objekt. Man kann aber nicht sagen, daß die Mutter allein auch anders als zum Zwecke der oralen Bemächtigung verwendet werden kann. Sie teilt diese vielseitige Verwendbarkeit mit zwar nicht vielen, aber doch einigen Objekten. Sie ist aber das am meisten und mannigfaltigsten verwendbare Objekt der Greiflingswelt.

Wir haben bisher den Wirkungswert des Gesehenen in bezug auf die Bemächtigung zu schematisch betrachtet. In dem jetzigen Zusammenhang wird es nötig, auf eine Bedingung der Bemächtigung hinzuweisen. Der Bemächtigungswunsch tritt nur dann ein, wenn das gesehene Ding keine Angst erweckt. Erzeugt es Angst, so tritt statt der Bemächtigung die Flucht ein. Die Mutter gehört zu den bestbekannten Objekten, sie erzeugt keine Angst. Denn die „Mutter mit dem niegesehenen schwarzen Hut“ (Bühler) ist nicht die Mutter, sondern ein fremdes Objekt. Auch diese Eigenschaft kommt ihr nicht ganz ausschließlich zu; sie teilt sie mit einigen wenigen Objekten.

Die spezifischen Zärtlichkeitshandlungen sind an Objekte von ganz bestimmten Bedingungen gebunden: Sie müssen taktile Lust erzeugen können, also in Weichheit, Widerstand, Temperatur usw., in Größe und Gestalt gewisse Eignungen besitzen; sie müssen aber vor allem sich des Kindes bemächtigen können; mit einem Wort die Zärtlichkeitshandlungen können nur erwachsenen Menschen zukommen. In späteren Zeiten wird das Kind sich Ersatz zu schaffen wissen in Spielzeug, Polster etwa und was dergleichen unübersehbar Mannigfaltiges mehr sein mag. Mir ist nicht bekannt, daß solcher Ersatz im Greiflingsalter beobachtet worden wäre. Aber wäre das selbst der Fall, so stünden wir doch zweifellos vor einem sekundären Vorgang, eben vor Ersatz; denn in primitiveren Säuglingspflegeformen ist für solche Ersätze nicht einmal Substrat vorhanden. Es ist nicht zu bezweifeln, daß diese Zärtlichkeitshandlungen nicht der Mutter allein zugewendet werden, sondern Erwachsenen der Umgebung des Kindes überhaupt. Sehr früh finden hier aber Bevorzugungen statt, ohne daß sie nach den vorliegenden Beobachtungen genauer zu datieren wären. Und zwar gilt, was auch von den Objekten der Bemächtigung gesagt wurde: Erste Bedingung ist, daß die betreffende Person keine Angst erzeugt. Sehr bald aber wird von den angstfreien Objekten eines entschieden bevorzugt; gewiß bereits im Greiflingsalter. Wir wissen nichts Spezielles über die Motive und Kriterien dieser Bevorzugungen; sehr leicht möglich, daß der Geruch dabei entscheidend mitspielt; gewiß aber ist die Bevorzugte, eine der Bevorzugten die Amme des Kindes, also dessen psychologische Mutter. Auszuschließen ist mit unseren derzeitigen Kenntnissen nicht, daß die Gebärerin, wenn sie nur sich mit dem Säugling beschäftigt, ihm gut bekannt wird, auch wenn sie nicht seine Amme ist, Bedingungen, die notwendig zur Bevorzugung führen (uns noch nicht bekannte Bedingungen) bietet. Auch dies läßt sich noch nicht entscheiden, ob alle Säuglinge einen Kreis von Bevorzugten, zwei, drei oder mehreren bilden können, oder ob dies seltene Einzelfälle sind. Gewiß ist aber, daß die Amme und die eigentliche Pflegerin zu den unbedingt Bevorzugten gehören. In diesem Sinn läßt sich tatsächlich sagen, daß das primäre Objekt der Zärtlichkeitshandlungen die Mutter ist. Man darf nur nicht, der schematischen Einfachheit zuliebe, übersehen, daß anscheinend die Übertragbarkeit dieser Liebesbeweise beträchtlich groß und relativ leicht ist; um so mehr, je jünger das Kind ist; wobei vielleicht gerade das Ende des zweiten Vierteljahres einer der Wendepunkte ist. Je älter das Kind ist, desto geringer mag die Übertragbarkeit sein, desto größer aber wird die Erweiterbarkeit des Kreises der Objekte. Auch hiefür scheint der sechste bis siebente Monat eine bemerkliche Grenze zu sein.

Ein gewisses Verständnis dieser Tendenzen des Säuglings wird sich erst in späterem Zusammenhang ergeben. Hier können nur einige vorbereitende Bemerkungen stehen, die uns sofort wieder in die Libidotheorie und Energielehre führen würden. Ich habe kurz darauf hingewiesen, daß das Objekt der Bemächtigung ein Interesse des Kindes erweckt. Diese theoretisch sehr wichtige Tatsache soll nicht beiläufig eingeschmuggelt sein, sondern wird ihre gebührende Erörterung finden müssen. Vorläufig begnügen wir uns aber gern mit der interessanten und zwingenden Folgerung, daß demnach die Objekte der Vernichtung zugleich libidinös besetzte Objekte sind. Daß also, um es populär zu sagen, das Kind liebt, was es fressen will. Im einfachen Fall der Auswirkung des R.-Triebes haben wir die komplizierte Situation, daß die R.-Triebaktion und das R.-Triebobjekt libidinöse Komponenten haben. In unpräziser Formulierung kann man hier von einer Triebmischung sprechen; wollte man den Zustand genauer beschreiben, so hätte man einen recht komplizierten Ausdruck zu finden, dessen wesentlicher Inhalt feststellte, daß Libido im Dienste des R.-Triebes verwendet wurde und Ruhelust erreichte. Es wird naheliegen, bei so enger Triebmischung im einfachen Fall, sich die höher zusammengesetzten Erscheinungen nicht einfacher gebaut vorzustellen. Und tatsächlich bleibt ja zeitlebens ein gewisses Stück dieser Mischung aufrecht. Jede Liebe wird mit Bemächtigungstendenzen eng verbunden sein; und in ihrem verdrängten Anteil lassen sich auch die auf orale Vernichtung gerichteten Tendenzen nachweisen, die, im manifesten Anteil der Liebe zur Zärtlichkeitshandlung ermäßigt — als Küssen etwa —, erhalten sind. Diese Ermäßigung und Richtungsänderung einer R.-Triebtendenz in eine Sexualtriebhandlung ist beim Greifling noch nicht eingetreten. Er kann noch nicht küssen anstatt in den Mund zu stecken, kaum streicheln anstatt zu schlagen und zu kratzen. Die ursprüngliche Verwendung der Objektlibido steht im Dienste der Bemächtigung, der oralen Vernichtung. Die libidinöse Besetzung der Außenwelt, eine sehr radikale Veränderung der pränatalen Situation — das psychische Analogon zur radikalen Veränderung der Ernährungsweise — findet ihre ursprüngliche Verwendung als Motor für den Ablauf von Triebhandlungen, die diese Umwelt durch Verzehrung vernichten, dem Organismus einverleiben wollen. Die libidinöse Besetzung der Außenwelt vermehrt deren Störungswert und vermehrt die Aktivität des Individuums, die auf die Beseitigung der Störung gerichtet ist. Die „Liebe“ des Greiflings äußert sich in den Formen des „Haßes“, würde man, die erwachsenen Affekte rückprojizierend, sagen. Die primäre Ambivalenz besteht darin, daß die Sexualtriebkraft den R.-Triebmechanismen unterworfen ist. Man könnte erwägen, darin das Charakteristikum des seelischen Verhaltens des nicht domestizierten erwachsenen Tieres zu formulieren. Während der erwachsene Mensch dazu gelangen muß — und normalerweise auch gelangt — diese primäre Ambivalenz weitgehend zu überwinden.

Die Gruppe der Zärtlichkeitshandlungen sind die Ansatzstelle dieser Entwicklung. Sie sind passive Bemächtigungshandlungen sagten wir. Je älter der Säugling aber wird, um so entschiedener wird die Aktivität zum wesentlichen Merkmal, die passive Bemächtigung verwandelt sich in das Gegenteil der Bemächtigung. Äquivok ausgedrückt: sie tendiert letzten Endes das Vernichtetwerden. Auch dessen Folge ist die Aufhebung der Störungswerte, der ganzen Umwelt, der Rückgängigmachung der Geburt, aber nicht durch Zerstörung der Integrität dieser Außenwelt, sondern durch eine Art Aufhebung aller libidinösen Prozesse; sie werden abgelöst von den katergischen Verhaltungsweisen. Der Schlaf tritt ein als Zeichen und Erfolg der Beruhigung, die auf dem Arm der Mutter erlebt wird. Aber die Zärtlichkeitshandlung selbst ist kein Schlaf, sondern ein libidinöser Vorgang. Ein Objekt, die Mutter, bleibt libidinös besetzt, und zwar an der körperlichen breiten Kontaktzone zwischen den beiden Individuen. Die Außenwelt zwischen den beiden Körpern ist zerstört; der Gegensatz der autoerotischen Libido und der Objektlibido ist gewissermaßen aufgehoben. Die embryonale Situation ist wieder hergestellt, freilich vom katergischen ins libidinöse übertragen.

D. Traumen und Versagungen.

Allgemeines.

Die Entwicklung des Säuglings in den ersten drei Vierteljahren seines Lebens haben wir in einer nicht ganz vollständigen und gleichmäßigen Weise dargestellt. Manche Erscheinungen haben wir von ihrem ersten Auftreten an sorgfältig verfolgt, einige davon ins vierte und fünfte Vierteljahr hinein. Große Gruppen von Phänomenen aber haben wir nur bis ans beginnende Greiflingsalter studiert und uns um ihre weitere Entfaltung, ihre weiteren Schicksale nicht gekümmert. Andere zwar mehrfach erwähnt, aber nicht zusammenhängend erörtert, so daß sie nun eher als Hemmung des Verständnisses, denn als dessen Vertiefung, fragmentarisch die geschlossene Linie von gründlicher beachteten Phänomenen durchbrechen. Grund und Entschuldigung vielleicht für solches Verfahren ist, daß nicht jede psychische Erscheinung gleich in ihren Anfängen verständlich zu erfassen ist, sondern sich zuweilen das Verständnis ihrer Ursprünge erst bei der Betrachtung eines mehr entwickelten Stadiums rückblickend einstellt; daß andere Phänomene zu übersichtlicher Ansicht erst dann führen, wenn sie und ihre Folgen aus einem größeren Zeitabschnitt nebeneinandergestellt verglichen werden oder vielleicht über diesen und jenen allgemein-psychologischen Streitpunkt eine gewisse Antwort gesichert ist. Dies gilt für den Begriff des Traumas der Geburt, der immer wieder, anfangs recht hypothetisch, im Lauf der Darstellung aber mehr als gesichert gebraucht, doch immer nur in beiläufiger Erwähnung verwendet wurde, ohne daß der Begriff selbst, die in ihm gemeinten Tatsachen und seine Verwendung erörtert und gesichert worden wäre. Wir werden bald sehen, daß eine gewisse Beziehung zwischen Trauma und Versagung besteht; darum mußten jene Erscheinungen, die mit Versagungen verknüpft sind und die Versagung selbst, unbeachtet bleiben; denn sie können erst auf den gesicherten Begriff des Traumas aufgebaut werden. Das Säuglingsalter endet mit einer Versagung, der Entwöhnung, so muß auch die Darstellung der Psychologie des Säuglings mit der Psychologie der Versagung enden. Und es wird nun nötig, im Zusammenhang die Entwicklung der Versagungen zu schildern, die mit dem Trauma der Geburt zu beginnen hat. Dabei wird manches zu wiederholen sein, was dem Leser bei der Schwierigkeit der Materie und der Neuheit der Gesichtspunkte vielleicht nicht so unangenehm ist, als dem Autor, der solche Wiederholung als Ungeschick der Darstellung empfinden muß.

Die Geburt als psychisches Trauma aufzufassen, hat Freud (11) vorgeschlagen; seitdem ist dieser Gedanke in den Schriften der Psychoanalytiker immer wieder einmal aufgegriffen worden, ohne daß sich jemand veranlaßt sah, ihm mehr Bedeutung als die eines interessanten Einfalls zuzumessen, dessen Wert darin liegt, daß er ein gewisses, leider noch genug schwaches Licht auf die rätselhafte Tatsache der Angst zu werfen vermag. Vor kurzem erst ist von Rank und von Ferenczi (2) in zwei gleichzeitig erschienenen Schriften, die sich nur wenig widersprechen, aber weitgehend ergänzen, dieser Freudsche Gedanke zum Ausgangspunkt von Anschauungen genommen worden, die ihn nach zwei verschiedenen Richtungen ausbauen und fundieren. Mein hier vorliegendes Buch tut das gleiche, mit Rank und Ferenczi nur in wenigen Punkten in Widerspruch, im wesentlichen sie ergänzend und von ihnen ergänzbar.[1]) Einwände gegen diese Verwendung der Freudschen Ideen und gegen diese selbst, wurden noch nicht erhoben, weil jenes noch nicht möglich war, dieses aber entspricht dem Verhalten der offiziellen Kinderpsychologie, die sich nicht einmal mit den Hauptgedanken Freuds auseinandersetzt, geschweige denn mit einer scheinbar beiläufig hingesetzten Idee.

Aber gewisse Einwände sind so sicher zu erwarten, daß es nicht unnütz sein mag, sie vorweg zu besprechen; sind es doch Einwände, die sich der Autor selbst gemacht hat. Solche Einwände stellen sich noch vor Kenntnisnahme des Materials und Prüfung der möglichen Schlüsse ein, weil die ganze Betrachtungsweise ein wenig fremdartig ist. Man wird finden, sie überschätzt die Wichtigkeit der Geburt. Psychologisch sei die Geburt ein willkürlich gegebener Zeitpunkt wie jeder andere auch, so

---

[1]) Eine Priorität wünsche ich natürlich nicht festzustellen. Wer Gründe hatte, mit der Publikation seiner Anschauungen zu zögern, wird sich wohl leicht damit abfinden können, daß diese Gründe auch Folgen hatten. Aber um die Ungleichheiten in der Berücksichtigung der Bücher von Rank und Ferenczi in dieser Arbeit zu entschuldigen, soll erwähnt werden, daß sie gleichzeitig mit diesen gearbeitet wurde und im Konzept fertig, zum überwiegenden Teil auch niedergeschrieben und abgeschlossen war, als jene erschienen, so daß ohne wesentliche Veränderungen nur in einzelnen Kapiteln andeutungsweise auf sie Rücksicht genommen werden konnte.

bedeutsam gerade dieser Zeitpunkt für die gesellschaftlichen Erscheinungen auch sein mag. Aber gerade diese Behauptung muß nicht richtig sein. Es ist wahr, die Geburt könnte psychologisch ziemlich irrelevant sein. Wir würden uns dieser Auffassung gern anschließen, wenn es keine Erscheinungen des nachgeburtlichen Lebens gäbe, die unverständlich bleiben, falls man sich nicht entschließt, sie als Wirkungen der Geburt zu verstehen. Und die psychische Wichtigkeit der Geburt wird nach der Zahl und der Bedeutung dieser ihrer Folgen abzuschätzen sein. Ich glaube, im Voranstehenden und Folgenden gezeigt zu haben, daß es solche Erscheinungen gibt, und daß sie wichtig sind. Aber darin könnte ein Widerredner recht haben: die Geburt ist für die Psychologie von mehrfacher Wichtigkeit und diese verschiedenen Richtungen müssen voneinander geschieden sein. Vom Seelenleben des Embryo wissen wir so wenig, daß wir nicht einmal vage Aufstellungen darüber machen können. Die Hoffnung auf bevorstehende beträchtliche Vermehrung dieses Wissens ist minimal. Eine Entwicklungspsychologie, die die psychischen Erscheinungen bis auf ihre ersten Ursprünge zurückverfolgt, wird schließlich die Geburt als eine methodisch überaus wichtige Grenze erreichen. So fraglich der Sinn der Aussage sein mag: Die ersten Lebenserscheinungen des Neugeborenen sind psychisch; so sehr es denkbar wäre, die ersten Lebenstage, Lebensstunden aus einer Psychologie sensu striktu auszuschließen, so sehr es vielleicht sogar verteidigbar wäre, die ersten Lebenswochen mit diesem Ausschluß zu belegen; es bleibt dennoch alles, was das Kind an Erscheinungen bietet, die nach der Geburt feststellbar werden, von einer für das Psychische das ganze Leben lang charakteristischen Art. Sind dies Vorstufen des Psychischen, so sind es solche, von denen man nicht angeben kann, wann sie zum eigentlich Psychischen sich erheben, so ähnlich sind sie diesem. Es sind Vorstufen, die sehr bald, in Wochen gewiß, in Tagen, Stunden vielleicht, die völlig rätselhafte Veränderung durchmachen werden, die sie als unbezweifelbar psychische agnoszieren läßt. Verläßt man nun gar, wie wir in diesem Buch tun, die Gleichsetzung von bewußt und psychisch, dann gibt es gar keine andere Möglichkeit, als die Rückverfolgung der psychischen Phänomene bis zur Geburt. Möglich, daß wir später einmal hinter die Geburt, ins fötale Sein mit unserer psychischen Erkenntnis eindringen werden, dann wird die Geburt nicht mehr der notwendige Anfang entwicklungspsychologischer Betrachtung sein. Aber es ist von vornherein wahrscheinlich, daß das fötale Seelenleben sich als so different vom postfötalen erweisen wird, daß die Geburt auch dann, dann erst recht, ihre methodologische und systematische Bedeutung behalten wird. Fehlt doch dem fötalen Leben vermutlich der Rhythmus von Schlaf und Wachen, der überwiegende Teil der nachgeburtlichen Reizwelt, ist doch vor allem die Organisation der Bedürfnisbefriedigung von der gleich nach der Geburt, ja bei der Geburt gegebenen fundamental verschieden. Hier wird man vielleicht einen präzisen Begriff von psychischer Vorstufe gewinnen können. Die Geburt ist also der Ausgangspunkt aller entwicklungspsychologischen Betrachtung. Historisch muß jedes Phänomen des erwachsenen Seelenlebens bis an die Geburt verfolgbar sein.

Diese historische Beschreibung bietet aber keine endlicheBefriedigung. Wichtiger wird jener Punkt auf der Linie der Entwicklung sein, von dem aus ein Phänomen verständlich wird. Für die Ich-Entwicklung z. B. ist das Ende des ersten Vierteljahres ein solcher Moment. Trotz der systematischen (historischen) Wichtigkeit müßte die Geburt nicht auch eine verständnismäßige Bedeutung haben; wegen ihrer historischen Bedeutung aber wird man mit Recht den Versuch wagen, sie auch als verständnismäßig bedeutsamen Beziehungspunkt zu erweisen. Man wird sich fragen dürfen, ob in der Situation der Geburt nicht Bedingungen enthalten sind, welche uns die psychischen Erscheinungen, die die ersten Lebensstunden aufweisen — sie seien noch so keimhaft — aus ihnen verständlich machen; und wird weiter sehen, ob sich nicht „Erinnerungen" an dieses Ereignis in späteren Zeiten (den nächsten Tagen, Jahren) vorfinden, was Phänomene des späteren Lebens wären, die durch die Beziehung auf die Geburtssituation erst verständlich würden. Solcher Versuch ist methodisch gewiß legitim. Ob er Tatsächliches aufdeckt, ist vorher nicht zu entscheiden.

Gewiß wird man sich hüten müssen, aus der historischen Bedeutung eine kausale zu machen. Hier keinen Fehler zu begehen, hilft die Erinnerung daran, daß die Geburt neben der zweifellosen historischen (methodisch-systematischen) und der gefragten kausalen Bedeutung, fraglos noch eine dritte, die konditionale Bedeutung hat, die mit der kausalen nicht verwechselt werden darf. Sie ist ein konditionales Faktum ersten Ranges, indem erst durch sie das Individuum in jenes psychische Milieu gelangt, in dem es Psychisches im engeren Sinn überhaupt erst gibt. In diesem Sinn ist die Geburt freilich die „Ursache" aller Seelenphänomene; nur ist das Wort „Ursache" nicht präzis gebraucht. Die vollzogene Geburt ist die Bedingung des nachgeburtlichen Seelenlebens; eine Selbstverständlichkeit, die man sich aber vielleicht doch gelegentlich vor Augen halten muß. Will man die „Bedeutung" der Geburt verstehen, so müssen jene Erscheinungen besonders scharf umschrieben werden, die außerhalb der historischen und außerhalb der konditionalen, eine besondere Beziehung zu ihr haben. Wenn z. B. Rank annimmt, daß der Verlauf gewisser Lebensschicksale dadurch determiniert ist, daß das Individuum eine schwere oder leichte Geburt hatte, so wäre dies eine solche Beziehung. Uns werden ja gerade die individuellen Folgen der Geburt nicht zu beschäftigen haben, aber die Kriterien für die Beziehungsart bleiben doch annähernd die gleichen.

Hat man sich mit der theoretischen Möglichkeit solcher individueller und genereller Folgen der Geburt befreundet, so wird eine einfache Erwägung zeigen, welche Art von Folgen in erster Linie zu erwarten sind. Die fötalen psychischen Erscheinungen mögen Vorstufen sein; dennoch gibt es wohl auch unter ihnen eine Entwicklung. Die psychische Vorstufe: erster Embryonaltag wird vom nachgeburtlichen Psychischen weiter entfernt sein, als die: letzter Embryonaltag. Aber die Entwicklung vom ersten Embryonaltag bis zum erwachsenen Seelenleben ist keine gleichmäßig stetige. Vielmehr wird die fötale von der postfötalen durch eine radikale plötzliche Umweltänderung, die Geburt, geschieden. Hat die Geburt Folgen (mehr als historische und konditionale), so dürfen wir von vornherein erwarten, daß diese mit dem Merkmal des Plötzlichen und Radikalen, das der Geburt anhaftet, in Konnex stehen werden. Es würde uns wenig wundern, zu erfahren, daß es eine spezifische Folge dieser Merkmale der Geburt gibt, daß das Individuum auf die Geburt so reagiert, wie es später auf solche plötzliche Zerreißung des bisherigen psychischen Gleichgewichtszustandes reagieren wird, die wir Traumen nennen. Unter allen möglichen Folgen der Geburt werden uns traumatische am wenigsten überraschen. Wir verstehen diese Folge unmittelbar, weil wir, erwachsen, auf wesentlich weniger radikale und plötzliche Ereignisse mit traumatischen Erscheinungen antworten, mindestens mit heftigem Erschrecken. Bleibt aber diese Wirkung aus, erscheint dies als das Erstaunliche und Unwahrscheinliche.

Die Geburt als Trauma.

Verläuft die Geburt unter psychischen Prozessen, die unserem Bewußtsein ähnlich sind, oder könnte man sich an sie wie an ein anderes frühes Erlebnis erinnern, so würde sie gewiß beschrieben werden als Sturz in die Tiefe, Druck und Pressung am Kopf und ganzen Körper beim Passieren eines engen Kanals, Erstickungsanfall, Aufschrei, Erleichterung, erneuter Erstickungsanfall, ermattete Erleichterung, Einschlafen; wozu noch Kälteschauer, Getöse und Lichtfülle kämen, heftiges Herzklopfen und asthmaähnliches Atmen (Garley). Sie wäre ein komplizierter, schwerer Angstzustand. Und zwar der erste Angstzustand, den das Individuum erlebt. Wir wissen freilich nicht, was von dem allen erlebt wird, bewußte Repräsentanten hat. Für die uns hier interessierende Frage ist dies aber völlig irrelevant. Die Geburt ist durch eine Reihe von physiologischen Gegebenheiten charakterisiert, die biologisch voll verständlich sind, die aus der Geburtssituation selbst folgen. Es liegt hier kein Problem vor. Aber das überaus interessante Ergebnis unserer bisherigen Darstellung ist dahin zu formulieren, daß postnatal gelegentlich dieser ganze Komplex von physiologischen Zuständen und noch viel häufiger einige wesentliche seiner Bestandteile wieder auftreten, ohne daß die Geburtssituation gegeben wäre. Und in diesen — wie gezeigt und noch mehr zu erhärten ist — Fällen sind aus der auslösenden Situation heraus, deren Folgen (die volle oder teilweise Reproduktion der Geburtssituation) völlig unverständlich. Wir verstehen die Dyspnoe während der Geburt; wir verstehen aber nicht, warum die erwachsene Versuchsperson am Sphygmographen diese Dyspnoe erlebt, wenn sie vom Versuchsleiter in Angst versetzt wurde, um ein Beispiel zu nennen. Aber nicht allein die unmotivierte, unverständliche physiologische Reproduktion tritt ein, sondern wir sehen im postnatalen Leben dieses physiologische Syndrom von einem bestimmten Affekt begleitet: der Angst. Das eine ohne das andere ist gar nicht möglich; der Affekt und sein zugehöriger körperlicher Ausdruck gehören so unzertrennlich zusammen, daß man davon sprechen konnte, jener Komplex physiologischer Tatsachen sei der Affekt selbst. Bei dieser Auffassung wäre die Geburt ein Angstzustand. Aber ich glaube, daß diese Formulierung nicht ganz glücklich ist. Sie zwingt uns nur zu beachten, daß fraglich sein kann, ob die Geburt und deren erste „Reproduktionen" im Bewußtsein repräsentiert sind, nicht aber wie. Mit der Bejahung des Ob ist das Wie gegeben. Daß dies bald eintritt, ist gewiß; genau wann, läßt sich nicht völlig sicher aussagen. Jeder Angstzustand ist in diesem Sinn psychisch und physisch eine Wiederholung der Geburt. Natürlich sind die Angstzustände des späteren Lebens nicht nur Geburtsreproduktionen oder -Reminiszenzen, sondern sie haben ihre Anlässe, ihre Bedeutung, ihren Wert bereichert, gewandelt, verschoben, sie sind wie jeder psychische Vorgang vielschichtig, aber ihre historisch tiefste Schicht bleibt unter all den anderen die Reproduktion der Geburt. Und das für die Psychologie Entscheidende ist, daß der Angstzustand als solcher erst aus dieser tiefsten Schicht verständlich wird. Wenn ich hier von tiefster Schicht spreche, sei nicht übersehen: ich meine die tiefste individuelle Schichte, die freilich über noch tieferen, den phylogenetischen ruht; diese brauchen uns aber im Zusammenhang dieses Buches nicht näher zu interessieren.

Wollten wir diese Einsicht zum Rang einer allgemein gültigen und allgemein gesicherten psychologischen Tatsache erheben, so hätten wir ein gründliches Studium dem sogenannten körperlichen Ausdruck der Affekte (Gemütsbewegungen) zu widmen. Das Thema ist sehr oft behandelt worden, die Summe aus dieser weitschichtigen Literatur zu ziehen, kann an dieser Stelle nicht mein Amt sein. Eine solche Einschaltung würde den Rahmen einer Psychologie des Säuglings völlig sprengen. Aber was uns aller weiteren Erwägung überhebt, ob diese Sprengung nicht zu verantworten sei, ist die Überzeugung, daß die Literatur in den entscheidenden Fragen lückenhaft ist; umfangreiche Serien von neuen experimentellen Untersuchungen sind nötig, die Frage unter dem Gesichtspunkt, der sich aus dem kinderpsychologischen Zusammenhang bietet, zu untersuchen. Aber den Eindruck kann man festhalten, daß sich vermutlich erst bei der Beachtung der traumatischen Wirkung der Geburt ein Verständnis des bisher völlig dunklen Tatsachenkreises der körperlichen Ausdruckserscheinungen der Affekte ergäbe. Es sind ja vor allem zwei Organsysteme, an denen sie sich betätigen: die Atmungs- und die Blutkreislauforgane. Gerade diese Beiden erfahren durch die Geburt in ihrer ganzen Funktionsweise eine plötzliche, radikale Veränderung. Die Veränderung der normalen Funktion, als ihre Schwächung oder Verstärkung, ist auch der wesentliche Inhalt der Ausdruckserscheinungen. Die körperlichen Begleiterscheinungen der polar entgegengesetzten Affekte und Gefühlszustände sind nicht selbst völlige Gegensätze, sondern es gibt hier sehr merkwürdige Überdeckungen und Differenzierungen. Die Annahme liegt nahe, daß sich diese gegensätzlichen Zustände auseinander oder aus einem Urzustande differenzieren und daß die Erscheinungen am Respirations- und Zirkulationsapparat die Geschichte des Affektes aufbewahren, wenn wir sie nur lesen könnten. Der angenommene Urzustand wäre der Ablauf von körperlichen Erscheinungen, der die Geburt begleitet; der Ausdruck der Angst reproduziert ihn am reinsten, so scheint es, während Lust und Unlust, sowie die mannigfaltigen Affekte verschiedene Weisen der Überwindung oder Wiederholung der Urangst bezeichnen würden.

Inwieweit sich diese Hypothese für das Verständnis der allgemeinen psychologischen Frage als fruchtbar erweisen wird, darf künftigen Untersuchungen überlassen bleiben. Wir hätten nur festzustellen, wieweit sie sich für das Säuglingsalter bewährt. Leider läßt sich aber nicht einmal diese eingeschränkte Fragestellung befriedigend beantworten; sie sogar noch weniger, denn es fehlt an experimentellen Untersuchungen. Immerhin können die wenigen vorhandenen Arbeiten zu folgendem Standpunkt ausgewertet werden.

Die physiologische Geburtssituation enthält als die für uns wichtigsten Bestandteile: 1. den plötzlichen Übergang aus dem apnoischen Zustand in einen Erstickungsanfall, dessen Erleichterung durch ein tiefes Inspirium, neuerlichen Erstickungsanfall, gefolgt von heftigem Exspirium. Dieser vollabgesetzte Rhythmus wiederholt sich nun in immer weniger krassen Formen, bis das stabilisierte, automatische Atmen erreicht ist. 2. Die spezifische Veränderung des Ex- und Inspiriums, die das Schreien bedeutet. 3. Die Veränderungen der Funktionen des Zirkulationssystems, die in einer Lähmung bestehen, der gesteigerte Tätigkeit folgt. (Die eingehenderen Details sind nicht sicher genug festgestellt, um hier berücksichtigt zu werden.) 4. Schockartige Bewegungen, Zuckungen der Arme und Beine; Zuckungen, Zittern verschiedenster Muskelpartien. 5. Kälteschauer an der Hautoberfläche. Hinzu kommen als weniger bedeutsam: die Abwärtsbewegung des ganzen Körpers, sein Fallen; und die mannigfaltigen Pressionen, die er erfährt. Der Kern des körperlichen Ausdrucks der Affekte ist zeitlebens die Reproduktion dieser physiologischen Geburtssituation, der Geburt abgekürzt gesagt, in ihrem ganzen Ensemble, oder wesentlicher Teile davon, und zwar je nach dem Anlaß der Reproduktion, das heißt, je nach dem Affekt, mannigfaltig variiert. Die reine Reproduktion der Geburtssituation ist der Ausdruck der Angst. Man könnte sich vorstellen, daß die Lust- und Unlustaffekte sich aus dem Angstaffekt differenzieren. Dann würden die Lustaffekte jene Bestandteile der Geburtssituation im Vordergrund zeigen, die der Überwindung der Geburtsangst entsprechen, die progredienten Symptome, gesteigerte Lebenstätigkeit, die Unlustaffekte hingegen regredient sich auffassen lassen, also herabgesetzte Lebenstätigkeiten, die Bestandteile der Situation vor der Geburt dominieren lassen. Vielleicht ist aber der Sachverhalt noch komplizierter, indem Lust und Unlust ihre eigenen, spezifischen, körperlichen Ausdrucksweisen besitzen, die sich mit der undifferenzierten Angstreaktion vermischen.

Die an sich unverständlichen Tatbestände des körperlichen Ausdruckes der Gemütsbewegung im allgemeinen und gewisser Affekte, wie die Angst, der Schrecken, als solche sind bis zu einem gewissen Grad verstanden, wenn sie als Reproduktion einer einmal real erlebten Situation aufgefaßt werden. Dies Verständnis wird noch vertieft dadurch, daß die reproduzierte Situation eine allgemein gültige, biologisch hoch bedeutsame ist. Aber die Tatsache dieser Reproduktion selbst bedarf einer Erklärung. Soviel ich sehe, bestehen kaum andere als zwei Erklärungsmöglichkeiten. Man könnte erstens darauf hinweisen, daß es im ganzen Gebiet des Biologischen zahlreiche Erscheinungen gibt, die sich als Wiederholungszwang (Freud 9) formulieren lassen. Wir verstehen diesen Zwang nicht weiter, wir sehen ihn nur immer wieder wirksam, ob wir nun von einer allgemeinen Gedächtnisfunktion sprechen mögen, die sich hiebei sozusagen selbständig gemacht hat und sich als, gegebenenfalls sinnlose, Reproduktion äußert, oder ob wir annehmen wollen, daß ein einmal stattgehabter Energieablauf alle späteren determiniert, indem er, wenn nur eine Auslösung gegeben ist, noch einmal sich zu vollziehen strebt, oder wie immer wir den Tatbestand formulieren und in einen größeren Zusammenhang einreihen. Gewiß wird uns solche, nicht voll befriedigende Erklärung in zahlreichen Fällen genügen müssen; aber doch erst dann, wenn sich eine eindringendere, weniger allgemeine nicht konstruieren läßt. Ich glaube, daß uns dieser, der zweite Weg, im Falle der Geburtsreproduktionen aber offen ist. Wir haben nur nötig, die Geburt als Trauma aufzufassen, was von vorneherein keineswegs eine widersinnige Vermutung ist. Dann sind die — an sich sinnlosen — Reproduktionen von derselben Art wie alle, so überaus häufigen und anscheinend grundlosen Wiederholungen der traumatischen Situation in traumatischen (Unfalls-) Neurosen, wie die bekannten, dem Lustprinzip strikt widersprechenden, Wiederholungen sehr peinlicher Erlebnisse in

Phantasie und Traum (Prüfungstraum) u. dgl. m. Mit dem Verständnis dieser Widerholungen traumatischer Situationen hätten wir dann zugleich auch das Verständnis der Geburtsreproduktionen gewonnen, ohne auf die allgemeine biologisch-psychische Tendenz zur Wiederholung rekurrieren zu müssen. Freud (9) hat eine Annahme vorgetragen, die uns dem erstrebten Verständnis sehr nahe bringt. Wir können beim heutigen Stand unseres Wissens nichts anderes tun, als diesen Erklärungsversuch auch auf unser Problem anzuwenden. Und finden uns dann in voller Übereinstimmung mit den Tatsachen der Säuglingspsychologie, ohne über jene theoretischen Anschauungen hinauszugelangen, die wir bisher schon aufstellen mußten, um zu einer zulänglichen, ersten Ordnung der seelischen Erscheinungen des Säuglingsalters zu gelangen.

Der Freudsche Erklärungsversuch ist natürlich ökonomisch, er baut alles auf den energetischen Annahmen auf. Dies kann gar nicht anders sein, obgleich man heute noch leicht die Veränderung des Gesichtspunktes bei vorschreitender Erklärung befremdlich findet. Die dynamische Betrachtung führt notwendigerweise schließlich in die Biologie. Man muß sie daher, will man im Psychologischen des engeren Sinnes bleiben, an diesem Wendepunkt verlassen, und durch die ökonomische Betrachtung fortsetzen. Diese freilich führt leicht ins Hypothetische, aber doch in die Hypothesen der Psychologie, in die theoretische Psychologie, deren eine konsequente Untersuchung entwicklungspsychologischer Fragen doch keinesfalls auf die Dauer entraten kann. Die gedachte Freudsche ökonomische Erwägung ist einfach genug. Das Trauma besteht energetisch kaum in etwas anderem, als in einer plötzlichen Zufuhr so beträchtlicher Mengen freier Energie, daß der Reizschutz durchbrochen wird und der seelische Apparat von ihr förmlich überschwemmt wird. In dieser Situation gibt es nur eine rettende Aufgabe, die schnellste Bindung (Abfuhr) dieser störenden Quanten. Ob ein äußerer Reiz traumatisch wirkt, dafür ist maßgebend sowohl die absolute Größe dieses Reizes als auch die Höhe des durch Besetzung erreichten Energieniveaus des aufnehmenden Apparates. Die Angstbereitschaft wäre als solche Niveauerhöhung anzusehen; die Bedingung für eine traumatische Wirkung eines Außenreizes wäre die fehlende oder zu geringe Angstbesetzung. Die Wiederholung der traumatischen Situation im Traume etwa, würde als Funktion haben: „Die Träume suchen die Reizbewältigung unter Angstentwicklung nachzuholen, deren Unterlassung die Ursache der traumatischen Neurose geworden ist" (Freud 9).

Beim Trauma der Geburt kann es sich nicht um fehlende Angstentwicklung handeln, vielmehr fassen wir ja die Geburt als den Angstzustand kat exochen auf. Trotzdem aber ist die Angstentwicklung sozusagen nicht groß und umfangreich genug. Die Bewältigung der neuen Reizmengen geschieht daher fraktioniert, in zahllosen kleinen Anfällen. Um dies konkreter verständlich zu machen, greifen wir auf früher besprochene Vorstellungen zurück. Die Bewältigung einer Reizmenge geschieht durch ihre Bindung oder ihre Abfuhr wie wir sagten. Worin diese Bindung bestehen mag, läßt sich derzeit nicht vermuten. Wir müssen uns aber vorstellen, daß sie es offenbar ist, die uns in ihren Resultaten als Wahrnehmung, Vorstellung, Impuls, Lust, Unlust usw. als psychisches Phänomen introspektiv wohl bekannt ist. Die Bindung von Energiemengen, die aus der Außenwelt dem psychischen Apparat zufließen, ist, anzunehmenderweise, an gewisse Energiesituationen im Innern des Apparates als Bedingung geknüpft. Die optimale Situation ist die Besetzung der reizaufnehmenden Organe mit Besetzungsenergie. Der Embryonalzustand dürfte ein bestimmtes System solcher Besetzungen stabilisiert haben, die geeignet sind, die auch im Embryonalzustand nicht völlig fehlenden Reize zu bewältigen. Diese Organisation ist aber ungeeignet, die bewältigende Funktion im postnatalen Leben zu leisten, sondern es muß eine sehr weitgehende Umorganisation vorgenommen werden. Es wundert uns nicht, zu sehen, daß diese Umstellung sich nicht im Augenblick der Geburt vollzieht. Ein Teil der Reizaufnahmeapparate ist zur Bindung der neuen Energiemengen nicht fähig. Sie werden daher heftig abgeführt. Zugleich aber wird mit jeder dieser Abfuhren ein Stück der neuen Besetzungsorganisation hergestellt. Der Zustand ist daher ein höchst labiler, zwischen zwei Abfuhren, Angstanfällen, eine gewisse provisorische Energieausgleichung. Die ersten Lebenstage verlaufen sozusagen unter Wiederholungen der Geburt. Denn die psychische Situation ist bei jedem neuen Reiz energetisch der Geburtssituation ähnlich. In diesen Wiederholungen wird das Energieübermaß — das die Außenwelt relativ zur Struktur der Aufnahmsapparate und zur fötalen Situation vermittelt — langsam bewältigt, indem die Umorganisierung der Besetzungen sich in ihnen vollzieht. Diese neuen Besetzungen verhindern die Wiederholung des unvorbereiteten Durchbruchs von Energien, wie sie im aktuellen Akt der Geburt stattfand. Und jede Angst hat solche Verhinderungstendenz, dies ist ihr rationaler verständlicher Anteil.

Es ist ein Unterschied zwischen der Angst der ersten Lebenswochen und der Angst des späteren Lebens zu statuieren, und es empfiehlt sich, jene als Urangst von dieser zu scheiden. Als Urangst wäre das Erlebnis zu bezeichnen, das während der Geburt statt hat. Es ist etwas anderes als die Angst, die das Kind verhindert, die Tischkante loszulassen und frei durchs Zimmer zu gehen, oder die Angst, die jemand während des Gewitters empfindet, oder die Angst unter der der Neurotiker leidet. Ich spreche nicht vom Unterschied des bewußten Erlebens, denn wir wissen nicht, ob und wie die Urangst im Bewußtsein des Neugeborenen sich repräsentiert. Aber die Angst ist komplizierter als die Urangst. Bei der Urangst spielt die Zufuhr großer Mengen nicht bewältigbarer Energie von außen die entscheidende Rolle; bei der Angst ist der Akzent auf die Energieverhältnisse und Verschiebungen im Inneren des psychischen Apparates zu legen. Sie will die Urangstauslösung, -wiederholung verhindern. Sie ist dabei zugleich in den physiologischen Expressionen — mindestens — deren, vielleicht abgeschwächte, gewiß variierte Wiederholung, aber eben dadurch erreicht sie die völlig unerträgliche Urangst zu verhindern, die in der unvorbereiteten allseitigen Reizüberschwemmung besteht. Ist die Urangst eine erzwungene Reaktion des psychischen Apparates auf Energiemengen der Außenwelt, so ist die Angst eine Aktion des psychischen Apparates mit seinen eigenen Energien. Eine Aktion, die die Wiederholung jener Passivität beim Geburtstrauma unmöglich macht.

Wir haben gesehen, daß die energetischen Besetzungen, die der Bewältigung der Außenweltsreize dienen, dynamisch als libidinöse aufzufassen sind; wir haben auch — freilich unklar genug — versucht, uns Vorstellungen von gewissen Dichtigkeitsgraden der Libido (bzw. ihrer Bindungsverhältnisse) zu machen und dabei angenommen, daß die Libido des Fötus gänzlich ans Organische gebunden sei, und diese Bindung durch die Erschütterung der Geburt gelockert werde, um ein Bild zu gebrauchen. Jetzt konnten wir diesen grandiosen Entbindungsprozeß näher verständlich machen: Gegenüber dem Ansturm der Außenweltsreize wird ein beträchtliches Quantum Libido plötzlich frei gemacht um der Besetzung zu dienen. Aber es ist, als geschehe dies kopflos ohne durchdachten Plan, so kommt nur das Chaos der Urangst zustande. Aber immerhin es wurde Organlibido in Libido verwandelt, die freilich nicht gleich ihre adäquate Verwendung findet. Diese aus ihrer bisherigen Bindung freigemachte noch nicht neu (und zwar weniger dicht) gebundene Libido ist die Trägerin der Komponente Angst (im eigentlichen Sinn des Wortes) in der Urangstsituation. Die Angst ist eine Zustandsform der Libido, in die Libido jederzeit konvertierbar ist: freie, nicht bindbare, nicht abführbare Libido erlebt das Ich als Angst. Die Angst ist der Geburtszustand der Libido; der Zustand in der sie sich bei der Geburt befand. Vielleicht auch der Zustand in dem sie, aus dem sie geboren wurde, wenn man nämlich den Unterschied zwischen Organlibido und Libido als einen prinzipiellen ansehen will. Und das wirft ein Licht auch auf die behauptete Funktion der Angst, daß sie die Urangst verhindern will. Denn die bei Lösung von Bindungen drohende Angst ist ein exquisit konservierender Faktor, die einmal entwickelte Angst mit ihrem Drang zur Neubindung ein stabilisierender Faktor, der im Einzelnen und im Ganzen den psychischen Apparat vor dem Chaos einer allseitigen Libidobefreiung — wie sie bei der Geburt stattfindet — wohl schützen kann.

Wollten wir diesen Gedankengängen bis an ihr Ende nachgehen, so würde uns das tief in die Psychologie der Angst hineinführen, was wohl einem anderen Zusammenhang besser überlassen bleibt, in dem konkretes Material die Spekulation hemmt und fundiert, die nötig ist, um den von Freud — wie ich glaube — endgültig gezeichneten Rahmen einer Psychologie der Angst im Detail auszufüllen. Es wird im nächsten Kapitel zu einer solchen Ergänzung Platz sein.

Freud (11) nennt gelegentlich[1]) diese Wurzel der Angst Trennung von der Mutter durch die Geburt. Rank verwendet diese Bezeichnung sehr häufig und prinzipiell. Der Ausdruck ist schön und plastisch, ich möchte ihn nicht gerne vermeiden; aber es muß klar sein, daß unter ihm nicht gemeint ist, das Neugeborene erlebe die Trennung von der Mutter, das Kind des späteren Alters wiederhole dieses Erlebnis im Angstzustand. Sondern es handelt sich um die energetischen (libidinösen) Umbesetzungen, die bei der Geburt und kurz nach ihr sich vollziehen, und die tatsächlich objektiv die Trennung von der Mutter bedeuten. Subjektiv beinhalten sie die Trennung von der Fötalsituation. Da wir aber über das bewußte Erleben des Neugeborenen nichts wissen, so ist der Ausdruck Trennung von der Mutter in doppelter Weise metaphorisch. Der mögliche (und von Rank wohl vollzogene) Mißbrauch solch metaphorischer Wendungen rechtfertigt die etwas umständliche präzise Analyse einer konkreten Anwendung. Das mehrfach erwähnte Jahrkind, das sich von der Tischkante nicht frei fortbewegen will, wiederholt könnte man sagen, das Geburtserlebnis der Trennung von der Mutter. Dieser Ausdruck ist beziehungsreich und sinnvoll, wenn er etwa folgendes verdichtend meint. Das Verhalten des Kindes scheint zwar wohl begründet, es fürchtet anscheinend das Hinfallen; seine Angst mag nicht ohne objektive Ursache sein, es hat vielleicht noch nicht die genügende Geschicklichkeit im Gehen erlangt. Und doch ist diese uns unmittelbar selbstverständlich anmutende Erklärung völlig unzulänglich. Woher soll das Kind wissen, daß das Freigehen größere Gefahren bietet, als das angelehnte? So nützlich vielleicht ein ererbter Furchtinstinkt dieser Art auch wäre, die vorurteilsfreie Beobachtung lehrt zweifelfrei, daß das Kind sich vor tatsächlichen Gefahren nicht fürchtet. Es handelt sich bei dieser Angst nicht um die Furcht vor einer äußeren — realen oder vermeinten — Gefahr, nicht um Realangst im Sinne Freuds. Man könnte auch nicht sagen, daß das Hinfallen vom Kinde als Gefahr oder Schaden bewertet wird, wenn es es erlebt; sondern es verhält sich in den allermeisten Fällen so, als wäre dies ein, kaum angenehmes, aber offenbar unvermeidliches Hindernis seiner Gehbestrebungen. Wirklichen Schaden nehmen die Kinder beim Gehenlernen im Vergleich zu der ausnahmslos vorhandenen Angst so überaus selten, daß jener keine Be-

[1]) Hier ist auch das Wesentliche über die Psychologie der Angst gesagt, das oben von mir entwickelt wurde. Die kleinen Details meiner Darstellung, die explizite von Freud nicht erörtert wurden, für die ich also die Verantwortung trage, ergibt leicht ein Vergleich mit dem XXV. Kap. der Freudschen Vorlesungen.

gründung für sie abgibt. So bleibt keine andere Erklärung für eine bloß phänomenologische Psychologie, als die Angst vor dem Neuen und Ungewohnten heranzuziehen. Wie, worauf soll diese aber nun zurückgeführt werden? Der entwicklungspsychologischen Betrachtung gelingt hier ein Schritt weiter; sie wird finden, daß dem erörterten Angstzustand zahllose frühere vorausgegangen sind, und sie wird die erste Angstäußerung „vor dem Ungewohnten" bei der Geburt finden. Dynamisch gewendet wird sie also sagen, in der besagten Angstsituation wiederholt sich die Angstsituation der Geburt. Die Einführung des Energiebegriffes bringt ein Stück weiteren Verständnisses. Sie sagt uns, daß die neue Situation, neue Energiebesetzungen verlangt, wie bei der Geburt, so auch nun, wo unter Verzicht auf den Bauchschutz und die haptische Sicherung — beides gewöhnte Verhaltungsweisen, denen bestimmte Energiebesetzungen entsprechen — frei gegangen werden soll. Also auf eine Verhaltungsweise (demnach auf eine Energieverteilung) verzichtet werden soll, die seit der Geburt keine beträchtliche Veränderung erlitten hat[1]). Es ist demnach die Energiesituation der Geburt gegeben, und mit ihr die allgemeinste Bedingung für die Angst, deren dynamische Funktion die Abreaktion durch Wiederholung, deren ökonomische Funktion die Verhinderung der Urangst ist. Die energetische ist eine Rahmenbetrachtung, sie sagt uns nichts über die speziellen Bedingungen, die zur allgemeinsten hinzutreten und im gegebenen Fall die Angst wirklich entstehen lassen. Hier hilft der Libidobegriff. Denn handelt es sich um Libido, die in dieser Energiesituation ist, so wird Angst erlebt. Die libidinöse Besetzung des Bauchschutzes will aufgegeben werden, die libidinöse Besetzung des „freien Raums" an seiner Statt ist noch nicht vollzogen: es entsteht Angst. Auch dies ist die Geburtssituation. Auf der Ebene der Libidotheorie ist sie sogar ganz konkret zu bezeichnen. Der Mutterkörper wurde nach der Geburt mit Libido besetzt, nachdem die fötalen Besetzungen durch die Geburt zerstört wurden. Die Besetzung des Mutterkörpers ließ sich leicht übertragen, verschieben auf Objekte, die in wichtigen Qualitäten ihm ähnlich sind (auf Körper auf jeden Fall). Jetzt soll diese Bindung der Libido gelockert werden, es soll eine reale Trennung von der Mutter vorgenommen werden, von jedem Mutterkörper unabhängig Bewegung gewagt werden. Es ist eine reale Wiederholung des Libidoprozesses der Geburt; er verläuft unter Angst (die vor der völligen Wiederholung der Urangst sichert). Er verläuft aber diesmal spontan, wie wir vorbedeutend anmerken wollen. Bei der Geburt wurde der Enteroparasit zum Ekteroparasiten (Ferenczi 2), nun soll er selbständig werden. Es findet also eine Wiederholung der „Trennung von der Mutter",

[1]) Was früher schon erörtert wurde; und besonders deutlich bei den Kindern jener Völker ist, die von der Geburt bis zum freien Gehen, sich im Tragsack auf Mutters Rücken aufhielten.

die bei der Geburt geschah, statt. In unserem Fall erst die eigentliche Trennung, der gegenüber die Geburt nur metaphorisch so genannt werden kann.

Unter dem Terminus Trauma der Geburt fassen wir, wie ich zeigte, kurz eine Reihe verwickelter Tatbestände und ergänzender Annahmen zusammen. Diese liegen auf drei Gebieten. Erstens psychophysiologisch ist die Geburt der Moment radikaler Änderungen im Zirkulations- und Atmungssystem; zeitlebens sind die Spuren dieser plötzlichen Umstellung im körperlichen Ausdruck der Affekte zu erkennen. Zweitens der Urangstaffekt (sich äußernd in physiologischen Expressionen) der in Beziehung steht zum Einbruch großer Energiemengen der Außenwelt in den psychischen Apparat; das äußere psychische Trauma, wenn man es gesondert benennen will. Drittens die Energie- Um- und Neubesetzungen, die durch die neue Reiz- und Bedürfnissituation, nicht zuletzt durch die Nötigung der Bewältigung des äußeren Traumas, imperativ sind. Sie stehen in engster Beziehung zur Angst, soweit sie libidinöser Natur sind.

Zwei Einschränkungen sollen nicht unterlassen sein, die zwar kaum die Bedeutung des Traumas der Geburt verringern, aber vor Übertreibungen schützen können. 1. Es gibt eine Reihe von Faktoren, die die Plötzlichkeit und Stärke der Veränderungen und Reize mindern. Einige haben wir im Eingang dieses Buches als psychophysische Retardierungen bereits erwähnt. Es muß noch einmal an sie erinnert werden. Und es läßt sich wohl auch der Hinweis hinzufügen, daß die Geburt ja nicht plötzlich stattfindet, sondern immerhin einen Zeitraum von etlichen Stunden in Anspruch nimmt. Es ist gewiß nicht unmöglich, daß die Reize dieser Geburtsvorgänge, die das Kind in utero und vagina treffen, zugleich auch Auslösungen für Energieverschiebungen und Libidoentbindungen sind, die dem Geburtsmoment manches an traumatischer Wirkung nehmen. Immerhin ist der vermutlich entscheidende Prozeß, das Einsetzen der Atmung nach der Apnoe auf jeden Fall die Sache weniger Sekunden. 2. Es ist die Frage aufgeworfen worden, inwieweit die individuellen Geburtsschicksale für den individuellen weiteren Verlauf des Lebens entscheidend, wichtig sind. Freud (11) neigt dazu, das Geburtstrauma im Prinzipiellen als ererbten Besitz von solcher Beständigkeit anzusehen, daß ihm gegenüber die individuellen Schicksale nicht ins Gewicht fallen. Ein Macduff würde nicht angstfrei im künftigen Leben bleiben. Rank vertritt die Anschauung, daß die detailliertesten Situationen der Geburt im Unbewußten nicht wenig von Charakter und Schicksal des einzelnen bestimmen. Fundiertes zur Entscheidung dieser Frage läßt sich heute nicht geben. Für den Macduff hat Freud zweifellos recht, trotz Shakespeare. Denn ob das Kind aus dem Leib der Mutter geschnitten wurde, oder ob es den legitimen Weg zum Eintritt in diese Welt beschritt: es mußte eines Augenblicks plötzlich die fötale mit der realen Situation vertauschen. Dies spräche auch nicht gegen Rank, der höchstens verlangen müßte, daß solcher Macduff keinen hysterischen Kopfschmerz produzieren können dürfte. Das Geburtstrauma muß von jedem einzelnen am Anfang seiner postnatalen psychischen Existenz erlebt werden; ein anderer Fall ist nicht denkbar. Die Erbbasis braucht daher nicht allzu breit genommen werden. Daß sie vorhanden ist, wird sich kaum widerlegen lassen. Nichts spricht prinzipiell gegen die Rankscheche Auffassung; es fehlt aber die empirische Grundlage sie zu belegen. Sie fehlt der Psychologie des Säuglings überhaupt für jedes Studium der individuellen Differenzen und ihrer Genese, ihrer Bedingungen. Erst jenseits der Entwöhnung kann die Kinderpsychologie bereits heute etliche gesicherte Aufstellungen über sie wagen. Die Säuglingspsychologie muß sich mit den generellen Problemen bescheiden. Sie hat aber kaum Anlaß mehr als vorsichtig abwartend zu sein, wenn ein Forscher in irgend einem individuell sehr verschieden verlaufenden, im generellen aber gattungsmäßigen Prozeß — wie die Geburt es katexochen ist — Wurzeln der individuellen Differenzen vermutet.

Alles bisher Besprochene sind die eigentlichen traumatischen Wirkungen, Folgen der Geburt, faßt jene psychischen Erscheinungen zusammen, die ihre Erklärung in einer bestimmten Relation zur Geburtsituation finden. Will man die ganze psychische Bedeutung der Geburt als Trauma umgrenzen, so muß man seine Aufmerksamkeit auch jenen Erscheinungen zuwenden, die zwar nur indirekt auf das Geburtstrauma zu beziehen sind, aber in ihm eine kausale, nicht allein historische, eine spezielle und nicht bloß ganz generelle Bedingung finden. Ich meine alle jene Erscheinungen, die der Überwindung des Geburtstraumas dienen, ohne — wie die Angst z. B. — ihm selbst anzugehören. Im Verlauf der Darstellung sind wir immer wieder auf solche Erscheinungen gestoßen, und haben sie mehr oder weniger ausführlich erörtert. Im zusammenfassenden und ergänzenden Schlußkapitel wird eine Übersicht von ihnen besser am Platz sein, als hier. Nur an ein Element sei durch einen kurzen Absatz erinnert.

Der Angst als dem bedeutendsten Bestandteil des Geburtstraumas steht die Reizlust als der bedeutsamste Faktor in den Überwindungsprozessen gegenüber. Und auch der Weg, den wir als einen zur Lust führenden erkannten, die Rhythmisierung, bleibt zeitlebens begangen, er ist von höchster Wichtigkeit. Und wo Prozesse dieses Schemas ablaufen, können wir in derselben abbreviierenden Weise, die wir uns für die Termini „Geburtstrauma-Wiederholung" und „Trennung von der Mutter" gestatteten, von Wiederholungen der Überwindung des Traumas der Geburt sprechen. Rhythmisierung ist die primäre Signatur dieser Überwindung. Das Wesen dieser Rhythmisierung sehen wir in der raschen und häufigen Wiederholung des gesamten „Geburtsverlaufes". Diese Wiederholung ist eine sozusagen symbolische, wenn wir die ökonomische Betrachtung verwenden, denn sie verläuft an einem minimen Quantum der Libido (bzw. der Energie), der Besetzungsenergie. Und es ist in ihr bereits keimhaft enthalten der Übergang von der Passivität zur Aktivität, vom Zufall der äußeren Verhältnisse zur Bedingtheit durch innere Spontaneität. Ein Faktor, der von den späteren Lebenswochen an, zu großer, entscheidender Bedeutung gelangt.

Die Entwöhnungsperiode.

Die Entwöhnung schließt das Säuglingsalter im strengen Wortsinn ab. Sie ist darum kein äußerlicher für das Kind und seine seelische Entwicklung gleichgültiger Termin, wie etwa der Zeitpunkt, an dem man ihm Lederschuhe über die Strümpfe zu ziehen pflegt. Sondern sie ist eine sehr einschneidende Änderung aller seiner Lebensgewohnheiten. Die Entwöhnung pflegt auch nicht ganz leicht zu sein, ihre Technik und das Verhalten des Kindes geben manche Schwierigkeiten. Es ist eine kritische Zeit, die als solche, als wichtiger Lebensabschnitt wenigstens, von Ärzten und dem Volksgeiste gleicherweise empfunden wird. Es scheint auch keineswegs gleichgültig für den Gesundheitszustand des Säuglings, für seine weitere körperliche Entwicklung, wie die Entwöhnung durchgeführt wird und gelingt. Eine Anzahl von speziellen Schwierigkeiten ist an diesen Zeitpunkt gebunden (Hochsinger). Die Psychoanalyse findet gute Gründe zur Annahme, daß überdies eine Reihe von psychischen Störungen des Erwachsenen sich letzten Endes auf die Vorgänge der Entwöhnung zurückführen (Stärke, Abraham). Wie weit hier Ammenglaube, Volksmeinung, Ärzteschaft und Psychoanalytiker recht haben, wird erst festzustellen sein — jedenfalls sind aber die Wochen der Entwöhnung ein Zeitabschnitt, der eine gewisse Aufmerksamkeit im kinderpsychologischen Zusammenhang verdient. Und wäre es nur aus dem Grunde, weil in ihm eine dauernde — und sehr weitgehende — Veränderung der Lebensweise, der Gewohnheiten und Bedürfnisse des Kindes stattfindet. Die kindliche Entwicklung weist wenige solcher deutlich umschriebener Verwandlungsperioden auf. Mit Befremden wird daher der entwicklungspsychologisch Interessierte feststellen, daß die Psychologie — die eigentliche Kinderpsychologie keineswegs ausgenommen — bisher völlig versäumt hat, die Tatsachen systematisch zu beschreiben; von irgend einer Ordnung, Deutung, Erklärung der Tatsachen ganz zu schweigen. Meine Aufgabe kann es in diesem Buch nicht sein, diese Unterlassung gut zu machen. Ich habe die Publikation eigener neuer Beobachtungen dieser Arbeit nicht zum Ziel gesetzt. Es bleibt nichts übrig, als aus der nicht kinderpsychologischen Literatur soviel an Tatsachenmaterial zusammen zu bringen, als ohne Spezialstudium der Außenstehende vermag, und zu sehen, ob im Rahmen der bisher vorgetragenen Gesamtanschauungen aus diesem Material sich ohne Zwang Verständnis-Förderndes ergibt.

Ein Überblick über das letzte Vierteljahr lehrt uns leicht, daß die Umwandlung, die wir nach dem aktiven Eingriff, der von den Erwachsenen auszugehen pflegt, Entwöhnung nennen, drei verschiedene Vorgänge in sich begreift: 1. die Zahnung als Voraussetzung der veränderten Lebensweise; 2. die Aufnahme fester Nahrung; das Beißen und Kauen; 3. die Entziehung der Mutterbrust bzw. ihres Ersatzes, der Milchflasche, und damit das Aufhören des Saugens, soweit es mit der Ernährung zusammenhängt. Diese drei Etappen sind nicht bloß phänomenologisch voneinander wohl zu unterscheiden; sie sind auch zeitlich voneinander getrennt, und haben gesonderte psychologische Bedeutung, sollen daher im folgenden auch gesondert betrachtet werden. Es kann auch kein Zufall sein, daß in diese — uns hier beschäftigende — Zeit das freie Gehen fällt, das so recht das Symbol für die erlangte Selbständigkeit, für die in der Entwöhnungszeit sich vollziehende zweite Trennung von der Mutter ist. Das Gehen, das Kauen und das Sprechen sind die drei großen auffallenden Annäherungen an den erwachsenen Zustand, die am Ende des ersten Jahres in einer verhältnismäßig sehr kurzen Zeit erworben werden. Vom Sprechenlernen wird in diesem Kapitel gar nicht, in diesem Buch nur wenig zu handeln sein; es gehört näher in den Zusammenhang der Psychologie der frühen Kindheit, als in den der Säuglingspsychologie. Hingegen werden wir der paradoxen Tatsache Aufmerksamkeit zuzuwenden haben, daß dieses Ende der Säuglingsperiode durch einen Eingriff der Außenwelt erzwungen wird, parallel zu dem Ereignis von außen, das sie einleitete, der Geburt.

1. Die Dentition.

Die Zahnung, die Voraussetzung des Prozesses der Entwöhnung, setzt natürlich viel früher ein, als diese selbst, nämlich im siebenten bis neunten Monat (Vierordt). Die durchschnittliche Reihenfolge läßt sich kurz ausdrücken: „Der Ausbruch der Milchzähne schreitet von der Mitte nach fort, d. h. der innere Schneidezahn kommt zuerst, der zweite Backenzahn zuletzt zum Vorschein, so zwar, daß in dieser einfachen Reihenfolge nur der Eckzahn einmal übersprungen wird, welcher nach dem ersten Backenzahn durchbricht" (Vierordt). Und zwar vollzieht sich dieser Durchbruch in differenten Perioden, von denen drei ins erste Lebensjahr zu fallen pflegen: die zwei mittleren unteren Schneidezähne 7. bis 9. Monat; die vier oberen Schneidezähne 8. bis 10. Monat; die zwei unteren seitlichen Schneidezähne und die vier ersten Backenzähne 12. bis 15. Monat (Biedert). Doch sind alle diese Termine den äußersten individuellen und familialen Schwankungen unterworfen; ganz außerordentliche Verspätungen sind ebenso beobachtet worden, wie Verfrühungen, bis zum fötalen Leben, so daß diese Kinder mit Zähnen geboren werden.

Die ältere Medizin hält in guter Übereinstimmung mit dem Volksglauben die „Zahnarbeit" für eine gefährliche Angelegenheit; zahlreiche Krankheitsbilder, auch solche mit schlechtester Prognose, wurden in ursächlichen Zusammenhang mit der Dentition gebracht. Noch Hufeland, ein beträchtlich aufgeklärter Kopf, der darauf hinweist, daß das Zahnen keine Krankheit, sondern eine „natürliche Verrichtung" ist, spricht von gefährlichen Zufällen, die sich der Zahnarbeit zugesellen: „Durchfall, Fieber, Nervenanfälle, Stickungen, Husten, Brustverschleimungen, Hautausschläge, Zuckungen". Die moderne Medizin, bis in die populären Mutterberatungsbücher (z. B. Goerges) hinein lehnen jeden Zusammenhang zwischen diesen üblichen Kinderkrankheiten und dem Zahnen ab; sie erscheinen während der Dentitionsperiode nicht häufiger, aber auch nicht seltener als sonst. Das Zahnen selbst verläuft ohne jede Krankheitserscheinung, kaum unter Beschwerden, höchstens ein kurzes, hohes Fieber unmittelbar vor dem Zahndurchbruch mag die Regel sein. Etwas schwerere Zustände werden bei rachitischen Kindern zu erwarten sein.

Eine gewisse Unruhe und Reizbarkeit oder auch apathische Verhaltungsweise bezeichnet aber doch in der Regel die psychische Reaktion auf dieses Ereignis. Hufeland beschreibt den Zustand des Kindes hübsch: „Das Kind fängt oft plötzlich und heftig an zu schreien, greift sich dabei nach dem Mund, und ebenso plötzlich hört das Geschrei auch wieder auf, es hat die Finger immer im Mund und führt alles, was man ihm gibt, dahin, um darauf zu beißen, es speichelt beständig, das Zahnfleisch ist an manchen Stellen angeschwollen und rot, und es läßt sich entweder nicht darauf fühlen, welches Schmerz anzeigt, oder es hat es gerne, wenn man ihm darauf hin- und herstreicht, welches Jucken dasselbe beweist." Ähnlich und für den normalen Fall völlig zutreffend beobachten Scupins: „Allem Anschein nach ist das erste Zähnchen in nächster Zeit zu erwarten. Das Kind schauert oft plötzlich wie vor Frost zusammen, preßt die Kiefer aufeinander und stößt durch die Nase ein ‚m-m-m' aus. Jeden nur erreichbaren Gegenstand, am liebsten einen Finger, führt es zum Munde, um sofort wild damit auf der unteren Zahnleiste hin und her zu reiben; dabei macht der Kopf heftige Bewegungen nach rechts und links. Diese Erscheinung tritt mehrmals am Tage auf, im übrigen ist der Knabe heiter und ausgelassen wie immer." Drei Tage später „Bubi ist etwas nörgelig und wird leicht ungemütlich, er verlangt viel Beschäftigung und Abwechslung" oder: „Dem Zahndurchbruch war häufiges heftiges Zusammenschauern vorausgegangen, auch war das Kind etwas weinerlich. Der Knabe schläft weniger und unruhiger als gewöhnlich. Morgens zwingt er uns durch ungeduldiges Ächzen, ihn schon frühzeitig aus dem Bett zu nehmen. Beim Anblick der verschiedenen Gegenstände im Zimmer stößt er dann ein freudiges „Ach!" und „aha!" aus. Es macht den Eindruck, als freue er sich, alles noch an den gewöhnten Plätzen zu finden."

Vergegenwärtigt man sich des zahnenden Kindes Situation: wie es erleben muß, daß eine Körperstelle, die bisher die nie versagende zuverlässige Quelle von Lust war, plötzlich die Trägerin schmerzhafter Sensationen wird, so findet man sich recht enttäuscht über die geringfügigen psychischen Äußerungen, die die Beobachter aufzeichneten. Und man wird von vornherein gerne annehmen, die Aufmerksamkeit der Beobachter sei nicht eigentlich auf dieses physiologische Ereignis gerichtet gewesen; oder man wird vermuten, daß der psychische Verlauf bei gut gepflegten, gut beschäftigten, liebevoll gewarteten Kindern — und das sind ja die Objekte der beobachtenden Kinderpsychologen — verborgener ist, als bei den Kindern, die diese Kompensationen nicht haben. Denn es ist schwer zu glauben, daß der Verlust einer erogenen Zone so klaglos überwunden werden sollte. Wer die libidinöse Besetzung der oralen Zone annimmt, wird geneigt sein, dem Zahnen eine gewisse Wichtigkeit und Bedeutung zuzuschreiben — und findet sich plötzlich in einer überaus merkwürdigen Übereinstimmung mit dem Glauben aller Völker und Zeiten. Gewiß ist dieser Glauben und Aberglauben für uns kein gewichtigeres Argument, als die Aufstellungen der modernen Kinderpsychologie. Aber dies überraschende Zusammentreffen, daß unsere Anschauungen uns einen bestimmten Vorgang als wichtigen erwarten lassen, und daß er so seit je aufgefaßt wurde, und wäre es selbst gegen die Wissenschaft, wird uns auf diese volksmedizinischen Gebräuche aufmerksam sein lassen, den Wunsch erregen, sie näher kennen zu lernen. Es wird dann noch Zeit sein, die apriorischen Erwartungen zu revidieren, und auf das zuläßige Maß herabzusetzen.

„Im Volk ist die Überzeugung von der Bedeutung des schweren Zahndurchbruchs als Ursache einer Reihe von mehr oder minder gefährlichen Krankheiten der Kinder sehr tief eingewurzelt" (Hovorka). Wie sehr diese gefürchtet werden, ersieht man aus den zahllosen sorgfältigen und strengen Maßnahmen, die zwar nach Völkern sehr variieren, aber in irgend einer Form jedem zukommen und den Zweck haben, das Zahnen leicht, schmerzlos, gefahrlos zu machen. So heißt es von den Bayern (Hovorka): „Die gelben Blüten von Sauerdorn (Berberis officinalis) werden zuerst in ein leinenes, dann in ein rotseidenes, großes Säckchen eingenäht, und zwar mit roter Seide. Alles Nähzeug, Nadel, Seide dazu, sowie Blüten müssen in einer besonderen Schachtel beisammen liegen gelassen werden. Das genähte Säckchen hängt man um den Hals des zahnenden Kindes, und zwar alle vier Wochen ein neues, unbeschrien, am nämlichen Datum des Monats und zur nämlichen Stunde. Das Anhängsel darf niemals vom Hals genommen werden, selbst nicht bei dem Baden des Kindes, und muß auf dem Rücken hängen. Das alte Säckchen wird sogleich unberufen verbrannt und dazu werden drei Vaterunser gebetet. Sollte man einmal während der vierwöchentlichen Frist das Säckchen an dem bestimmten Tag abzunehmen vergessen, so muß man es hängen lassen, bis wieder vier Wochen verflossen sind, und erst dann, wie gesagt, durch ein anderes erneuern." Lange bevor dem Säugling das Zahnen droht, wird es bereits prophylaktisch bekämpft, so in Franken, wo die Hebamme bei der Taufe heimlich die Finger ins Taufwasser taucht, und damit das Zahnfleisch des Kindes reibt, damit es später leicht zahne; oder in Preußen, wo der Vater schon bei der Geburt des Kindes einen Eimer Wasser neben sich stellt, dem Kind einen Finger in den Mund steckt, diesen dann mit den Worten ins Wasser taucht: „Schmerzen in den Grund! †††" (das ist dreimal zu machen); oder in Hessen, wo schon am Hochzeitstag die Mutter an das künftige Zahnen des künftigen Kindes denken muß, um vom ersten Mahl in der neuen Wohnung drei Weckenbrocken aufheben zu lassen, mit denen die Mutter den Kiefer des zahnenden Kindes — stillschweigend — bestreichen wird. Zahlreich sind die sympathetischen, Zaubermittel, Amulette, die in Verwendung treten. Unter ihnen ist vor allem die Maus in differentesten Weisen ein Spezifikum gegen Zahngefahren des Kindes: so in Steiermark (Hovorka): „Wenn die ‚Pillen einschießen', d. i. wenn die Zahnpapillen sich erheben, soll die Mutter einer lebenden Maus den Kopf abbeißen und diesen dem Kind umhängen", oder in Mecklenburg (Hovorka): „Wenn man einer lebenden Maus einen Zwirnfaden durch beide Augen zieht, sie dann wieder laufen läßt und den blutigen Faden einem neugeborenen Kind um den Hals bindet, so zahnt es leicht."

Diese Proben merkwürdiger und komplizierter Gebräuche lassen uns wenig Hoffnung, daß sie sich leicht enträtseln lassen werden; und es bleibt fraglich, ob sie selbst enträtselt uns irgend etwas für den kinderpsychologischen Zusammenhang Belangvolles bieten werden. Da zum Programm dieses Buches aber gehört, den kulturgeschichtlichen Erscheinungen Aufmerksamkeit zu widmen, und die Zahngebräuche gewiß auf unserem Weg liegen, seien sie des näheren betrachtet; auf die sehr nahe Gefahr hin, daß wir nicht mehr leisten können, als deren Aufzählung und dann genötigt sind, ohne Hilfe von der Völkerpsychologie zur Kinderpsychologie zurückzukehren.

Die Notizen der Reisenden, die Hovorka und Ploß (2) gesammelt haben, zeigen uns die außerordentliche Verbreitung von zum Teil sehr ähnlichen Gebräuchen bei geographisch, linguistisch, anthropologisch und kulturell völlig differenten Völkern. Suchen wir ein Prinzip zur materialen Ordnung dieser Fälle, so bietet sich vor allem der Gesichtspunkt des Maßes von Rationalität, das dem Gebrauch anhaftet, wie weit wir ihn — heißt das — unmittelbar vernünftig finden oder doch finden können, wenn wir uns den Voraussetzungen, die hinter ihm stehen, anbequemen.

Unserem unmittelbaren Verständnis sind jene Gruppen von Gebräuchen am zugänglichsten, die den Bedingungen physiologisch-psychologischer Natur des Zahnens angepaßt sind, oder solche, die auf rationale Weise die Schmerzen des Zahndurchbruchs zu mindern trachten. Hieher gehören die Beißringe — verschiedenen Materials und verschiedener Ausführung — Wolfs-, Eber-, Hundszähne, die gefaßt dem Kind umgehängt werden, damit es sich ihrer zum Beißen und zum Reiben des schmerzenden

Zahnfleisches bediene. Hieher gehören aber auch Einreibungen des Zahnfleisches mit schmerzlindernden Mitteln, wie es nach Dioskurides die Römer taten, die das Jucken mit Honig und Butter besänftigten (Hovorka). All solche Mittel sind nichts anderes als die Unterstützung der kindlichen Instinkthandlungen, die sich von selbst einstellen, so wie das Kind nur einen geeigneten Gegenstand zum Beißen und Reiben erreicht hat.

Daß die Mutter sich über des Kindes Zahnen freut, wird uns wenig verwundern, ist es doch ein neues Zeichen für das gesunde Fortschreiten der Entwicklung. Zeugnis dieser Einstellung ist die Beglückwünschung der Maronitenmutter mit der wiederholten Formel: „Sein Zahn ist erschienen, möge seine Mutter sich freuen“ (Ploß 2). Und auch die Geschenke, die dem zahnenden Kind bei den alten Germanen gegeben wurden, verstehen sich in einer Schichte aus diesem Zusammenhang. Ebenso daß der symbolische Gehalt der Tatsache, die beginnende Erwachsenheit, zu einem für den Stamm wichtigen, festlichen Ereignis wird, wie bei den Batakern auf Sumatra (Hovorka). Gemindert mag der Jubel werden durch die Erwägung, daß nun bald aus dem tüchtigen Trinker an der Naturquelle ein ebenso tüchtiger Esser werden wird, dem die Nahrungsmittel durch Arbeit beschafft werden müssen. So begrüßt die Fellachenfrau in Palästina das Ereignis ein wenig ambivalent: „Sein Zahn ist heraus, versteckt das Brot im Haus!“

Die beträchtliche Wichtigkeit, die dem Zahnen zugeschrieben wird, was ja die Gebräuche, ihr Gehalt sei übrigens welcher immer, durch ihr bloßes Bestehen beweisen, hat gewiß ihre Wurzel in der bedeutenden Rolle, die der Zahn im unbewußten Seelenleben spielt. Ihr können wir hier nicht nachgehen, die Psychoanalyse von Träumen und Neurosen erweist sie für die heute lebenden Völker so gut, wie die Pubertätsriten, die Zahnverstümmlungen, die stolze Zufriedenheit mit schönen Zähnen für die primitiven Völker. Ein Stück der Sorge, die durch Glaube und Gebrauch gebannt werden soll, bezieht sich auf den Wunsch, dem Kind mögen schöne und starke, scharfe Zähne wachsen, wie sie Wolf, Eber und Maus zukommen. So singt die Maorimutter auf Neuseeland beim Durchbrechen der Zähne, ihrem Kind Zähne der Ratte wünschend (Ploß 2):

„Sprossender Kern, sproß',
Sproß', daß du mögst kommen
Zu sehen den Mond nun voll!
Komme du sprossender Kern,
Laß die Zähne des Mannes
Gegeben werden der Ratte,
Und der Ratte Zähne
Dem Manne!“

Die Riten, die wir eingangs aufführten, sind uns eine Warnung, dem rationalen Gehalt auch der scheinbar einfachsten und durchsichtigsten Bräuche zu trauen. Beißringe, Wolfszähne u. dgl. haben z. B. nicht allein ihren rationalen Gebrauchsgehalt, sondern sie sind zugleich Amulette, Zaubermittel, sympathetische Mittel. Sie sind es vielmehr nicht zugleich, sondern sie waren es ursprünglich und vorher. Dies erweist sich daraus, daß sie vielfach zu einer Zeit dem Kinde angehängt werden, in der es den zweckentsprechenden rationalen Gebrauch von ihnen noch nicht machen kann, daß sie bei manchen Völkern auch gar nicht diesem Gebrauch zugeführt werden, sondern ihren Platz unter dem Kopfpolster des Kindes, am Wiegenrand u. dgl. finden.

Und schließlich werden nicht weniger häufig Dinge als Amulette, ganz in derselben Weise wie Wolfszähne etwa verwendet, die für den rationalen Zweck völlig ungeeignet sind. Vor allem bevorzugt ist hier der Same der Päonia, in Bayern und Österreich unter dem Namen „Zahnperlen" sehr beliebt (Ploß 2), das zwar vom Kinde nicht als Beißobjekt verwendet werden kann, aber dessen Samenkapsel auffallend einem Zahn mit Wurzeln ähnelt. Es kann nicht verwundern, daß hinter der rationalen Fassade all dieser Gebräuche, Riten sich eine tiefere Schicht, belebt von Dämonengedanken, Zauber und Magie, verbirgt. Denn dies ist der Fall im ganzen Gebiete des Folklore. Und darum ist es unmöglich, eine einzelne Gruppe von Gebräuchen losgelöst von diesem ihren Hintergrund und Mutterboden zu deuten, zu erklären. Aber uns, die wir ja an dieser Stelle nicht allgemeine Kulturgeschichte treiben wollen, und die die Zahnensgebräuche nicht als Belege für den Dämonenglauben interessieren, sondern als Symptome, an denen uns die unbewußte oder unausgesprochene Einstellung der erwachsenen Welt zur Kindheit verständlich werden möchte — und das hieße Kulturgeschichte der Kindheit betreiben — uns wird dieser allgemeine Hinweis, diese Erinnerung genügen. Sie macht uns darauf aufmerksam, daß die Dämonen wohl auch in diesem Fall Projektion unbewußter Wünsche sind (Freud 14), daß die Sorge, die die Erwachsenen um das Geschick des zahnenden Kindes ergreift, Schutz vor aggressiven Tendenzen gegen dieses sorglich mit sympathetischen Mitteln behandelte Kind ist. Wir haben ähnliches bei den Kinderpflegemethoden behaupten müssen. Es wird gut sein, den befremdenden Gedanken, der hier wiederkehrt, auch an dieser Stelle aphoristisch zu belegen.

In einigen Punkten ist uns hier das Material glücklicherweise sehr gefällig. Dem Wunsch der Eltern, ihr Kind möge starke (tierstarke) Zähne bekommen; der Freude über das erste Zeichen der kommenden Unabhängigkeit und Reife stehen Äußerungen der Angst vor dem einen wie vor dem anderen entgegen. Den alten Indern galt die Zahnungsperiode als besonders wichtiger Zeitabschnitt im Leben des Kindes. Der folgende Hymnus (nach Avesta) verrät uns, daß er seine Wichtigkeit aus der Psyche der Eltern, der erwachsenen Gesellschaftsmitglieder bezieht (Ploß 2):

> „Sie, die groß geworden, tigergleich Vater und Mutter zu fressen wünschen, diese beiden Zähne, Brhaspati, mache hold, o Jata vedas.
>
> Reis eßt, Gerste eßt, Bohnen und Sesam eßt: das ist der euch beiden bestimmte Teil, nicht verletzt Vater und Mutter.
>
> Angerufen sind die beiden vereinten Zähne, daß sie sanft und glückbringend seien; anderswohin wende sich eure Schrecklichkeit, Zähne: nicht verletzt Vater und Mutter."

Von hier aus versteht sich das erwähnte Zahngeschenk der Germanen, als eine Captatio benevolentiae, nicht bloß als Ausdruck unbändiger Freude. Wenn die Neger auf Jamaika das Geschenk an das Kind fordern, „damit die Zähne nicht faulen", vermeint man geradezu unmittelbar zu verstehen, wie das Geschenk als Kompensation der Mißgunst gemeint ist. Die latente Angst vor dem künftigen Gebrauch der eben durchbrechenden Säuglingszähne, das latente Unheimlichkeitsgefühl, das sich an das Kind bindet, kann am ehesten manifest werden, wenn irgend etwas Regelwidriges beim Zahnen vorkommt. Daher befürchten viele Volksstämme Unheil von jenen Kindern, denen die oberen Schneidezähne vor den unteren durchbrechen. Das Unheil ist zweiseitig, es kann für das Kind befürchtet werden, so in Uganda (wo diesfalls sofort der Zauberer gerufen wird, der das Kind durch Aufführung gewisser Tänze schützt), oder es wird für die Angehörigen befürchtet, und trifft dann zunächst das Kind selbst wirklich: es wird bei vielen Völkerschaften unverzüglich und unerbittlich getötet (z. B. in Mkulwe, Deutsch-Ostafrika). „Wüßte meine Mutter, wann meine ersten Zähne durchbrechen, dann würde sie mir ein Leichentuch bereithalten" heißt es sprichwörtlich bei den Maroniten im Libanon, was die physiologischen Gefahren treffen will, aber zugleich in diesem Zusammenhang die Aggressionsneigungen der Eltern zu meinen scheint. Auch in deutschen Landschaften lebt noch ein Rest dieser unheimlichen Auffassung von Unregelmäßigkeiten, so wenn es in Bern von einem Kind, dessen Zähne so wachsen, daß breite Lücken zwischen ihnen bleiben, heißt, es werde weit reisen (Ploß 2).

Die Unheimlichkeit, die für das primitive Seelenleben (und für die tieferen Schichten des sog. kultivierten) durch die Tatsache Kind ausgelöst wird, mag gemischt sein von Vergeltungsfurcht und verdrängter Aggression, die beide auf dem Boden der Identifikation mit dem Kind wachsen; gegen diese Identifikation wehrt sich zudem das Ich, als gegen eine gefährliche Regressionsneigung. Im Avestahymnus ist ein gut Stück dessen zum Ausdruck gelangt. Hier wird die Furcht laut, das Kind werde seine Erzeuger auffressen als Projektion des Wunsches (tiefverdrängt) mit dem Kind so zu verfahren und als „Erinnerung" sozusagen an die eigenen kannibalischen Tendenzen als Kind gegen die eigenen Eltern, an deren Stelle man getreten ist. Doch alle diese Zusammenhänge sind nur schwer, unklar und gar nicht schlüssig in der gedrängten beiläufigen Darstellung zu geben, die das Thema des Buches erzwingt.

Daher verstärken wir uns lieber den Eindruck vom Bestehen des einen Faktors, der Aggression, indem wir zeigen, daß eine große Gruppe der spezifischen Zahngebräuche von ihm aus verständlich wird. Es sind jene, bei denen die Maus eine Rolle spielt. So häufig sie sind — und zwar bei völlig differenten Völkern — so rätselhaft sind sie geblieben. Denn, daß die Maus ein heiliges Tier ist, vermag uns bei der Fülle heiliger Tiere nicht ihren Zusammenhang mit dem Zahnen zu erklären. Daß ihre Zähne dem Kind gewünscht werden, als scharfe, zerstörende, führte schon weiter, aber es ist noch ganz in der Sphäre des Rationalen, des Rationalisierten. Immerhin enthält dieser Wunsch eine leichte und partielle Identifizierung, Kind — Maus. Diese aber noch in der Rationalisierung durchschimmernde Vergleichung hat ihre Ursache und Möglichkeit in einer weitgehenden Identifikation zwischen Kind und Maus, die die Psychoanalyse als eine sehr allgemeine nachweisen kann. Das kleine Tier ist geradezu der Kosename für das kleine Kind; Maus wird der Säugling oft genug genannt. Der Weg dieser Symbolbildung, deren Tertium comparationis nicht nur die Kleinheit sein kann, ist gewiß verschlungen genug und keineswegs völlig durchschaut. Aber eine Linie läuft über Maus — Penis — Kind; eine andere mag daran anknüpfen, daß der Aufenthalt der Maus in der Erde (oder ihrem Ersatz) ist, in der Mutter Erde, unsichtbar in dem Leib der Mutter; mit den Kollateralen, die über Erde, Kot, Kind, Penis führen (Freud 3). Eine dritte schließlich wird mit dem Mauseloch zu tun haben, aus dem die Maus plötzlich hervorhuscht, in das sie wieder zurückverschwindet, als Symbole für Geburt und Generalregression (Rank). Kann aber die Maus im Unbewußten das Kind vertreten, so fällt ein grelles Licht auf die Maus bei der Zahnung. Ihr Hauptzug sind Gewaltakte an der Maus; außer den bereits genannten, vor allem Abbeißen des Kopfes einer Maus, und zwar einer lebenden, durch Vater oder Mutter, und Ausschlagen ihrer Zähne. Solch ein abgebissener Mauskopf um den Hals des zahnenden Kindes gehängt, mag zwar wenig dazu beitragen, es vor Schmerzen und trostbringenden Zahnkrankheiten zu schützen, aber so verstehen wir nun sehr wohl, es schützt das Kind tatsächlich vor Schmerzen und Tod, denn die Aggressionen sind auf die arme Maus verschoben, ausgelebt worden, und für das Kind bleibt liebevolle Sorge und sichernde Pflege.

Einige Überdeterminationen sollen nicht ganz unerwähnt bleiben. Schon dem zahnenden Kind gegenüber regen sich die Kastrationswünsche des Erwachsenen, so lehrt uns die Vorwegnahme von Pubertätsriten bei den Zahnriten. Der Mauskopf, die Zähne von Hasen, Wölfen, Hunden, dürften diesen unbewußten Sinn haben. Und zugleich mag der Zahn, der des Kindes so gut wie des Tieres, symbolisch für das Kind selbst stehen, wächst er doch verborgen in der dunklen Höhlung, um unter Schmerzen plötzlich ans Licht zu brechen. Im einzelnen läßt sich — gewiß nicht ohne eine umfangreiche sorgfältige Untersuchung — nicht sagen, welchen Anteil die verschiedenen Aggressionsziele am Ritus haben mögen, aber wir sehen sie sich bemerkbar machen: Kastration, Tötung und vielleicht auch die Tötung durch Verspeisen (orale Vernichtung). In dem Augenblick werden sie gegenüber dem Kind übermächtig aktualisiert, so daß sie der Vorbauten, Sicherungen, Ablenkungen, Symbolisierung und Verdrängung bedürfen, wo dem Kind die Zähne zu wachsen beginnen, die Werkzeuge für seine künftigen oralen Vernichtungsabsichten, Kastration und Kannibalismus.

Wir sind zu den gleichen Ergebnissen gelangt, wie beim Versuch die Kinderpflegeformen auf ihren unbewußten Gehalt zu analysieren. Es läge nahe, auch für die Aggressionen gegenüber dem zahnenden Kind den Vater, bzw. die männliche Gesellschaft verantwortlich zu machen. Das ist aber nicht möglich; eher noch ließe sich behaupten, daß in diesem Fall auch die Mutter an ihnen teilhat (wenn sie z. B. das Geschenk geben, und sie den Mauskopf abbeißen muß); aber auch dies ist aus dem Material, wie es mir — aus zweiter Hand — vorliegt, nicht sicher zu entscheiden. Diese Frage muß daher ganz unbeantwortet bleiben. Immerhin werden wir bei der Entwöhnung Motive kennen lernen, die die Aggression auch der Mutter nicht unverständlich erscheinen lassen.

Mit den behandelten Gebräuchen haben wir uns nicht zuletzt darum so ausführlich befaßt, weil wir in ihnen eine Art säkularer Introspektion vermuten, die uns, wenn wir sie nur entziffern können, eine Quelle für das Seelenleben des Kindes sein könnten, das jenseits der Verdrängungsschwelle liegt. Und finden uns nicht enttäuscht. Es ist als ob alle diese Gebräuche sagten: Mit dem ersten Zahn wuchs in mir die Erbsünde; das Zahnen ist der Markstein zwischen zwei Perioden, der harmlosen Säuglingsperiode, in der ich selig in Harmonie mit Natur und Gesellschaft keinen Wunsch hatte, der mir Konflikte bringen konnte, und der darauffolgenden frühen Kindheitsperiode in der mich Mord- und Bewältigungstriebe wild beherrschten, so daß ich und die Welt zwei Feinde wurden, die sich bekämpften, in der ich Tier und Kannibale war. Aber zugleich mit dieser Einsicht warnt uns das Studium der Riten, zu große Schmerzen, Revolutionen, Gefahren u. dgl. mit dem Zahnen verbunden, zu vermuten; sie sind Phantasien, sozusagen, die ihre psychischen und sozialen Funktionen haben, aber keinen objektiven Gehalt haben müssen.

Warum sind nun die Tagebücher der Kinderpsychologen in striktem Gegensatz zu jener Introspektion? Warum zeigen sie uns keine neue

Verhaltungsweise des Säuglings gleich nach dem Durchbruch des ersten Zahnes? Diese Frage kann nur gestellt sein, um einer Selbstverständlichkeit das Recht zu ausgesprochener Betonung zu geben. Weil der erste Zahn nur symbolischen Wert eben als erster Anfang einer wesentlichen Änderung beanspruchen kann. Die Fähigkeit zu beißen, die Veranlassung das Saugen aufzugeben oder wesentlich einzuschränken und zu modifizieren ist nicht der erste Zahn, sondern deren eine, freilich eine unbestimmte, Anzahl. Nehmen wir aber den ersten Zahn als symbolisch für das vierte Vierteljahr, dann vollziehen sich zugleich mit ihm allerdings Veränderungen, die auch die Tagebücher klar ausweisen. Wir haben von ihnen bereits gesprochen und werden uns mit ihnen noch zu befassen haben.

Versuchen wir aber den mit dem Zahnen in der ersten Periode verknüpften Erscheinungen näher nachzugehen, so läßt sich etwa folgendes finden:

Zunächst die Umwandlung der bisherigen Verhaltungsweise (saugen) in die neue (kauen) tritt nicht plötzlich ein, sondern eine Reihe von kleinen Stößen sozusagen bewegt die Entwicklung ziemlich unmerklich vorwärts. Der Prozeß, der mit dem Durchbruch des ersten Zahnes einsetzt, ist prinzipiell erst mit dem Durchbruch auch des zweiten oberen Schneidezahnes beendet, zu diesem Zeitpunkt erst wird das wirkliche Beißen und Kauen möglich. Diese Addition von kleinen Stößen ist, wie wir oft bereits gefunden haben, keine Verschärfung, sondern eine Abschwächung der psychischen Verletzung. Daher kann der Übergang zur neuen Verhaltungsweise sich für den Beobachter ohne deutliche Symptome vollziehen; ja die etwa beobachtbaren können in ihrer Relation zu dem Zahnen und den mit ihm sich ansetzenden Veränderungen unerkannt bleiben. Eine leichte Indisposition, z. B. wird festgestellt, ob sie aber für die spätere Entwicklung eine andere Bedeutung hat, als irgend welche andere, manifest sich ganz ähnlich äußernde Indisposition, läßt sich nicht beurteilen. Dies gilt nicht allein für die Erscheinungen, die den Folgewirkungen des Zahnens etwa zugeschrieben werden könnten, sondern in noch höherem Maße für viele Phänomene, die uns im Zusammenhang mit der Entwöhnung noch zu beschäftigen haben werden.

Indisposition, Schmerzen, Fieber — dies alles allermeistens in sehr leichtem Grade und schnell vorübergehend — sind in der Regel die Begleitvorgänge des Zahndurchbruches. Es macht wenig Schwierigkeiten sie in die Anschauungen einzufügen, die in diesem Buche vorgetragen werden. Zwar über die Psychologie des Schmerzes weiß man noch recht weniges und unsicheres und es darf nicht mein Ehrgeiz sein, das komplizierte Problem hier beiläufig auszubreiten, aber ein Punkt, und ein für unsere Betrachtung sehr wichtiger, ist unwidersprochen: der Schmerz zieht imperativ alle verfügbare Aufmerksamkeit auf sich:

„einzig in der engen Höhle des Backenzahnes wohnt die Seele" sagt der tiefe Psychologe Busch vom Prototyp des Schmerzes, vom Zahnschmerz. Die Besetzungsenergie wird bis zu sehr beträchtlichen Quanten auf das schmerzerregende System konzentriert und demgemäß die libidinöse Besetzung der übrigen Welt weitgehend aufgehoben („sogar die alte Liebe rostet" — beim Zahnschmerz). Anderseits gibt es kein besseres schmerzlinderndes Mittel, als Abzug dieser Besetzungen von dem schmerzenden System — nur eben leider kommt dieser kontradiktorische Fall selten zustande. Das zahnende Kind verhält sich hier durchaus wie jedes unter Schmerz stehende: es ist unruhig und vor allem reizbar; seine Beziehungen zur Außenwelt sind gestört, ein kleines Hindernis genügt und die Besetzung wird von dem Objekt, es sei nun Mutter, Spielball, eigener Körper, abgezogen und dem Schmerz zugeführt. Die Unruhe wird motorisch, der Fall, der immer eintritt, wenn die festen Verhaltungsweisen zur Befriedigung eines Bedürfnisses ihr Ziel nicht erreichen, beim Schmerz gewiß kein anderes als seine Beseitigung, also R.-Triebverhaltungsweise. Ohnehin ist ja der Hunger das Vorbild jedes Schmerzes. Und schließlich sammelt sich die motorische Unruhe zum Schreien, Weinen, der primitiven Universalhandlung. Alles in allem bedeutet das Verhalten beim Schmerz eine Regression zu bereits verlassenen Verhaltungsweisen. Auch der Erwachsene schreit, weint, benimmt sich höchst zweckwidrig und unvernünftig, unbelehrbar in solchem Falle, regrediert, ganz wie der Säugling, auf das Stadium des Neugeborenen etwa. Beim Zahnen kommt hier eine Verschärfung hinzu. Für andere Schmerzen hat der Säugling die Tröstungen der oralen Zone zur Verfügung, das Ludeln „lenkt ihn ab"; die Besetzung der oralen Zone verringert die Schmerzbesetzungen, die Schmerzintensität. Jetzt aber haftet der Schmerz gerade an dieser Zone. Es ist hier durchaus der Tatbestand gegeben, den wir Enttäuschung nennen müssen; es ist sozusagen der objektive Tatbestand der Enttäuschung gegeben, einerlei, was sich das Kind dabei denken mag. Wir haben aber keinen Anlaß nicht anzunehmen, daß es diesen Tatbestand als eine Art Urenttäuschung erlebt. Und es erlebt die Urenttäuschung in diesen Monaten mehrmals hintereinander an derselben Stelle. Die Folge wird in einem Verlaufstypus gewiß die sein, daß sich das Kind sozusagen von diesem enttäuschenden Objekt abwendet, daß die Libido zu einem gewissen Betrag dieser Zone entzogen wird. Es ist dies jedenfalls der normale Verlauf, d. h. der normierte, der als normal geforderte, unabhängig davon, welche empirische Prozentualität ihm entspricht. Denn die Maxillen sind ja auf die Dauer keine erogene Zone, sie werden bald keine Lust mehr zu bieten vermögen, sie werden bald ihre Funktion im Dienste der Sexualtriebe völlig an die R.-Triebe, die Stillung des Hungers, abgeben müssen.

Was aus der freigewordenen Libido wird, ist einfach genug als Alternative zu formulieren: sie wird sich an der Oberfläche, den Lippen, oder an einer anderen Zone, oder an das keimende Ich binden. Man kennt Fälle genug, die sich nach einer und der anderen dieser Alternativen deuten lassen. Das Küssen, das im späten Säuglingsalter gelernt wird, und die neue Intensität des Artikulierens beim Sprechen bzw. dessen Vorstadien, zeigt neue Quantitäten von Libido an die oberflächlichen Partien der oralen Zone gebunden. Die Icherstarkungen, die wir bei der Bemächtigung zu dieser Zeit sahen, und bei der Wahrnehmung noch sehen werden, zeigen den zweiten Weg beschritten. Der sechste Monat ist uns als Masturbationsbeginn bekannt geworden; es koinzidiert hier so gut, als die heutigen Beobachtungsmethoden erwarten lassen, die Abnahme der einen Zone mit dem Zunehmen der anderen. Die Enttäuschungen an der oralen Zone helfen zu ihrer partiellen Desexualisierung. Vielleicht ist es nur eine hübsche literarische Wendung, vielleicht aber auch ein Stück Erkenntnis, jedenfalls in nichts den Tatsachen widersprechend, wenn ich hier formulieren wollte, daß diese durch Enttäuschung entsexualisierte Zone zur primären Trägerin des Hasses — der Objektvernichtung — wird.

Vorsichtigerweise wird das Fieber, das den Zahndurchbruch begleitet, zurzeit besser als rein physiologischer Vorgang aufgefaßt. Immerhin geben die Untersuchungen von Deutsch den Mut, hier noch eine Möglichkeit zu erwähnen. Das Fieber wird vielleicht später einmal den psychischen Erscheinungen zuzurechnen sein. Sollte dies zutreffen, so wäre es verständlich. Wir kennen das völlig rätselhafte transitorische Fieber der Neugeborenen; es hat nicht wenig Ähnlichkeit mit dem Zahnfieber (so z. B. Reuß). Soweit dieses oder jenes psychogen ist, wäre das Fiebern als regressive Erscheinung zu bezeichnen.

Das Spucken des zahnenden Kindes, das von der vermehrten Sekretion der Speicheldrüsen, die in der Dentitionsperiode einsetzt, herrührt, aber bald zu einer beliebten Beschäftigung des Kindes wird, wird ebenso wie das Benützen von Beißring, Finger und allem nur irgend Geeignetem zur Schmerzerleichterung besser mit dem Beißen und Kauen zusammen erörtert.

2. Beißen und Kauen.

Das Beißen und Kauen üben die Kinder bereits mit zahnlosen Kiefern. Preyers Sohn biß bereits in der 17. Woche, also lange vor dem ersten Zahn, ebenso Dix Kind in der 18. Woche. Freilich ist dies Beißen natürlich nichts anderes als ein Festklemmen des Fingers oder anderer Gegenstände zwischen den Kiefern. Vielleicht verdient es eine gewisse Beachtung, daß dies ungefähr der Zeitpunkt sein mag, in dem die Magitotsche Membran sich zurückbildet; stimmte dies, was sich derzeit aus der Literatur nicht feststellen läßt, so hätten wir im vierten Monat eine Art Vorzahnungsperiode vor uns, in der eine gewisse erste Entsexualisierung des Kiefers und Abwendung vom tiefen Saugen einsetzt. Gewiß aber fallen diese ersten Beißübungen in die Zeit der beginnenden Entwicklung der Bemächtigungsfunktion des Mundes. Das Beißen ist in diesem Zusammenhang ein festeres Halten, die Analogie zum Ergreifen mit der Hand. Zu einer häufig geübten Verhaltungsweise wird es aber erst während des Zahnens, um dann nach ihm zu einer ebenso ausgiebig und leidenschaftlich, an allen nur einigermaßen geeigneten Objekten geübten Tätigkeit zu werden, wie früher — aber auch gleichzeitig noch — das Saugen. Erst zu Beginn des zweiten Lebensjahres pflegt das Küssen erlernt zu werden. Es muß offenbar als Ermäßigung des Beißens gelernt werden; es ist keine Triebhandlung, sondern wird anscheinend den geliebten Personen zuliebe, die es verlangen, anstatt des triebhaften Beißens, das sie verbieten, erlernt und geübt. Als ein typischer Fall der Ermäßigung einer Bemächtigungshandlung (einer Aggression) zu einer Zärtlichkeitsäußerung.

Das Kauen tritt noch früher auf; Dix beobachtet es im zweiten Monat, in der elften Woche; Preyer hat es „ehe der erste Zahn" vorhanden war, ebenso gesehen. Der eigentliche Anreiz aber zum Kauen ist ebenso wie beim Beißen erst gegeben, wenn die Zähne im Durchbrechen sind. Der Mechanismus des Kauens ist offenbar angeboren. Er wurde aber in seinen Details nicht studiert. Darum läßt sich Näheres leider nicht erkennen; vor allem nichts darüber, welches die Relation der Kaubewegung zum Saugen, und anderseits zum auslösenden Reiz im Zahnfleisch während und nach dem Zahnen ist. Nichts als der vage Eindruck läßt sich festhalten, es ist als diente das Kauen anfänglich der Bewältigung eines unangenehmen Reizes im Munde, der nicht durch ausspucken oder schlucken entfernt werden kann oder soll; auch Preyer scheint diesen Eindruck gehabt zu haben.

Ebensowenig ist das Beißen näher studiert. Wir müssen auch hier darauf verzichten, Genaueres zu erfahren über die Beziehung zwischen dem Beißvorgang und den auslösenden Reizen, die, wie immer wieder betont wird, vornehmlich beim Zahnen für das Beißen gegeben sind. Wir sehen die fertige Tatsache: sehr bald sind Kauen und Beißen ganz in den Dienst der Bemächtigung getreten; sie dienen der Ernährung und ganz allgemein der oralen Bemächtigung, Vernichtung und Einverleibung der Welt — soweit sie es sich gefallen läßt; und bald wird das Beißen auch in den Dienst der Verteidigung des eigenen Körpers treten, so wenn das Kind in der Abwehr versucht die Mutter zu beißen. Den Weg dieser Umwandlung kennen wir nicht. Gewiß, es sind bloß minitiöse Details, die uns so entgehen; aber es sind doch die Vorgänge beim Verlust einer erogenen Zone; und zwar der erste Verlust dieser Art, der das Kind trifft; es hätte sich vielleicht gelohnt, ihn sorgfältiger und gesicherter zu beschreiben, als derzeit möglich ist. Immerhin ist hier nicht die schmerzlichste Lücke in der Tatsachenkenntnis, die wir — mit schlechtem Gewissen, wie immer in solchem Fall; sei es eingestanden — zu überspringen haben.

Die Analogie zu späteren Verlusten ist verblüffend, ja lächerlich: Wo bisher Lust sich ergab, stellt sich Unlust — bis zum Schmerz gesteigert — ein. Das Kind verhält sich nun zu dieser enttäuschenden, ehemals erogenen und liebevoll gestreichelten Stelle seines eigenen Körpers, wie es sich später zu Objekten der Außenwelt im gleichen Fall verhalten wird, wird verhalten wollen. Es entfernt und vernichtet sie. Mit der Zunge und den Kiefern reibt und schiebt es (es kaut); es spuckt, als wäre die Kieferstelle, der Zahn ein lästiger Fremdkörper; es drückt, reibt, zieht mit den Fingern; es beißt schließlich darauf. Natürlich vergeblich, denn die Reizung ist nicht zu entfernen, die Enttäuschung bleibt bestehen. Im Zorn, besonders im Gefühl des ohnmächtigen Zornes wird es sich zeitlebens so verhalten können.

Was diese Analogie so kraß macht, sind die Worte Enttäuschung, Vernichtung, Zorn usw. Sie haben für den Säugling nicht die Fülle von Erinnerungen, Gefühlen, intellektuellen und komplizierten emotionalen Prozessen, die sie im späteren Leben erhalten. Sie bezeichnen ganz einfache Verhaltungsweisen, die aber die Kristallisationspunkte sind, um die sich die späteren Erlebnisse organisieren, die somit bis in diese Urzeiten kontinuierlich zurückreichen.

Der Mund, ursprünglich die Stätte von angeborenen festen Verhaltungsweisen, die den R.-Trieben dienen, war in den ersten Lebenstagen in Ausübung seiner Ernährungsfunktion zu einer erogenen Zone geworden. Die sexuelle Funktion des Mundes sichert, fördert darf man sagen, seine vegetative (R.-Triebkräfte). Bald wurde er zur hauptsächlichsten, zur dominierenden erogenen Zone. In dieser Stellung wird er zum Förderer neuer R.-Triebkräfte-Verhaltungsweisen der Bemächtigung. Und tritt nun vollends in der Dienst den R.-Triebe, indem seine inneren Partien entsexualisiert werden, die sexuelle Funktion (Saugen, Küssen), an seine Peripherie gebunden bleibt. Die Libido wird zum Teil abgezogen und anderweitig verwendet; zum Teil aber in Katergie verwandelt. Die Kiefer, ursprünglich Objekte von libidinösen Strebungen, werden nun kurz zu Objekten feindseliger Strebungen und hierauf zu deren Subjekten (Trägern). Es ist als ob hier ein Projektionsprozeß sich abgespielt hätte; eine Art Verdrängung von Todestrieben aus dem eigenen Körper in die Außenwelt, wie es Freud (10) für den Sadismus vermutete. Und tatsächlich ist ja auch der orale Sadismus (Kannibalismus im Sinne der Psychoanalyse) die primitivste Form des Sadismus.

Bei der schon oft erwähnten Vermischung der beiden Triebgruppen kann es nicht verwundern, wenn die Erogenität des inneren Mundes trotzdem zu einem Teil erhalten bleibt, oder sekundär wieder erreicht wird. Dieses ist im pathologischen Fall häufig, aber auch in der Breite des Normalen nicht selten zutreffend. Jenes findet bei der Sprache statt. Es ist kein Zufall, daß der entscheidende Fortschritt der Sprachentwicklung des Kindes in die Zahnungsperiode fällt. Die Sprache hat sehr nahe Beziehung zum oralen Sadismus, sie ist ein Ausstoßungsvorgang — was in vielen Details erst ganz deutlich wird — sie ist schließlich zum größten Teil, soweit ihr Motorisches in Frage steht, nichts anderes als Organisierung all jener Bewegungen, die wir oben mit einer sadistischen Behandlung der ehemals erogenen Zone in Analogie setzten. Was wir Sprache heißen, ist eine Art Kauen, Spucken, Reiben und Knirschen der Zähne und Kiefer mit Zunge, Zähnen und Kiefern, und zwar eine komplizierte und bestimmte Art dessen. So wie das Lachen und mancher mimische Ausdruck, organisierter Ablauf der diffusen Schockreaktion, oder diffuser Abfuhrphänomene, ist sie organisiertes Kauen, Beißen, Kiefer-, Zahn-, Zungenbewegung.

Einen kurzen Hinweis verdient noch ein Detail, das kaum einem Beobachter ganz entgangen ist. Zu den Maßnahmen, die das Kind gegen den — gewöhnlich wohl leichten — Schmerz beim Zahnen trifft, gehört das Aufbeißen auf die schmerzende Stelle (bzw. Daraufdrücken). Dies kann aber den Schmerz kaum lindern, sondern müßte ihn wohl vermehren. Wir treffen hier eine paradoxe Verhaltungsweise an, die zwar wenig beachtet wurde, die aber weit über diesen Einzelfall hinaus verbreitet ist. Auch der Erwachsene verhält sich sehr häufig und gerade bei Zahnschmerz ganz ebenso. Es ist eine merkwürdige Lust, die in dieser Steigerung des Schmerzes liegt. Den Lustcharakter erhält dieser Schmerz — so ist mein Eindruck — durch die Aktivität, die das Ich dabei entfaltet. Es ist kein Zweifel, daß die frühe Kindheit viele solche Züge kennt, das Kratzen bei Juckreizen, das ja Kinder — vielleicht auch schon im Säuglingsalter — bis zum Bluten treiben, gehört hierher, und daß ihnen gegen sich selbst gewendete sadistische Tendenzen zugrunde liegen. Bei etwas geringerer Vorsicht in der Ausdrucksweise wird man berechtigt sein, von Masochismus zu sprechen (Hug-Hellmuth). In all diesen Fällen sind es erogene Zonen, oder ehemalige erogene Zonen, aus denen die Schmerzlust gezogen wird. Ich sehe keinen Grund, ihren Keim nicht in der ubique gegebenen Situation des zahnenden Kindes zu sehen. In das Vorgetragene fügt es sich wohl ein; aus späterem Zusammenhang werden wir leicht Motive zu dieser Auffassung gewinnen. Aber das völlige Dunkel, in das Schmerz und Schmerzlust noch gehüllt sind, verhindert jede entschiedenere Stellungnahme.

Ein leicht zu erwartender Widerstand gegen unsere Anschauungen kann wohl im Anhang zu diesem Kapitel gelockert werden. Der Leser wird gespürt haben, daß die Analogie dem Autor ernster ist als er aus didaktischen Gründen zeigen wollte. Und die Zumutung, jene Vorgänge, die zum Beißen und Kauen führen, als Projektion anzusehen, stellt keine geringen Anforderungen an die psychoanalytische Gefolgschaft des Lesers. Im Zusammenhang des Bemächtigungstriebes wurde die Entsexualisierung der Armmuskulatur mit der Verdrängung parallelisiert, und nun die Projektion herangezogen. Philosophische und methodische Einwände sind gegen solches Verfahren reichlich bereit. Ich glaube, man kann sie durch folgende Erwägung ein wenig ihres Gewichtes berauben. Gewiß sind Verdrängung und Projektion Begriffe, die an den psychischen Prozessen im landläufigen Sinne des Wortes gebildet wurden, an den Trieben, Vorstellungen, der Libido und Energie, die unbezweifelbar dem Bereich des Ichs angehören. Gewiß auch sind die Vorgänge, die uns hier beschäftigen, dichter an den Körper gebunden, sie sind geradezu körperliche, der Physiologie wohl zugängliche Erscheinungen, und schließlich noch sei wiederholt zugestanden, daß die Anwendung psychoanalytischer Termini auf organische Prozesse ihre Schwierigkeiten haben mag. Aber: 1. Kümmern uns hier nur die erogenen Zonen. Sie sind zwar Körperteile, aber solche, die mit zweifellos psychischer Energie (mit Libido) in einem — unnötig näher zu präzisierenden — Konnex stehen; sie sind ein Grenzgebiet unserer Betrachtung. 2. Darf nicht mißverstanden werden, daß die Aussagen über die Libidoprozesse in den erogenen Zonen nichts über die Lokalisierung dieser Prozesse definitiv aussagen. Ich würde zwar der Meinung sein, wenn ich gezwungen wäre sie zu bekennen, daß reale Libido in der realen Körperpartie, erogene Zone X, sich befindet, und dort reale Veränderungen erfährt und vornimmt; aber ich würde auf dieser Anschauung nicht bestehen; es wären auch andere diskutabel. Dieses beides beachtet, ist es sehr interessant zu sehen, daß die Libidoabläufe und Verwandlungen, die wir der dichtest gebundenen, eben der Libido der erogenen Zonen, der Libido, die der Organlibido sehr nahezustehen scheint, zuschreiben, denselben Mechanismen folgt wie die leichter gebundene, die im Ich selbst verläuft, und an der Freud seine ursprünglichen Aufstellungen gewonnen hat. Auch sie hat — was ja nur dem Halbpsychoanalytiker ausdrücklich gesagt werden muß — Verdrängung und Projektion. Will man terminologisch sehr genau sein, so könnte man sie als Urverdrängung und Urprojektion von der Verdrängung und Projektion sondern. (Was dann freilich nötigte, die Termini Urverdrängung und Entsexualisierung zu identifizieren oder differentiell zu definieren.) Näheres Studium der organischen Prozesse wird dann wohl bald lehren[1]), daß die sog. Freudschen Mechanismen sich nicht nur an der dichteren Libido der erogenen Zonen aufweisen lassen, sondern daß ihnen auch die biologischen Abläufe folgen. Mit Einschränkungen, ver-

[1]) Siehe Schilders Arbeiten.

mutlich, die uns aber im kinderpsychologischen Zusammenhang keine Sorgen machen müssen.

3. Die Abstillung.

Unter den Faktoren der Entwöhnung hat unser Interesse nicht der Wechsel der Nahrung, der eine medizinisch-diätetische Frage ist, sondern der Entzug der Mutterbrust, die Abstillung. Dies ist allemal ein Ereignis im Leben des Kindes, das es hart trifft, und das ihm von außen her aufgezwungen ist. Freiwillig würde das Kind kaum auf die Mutterbrust verzichten, wenigstens nicht in den ersten Lebensjahren. Beweis hiefür ist wohl, daß bei jenen Völkern, die die Abstillung erst sehr spät vornehmen, die Mutterbrust gern und regelmäßig auch noch in einem Alter genommen wird, in dem längst andere Nahrung genossen, ja in dem sie das Kind bereits weitgehend selbständig erwirbt und zubereitet. Wir können dies sehr wohl begreifen; die konservative Tendenz im psychischen Leben greift nicht gerne zu neuen Verhaltungsweisen, am wenigsten, wenn kein nötigender Grund vorliegt. Um so weniger, wenn die alte Verhaltungsweise mit so tiefer und mannigfaltiger Lust verknüpft war, wie das Saugen an der Mutterbrust. Vor Eingang noch in die spezielle Darstellung muß man sich einer Anschauung entledigen, die der Sprachgebrauch präjudiziert. Das Saugen an der Mutterbrust ist keine einfache Gewohnheit des Säuglings und darum das Aufgeben dieser Tätigkeit weit entfernt davon, eine bloße Entwöhnung zu sein. Sondern das Saugen ist eine Triebhandlung, die zentrale des ersten Lebensjahres, mit einer Fülle von Befriedigungserlebnissen, mit einer großen Mannigfaltigkeit von Lusterlebnissen beträchtlicher Intensität. Das Aufgeben dieser Triebhandlung muß daher eine psychische Umsetzung tieferer Kategorie sein, als das Wort Entwöhnung vielleicht annehmen läßt. Die Einstellung des Erwachsenen zeigt das klar. Der Erwachsene wird gegenüber der Zumutung oder dem bloßen Gedanken, Milch aus der Frauenbrust zu genießen, die tiefe Fremdartigkeit, Ablehnung, ja gelegentlich physischen Ekel empfinden, die wir nicht dort vorfinden, wo eine Gewohnheit aufgegeben wurde, sondern dort, wo eine Triebregung mit Reaktionsbildung — also besonders gründlich und sichernd — verdrängt wurde. Wir dürfen demnach als erfreulichen Nebenerfolg des Studiums der Entwöhnung, das uns im Rahmen einer Säuglingspsychologie vorgeschrieben ist, erwarten, etwas über die Entstehung einer frühen Verdrängung zu erfahren.

Ein Blick freilich in die kinderpsychologische Literatur setzt unsere Erwartungen leider sehr herab. Sei es, daß die Erscheinungen den Beobachtern entgangen sind, sei es, daß sie in jene Kategorie gehören, die ohne bedeutende Symptome und Äußerungen sich vollziehen, die Autoren zusammenfassender Arbeiten haben gar keine Notiz von der Entwöhnung genommen, die Verfasser kinderpsychologischer Tagebücher nur sehr spärlich und ungenau. Die verhältnismäßig ausführlichste Mitteilung — aphoristisch und wenig sorgfältig genug — die Scupins, ist in ihrem Wert noch überdies eingeschränkt dadurch, daß Bubi nicht ganz zwei Wochen nach Beginn der Entwöhnung an Masern erkrankte, seine Mißstimmung also wohl von der latenten Krankheit mitbeeinflußt ist. Immerhin stimmen Scupins Beobachtungen mit den Erfahrungen der Ärzte, Mütter und Kinderpflegerinnen wohl überein.

Diese besagen: Das Kind verweigert zunächst mehr oder minder vehement und ausdauernd die neue Nahrung und vor allem die neue Ernährungsweise (Flasche, Löffel, Becher u. dgl.). Erst nach vielem Schreien, Kämpfen, Hungern findet es sich mit dem Neuen ab. Beträchtlich sind die verschiedenen Kundgebungen, die zeigen, daß es die Mutterbrust ersehnt; so zerrt Bubi an der Bluse der Mutter, als wollte er sie öffnen. Solche Handlungen werden bei Gelegenheit ausgeführt, auch wenn im übrigen die neue Ernährungsweise bereits angenommen ist. Das Daumenlutschen wird mit neuer Intensität betrieben. Das Kind zeigt sich im allgemeinen unruhig, zornig, leicht zu Schreianfällen geneigt, mißgestimmt, gelegentlich in einem Zustand, der nicht gut anders als mit den Worten Verstimmung, Traurigkeit beschrieben werden kann.

Man sieht, es ist sehr ärmlich, was uns die Kinderpsychologie über diesen gewiß nicht unwichtigen Einschnitt in die Lebensweise des Kindes zu sagen weiß. Nichts, was über das naive Wissen außerhalb der Wissenschaft hinausginge. Ehe wir in die nähere Erörterung dieser Befunde eingehen, und sie durch Fragestellungen ergänzen, die Lücken durch Annahmen ergänzen, neue Untersuchungen anzuregen, wollen wir uns auch in diesem Fall apperzeptive Eindrücke aus der säkularen Introspektion, die in den Gebräuchen der Völker versteinert ist, holen. Wir fühlen uns zu diesem neuerlichen Ausflug über die Grenzen der Kinderpsychologie durch ein neues verstärkendes Motiv gedrängt. Die Abstillung ist ein in Zeitpunkt und Art gänzlich von der Gesellschaft gesetztes Ereignis. Es ist der erste in der unendlichen Kette von bewußten Eingriffen der Umwelt in die Entwicklung des Kindes, die uns in einem eigenen Band zu beschäftigen haben werden. Von diesem Eingriff an, haben wir es in der ganzen weiteren psychischen Entwicklung des Kindes nirgends mehr mit Erscheinungen zu tun, die auf das individuelle, bloß individuelle psychische Geschehen bezogen werden können; sondern jede ist in Hinkunft restlos zu verstehen erst als Ergebnis zweier differenter, wenn auch nicht immer entgegengesetzter Reihen: der individuellen — aus Erbgut her und allgemein psychischen immanenten Gesetzlichkeiten sich entfaltenden — psychischen Verhaltungsweisen, und auf der anderen Seite der aktiv aus ihren Zwecken, Werten, Haltungen heraus auf sie einwirkenden Umwelt. Wir werden diese Umwelt kennen müssen, um ihre Einwirkungen, die oft verborgen ausgeübt werden, nicht meistens zu übersehen, und um die Folgen dieser Einwirkungen jeweils abschätzen zu können. Auch der Säugling lebt natürlich in einer Umwelt, wir haben von ihr gelegentlich bereits gesprochen, und wollen im nächsten Kapitel sie mehr zusammenfassend betrachten. Aber sie verhält sich passiv zu ihm, oder ihm gefügig, seinen Bedürfnissen sich anpassend. Zwar war die Geburt ein heteronomer Eingriff in die fötale Situation; sie traf ihn aber in unentfalteter Autonomie und ist eine biologische Gewalt. Die Entwöhnung ist die erste soziale Gewalt, die sich heteronom ihm entgegenstellt, ohne ihn zu vernichten, zu ertränken, zu töten.

Sehr auffallend ist gleich beim Eingang in die Gebräuche, die uns nun eine Weile lang beschäftigen werden, daß der Zeitpunkt der Entwöhnung bei verschiedenen Völkern um eine ganze Reihe von Jahren differiert. Zwar haben wir schon öfter nicht unbeträchtliche Unterschiede im Verhalten einzelner Völker gesehen. Aber sie bezogen sich auf das Detail des Gebrauches, nicht aber auf seinen Zeitpunkt. Die Entwöhnung ist, wie wir daraus allein schon sehen können, zu einem nicht nebensächlichen Teil eine soziale Angelegenheit, die weitgehend unabhängig ist von den Terminen biologischer und individual-psychologischer Art, die bei der Kinderpflege sonst die unverrückbaren Grenzen angeben, innerhalb deren die sozialen und die sozialpsychischen Motive sich frei auswirken können. Es gibt in der frühen Kindheit keinen Zeitpunkt, in dem spontan — aus der Gesetzlichkeit des individuellen psychischen Ablaufs im Kinde — eine Abneigung, geschweige denn Ekel im Kinde entstünden, die bisher geübte Ernährung an der Mutterbrust aufzugeben. Wir sehen in dieser Frage die Kinder völlig den Gewohnheiten des Stammes folgen, und diese selbst sind nicht aus der Erkenntnis einer biologischen, physiologischen oder psychologischen Situation geflossen.

Und zwar ist die Spannung zwischen dem frühesten und dem spätesten Entwöhnungstermin, den wir in den Beobachtungen der Ethnographen finden, geradezu unglaubwürdig groß. Bartels hat eine Übersicht gegeben, die wir ihrer Erstaunlichkeit wegen hier gerne benützen (Hovorka). „Die Kinder werden gesäugt: Unter 1 Jahr bei den gebildeten Ständen in ganz Europa, bei den Samoanern, Koloschen, Tlinkitindianern, Maynas (Ekuador), Hottentotten. — 1 Jahr bei den Bugis und Makassern (Celebes), Gilan, Massaua. — 1—$1^1/_2$ Jahre bei den Dakotah, Sioux, Loangonegern, Tanembar- und Timorlaoinsulanern, Parsen. — 1—2 Jahre bei den Armeniern und Tataren in Eriwan, Esten, alten Römern, mittelalterlichen Deutschen, Karagassen, Waswaheli. — 2 Jahre bei den Persern, Nayern, Tschuden, Eetas (Philippinen), Ruckinsulanern, Russen in Astrachan, Türken, in Fezzan, Marokko, Ägyten, Nilländern, Madi Waganda, Wakimby, Wanyamwezu, bei den alten Peruanern (auch vom Koran und von Avicenna angeordnet). — 2—3 Jahre bei den Australiern, in China, Japan, Laos, Siam, bei den Armeniern, Kalmücken, Tataren, in Syrien, Palästina, Abessinien, auf den kanarischen Inseln, in Kamerun, bei den Mandingonegern, Oldkalabar, Basuto, Makalaka, Tlinkitt, Apachen, Abiponer (Paraguay), Schweden, Norwegen, Steiermark. — 3 Jahre bei den Luang- und Sermatinsulanern, bei den alten Juden. — 2—4 Jahre bei den Indianern Pennsylvaniens, in Lappland. — 3—4 Jahre bei den Grönländern, Irokesen, Warrauindianern, Kamtschatka, Mongolen, Madras, Kabylen, Neapel. — 3—5 Jahre bei den Kanikar, Japanern, vielen brasilianischen Indianern, Ostjäken, Samoa, Palästina. — 4—5 Jahre bei den Serben, Indianern am Oregon, in Kalifornien, Kanada, Maravis, Australien, Neukaledonien, Hawai, bei den Kalmücken, an der Guineaküste. — 5—6 Jahre bei den Samojeden, den Fellahen in Palästina. — 6 Jahre bei den Australiern, in Neuseeland. — 6—7 Jahre bei den Indianern Nordamerikas, in Kanada, bei den Armeniern (Kuban). — 7 Jahre bei den Eskimos (Smithsound). — 10 Jahre bei den Chinesen, Japanern, auf den Karolinen. — 12 Jahre bei den nordamerikanischen Indianern. — 14—15 Jahre bei den Eskimos (King-William-Land)." Ein Blick auf diese Tabelle lehrt bereits, daß die entscheidende Determinante für das Verhalten auch in diesem Fall nicht etwa die Höhe der Kulturentwicklung und das Maß medizinischer Einsicht sein kann, weil ja die gebildeten Stände in Europa sich verhalten wie Samoaner und Hottentotten; und Chinesen, Japaner wie Eskimos und Indianer.

Man darf sich freilich keine falsche Meinung bilden von der Tatsache selbst. Es ist natürlich keine Rede davon, daß mit diesen Zeitangaben die gleichen Tatbestände gedeckt werden. Die extrem langen Stillzeiten sind nur durch gelegentliche Beobachtungen belegt, und sagen nicht etwa aus, daß bei diesen Völkern das Kind ausschließlich an der Mutterbrust ernährt wird; vielmehr handelt es sich lediglich darum, daß auch ein 5-, 8-, ja 10- oder 12jähriges Kind zum Trinken an die Mutterbrust zugelassen wird. Diese Völker unterscheiden sich von anderen, etwa den Europäern der gebildeten Stände, zunächst nur darin, daß sie es nicht als den guten Sitten zuwiderlaufend empfinden, wenn das ältere Kind an den Mahlzeiten des jüngsten mit einem Schluck teilnimmt. So wurde z. B. bei den Motu beobachtet, „daß oft ein älteres und das jüngste Kind miteinander um die Mutterbrust streiten, welche dadurch außerordentlich hängend werde. Hier werden die Kinder nicht entwöhnt, sondern sie entwöhnen sich selbst, wenn es ihnen einmal beliebt. Somit ist es nichts Seltenes, wenn Kinder zur Mutterbrust gelaufen kommen." Ploß (2). Diese Freiheit, die Mutter und Kind gewährt ist, mag nun bei einigen Völkern völlig zur legitimen Regel werden, so etwa bei den Japanern. Man hat diesen Eindruck aus der Bemerkung von Ploß (2): „Die Kinder entwöhnen sich selbst. Wie das Lamm in der Herde verläßt ein solcher Springer plötzlich seine Kameraden, um stehend oder kniend einige kräftige Züge aus der Mutterbrust zu tun, die ihm nie verweigert wird“ und findet sich darin bestärkt, wenn man beachtet, daß bei den Japanern, auch häufiger als bei uns etwa üblich ist, vom Gebrauch der Frauenbrust (Milch) durch Erwachsene die Rede ist (Ploß 1). Diese Völker haben Saugen, Säugen, Mutterbrust nicht mit Verdrängung belegt. Sie haben keine Abneigung, Ekel vor der Vorstellung und Handlung. Sie nötigen ihre Kinder auch nicht zur Verdrängung. Das Kind wird bei ihnen überhaupt nicht entwöhnt, abgesetzt. Sondern es behält neben der Beikost, die ihm von einem gewissen — auch bereits sehr frühen — Zeitpunkt an verabreicht wird (z. B. in Deutsch-Ostafrika vom 3. Tag an, Ploß 2), das Saugen an der Mutterbrust so lange bei, als es will; bis es freiwillig auf sie verzichtet. Dies geschieht nun offenbar nie zu Ende des ersten Lebensjahres bereits, sondern im Laufe der Kindheit, spätestens bei Beginn der Pubertät. Bis dahin verschafft es sich je nach Gelegenheit und Neigung den Genuß der Mutterbrust. Es sind hier, wie auch Ploß (1) und Franke ausdrücklich bemerken, die individuellen Faktoren bei Mutter und Kind die entscheidenden. Die Motive und Weisen des spontan eintretenden Desinteressements des Kindes an der Mutterbrust brauchen wir nicht des näheren zu betrachten; sie gehören einem höheren Alter an und sind aus dessen psychischer Situation und sozialer Einstellung zu begreifen[1]).

Auch bei jenen Völkern, die in der Regel eine Entwöhnung nicht vornehmen, ist sie aus individuellen Gründen zuweilen nötig, so wenn die Laktation der Mutter nicht ausreichend ist; und vermutlich, wenn ein neues Kind geboren wird. Dies ist bei einigen Völkern regelmäßig das Ende der Stillzeit für das ältere Kind, man muß sich aber vorstellen, daß auch bei den anderen die Sorge nunmehr dem jüngeren Kind zugewendet wird, und das ältere zwar keine völlige Versagung der Mutterbrust erfährt, aber doch seltener und kürzer zugelassen werden wird, wenn die Milchmenge nicht für beide Kinder voll ausreichen sollte. Es werden auch Fälle berichtet, in denen Geburten, die während der Stillperiode eintreten, getötet werden (Buschmänner (Kalahari)) (Ploß 1). Einige im übrigen nicht entwöhnende Völker haben die Sitte, bei Eintritt einer neuen Schwangerschaft bereits das Kind abzusetzen. Man kann demnach sagen: eine sehr beträchtliche Anzahl von Völkern läßt das Kind regelmäßig an der Mutterbrust trinken, bis ein Neugeborenes an seine Stelle tritt. Auch dann noch ist der Zutritt zur Mutterbrust dem bereits herangewachsenen Kinde nicht völlig verwehrt. Gelegentlich wird freilich gerade dies letztere nicht erlaubt, so war es bei den alten

[1]) Man darf die Distanz zwischen uns und diesen Völkern nicht allzu sehr übertreiben. Ich selbst beobachtete in einem öffentlichen Garten Wiens eine stillende Mutter, die ihre zweite Brust einem Knaben reichte, der vielleicht sechs oder sieben Jahre alt sein mochte.

Juden, die bis in das dritte Jahr zu stillen pflegten, verboten, das Kind, wenn es einmal entwöhnt war, wieder an die Brust zu lassen (Feldmann), und ähnlich bei den Litauern (Ploß 1).

Bei dieser Verhaltungsweise findet im zweiten bis vierten Jahr der Übergang von der regelmäßigen zur gelegentlichen Stillung statt. Nicht aber — von Ausnahmefällen abgesehen — im ersten Lebensjahre. Die Absetzung im ersten Lebensjahre entspringt nicht den psychologischen Bedingungen des Kindes, muß daher in einer gewissen Weise gewaltsam vorgenommen werden. Wo sie vorgenommen wird, fehlt es auch nicht an abergläubischen Mitteln, sie für Mutter und Kind einfach und gefahrlos zu machen; auch die Versuche, durch Einreiben der Brust mit schlechtschmeckenden Substanzen dem Kind den Appetit zu verderben, sind uralt und weit verbreitet.

Die Reisenden pflegen sich nach den Motiven zu erkundigen, die für das Verlängern der Stillperiode angegeben werden. Ploß (1) gibt als solche Motive übereinstimmend mit den anderen Autoren an: 1. die mütterliche Weichheit und Schwäche gegenüber den Kindern; 2. freilich nur nebenbei und gelegentlich gültig, gibt die „wenn auch schlechte und mangelhafte Muttermilch doch immerhin eine gewisse Unterstützung der Ernährung und somit eine pekuniäre Ersparung“. Dieses Motiv besteht gewiß als ein unterstützendes bei manchen Völkern und Klassen; wir dürfen es aber vernachlässigen, weil es gewiß kein primäres ist; 3. das Wohlbefinden der Mutter, denn „durch das Saugen werden bei der Mutter ausgesprochen wollüstige Empfindungen hervorgerufen“; 4. „die außerordentlich weitverbreitete Annahme, daß, solange die Mutter ihr Kind säugt, sie den Koitus ungestraft auszuüben vermöge, ohne daß nämlich eine Befruchtung eintreten könne“. Ploß (1) hält dies für die wichtigste Triebfeder. Dem widerspricht aber erstens, daß es eine Reihe von — langsäugenden — Völkern gibt, bei denen der Geschlechtsverkehr während der Saugperiode verboten ist; zweitens, daß diese Anschauung nicht zu Recht besteht, auch häufig genug bei den langsäugenden Völkern der Fall eintritt, daß sie mehrere verschiedenaltrige Kinder zugleich zu stillen haben, oder Sitten bestehen, die das zwar ausschließen, aber auf der richtigen Erfahrung beruhen, daß das Säugen die Konzeption keineswegs verhindert. Solch empirisch völlig falsche Anschauung kann nicht das Motiv eines Verhaltens sein; sie kann aber wohl als dessen Rationalisierung sich lange genug erhalten. So würde ich diesen Glauben auffassen: Er soll — scheinheilig könnte man sagen — die Lust am Säugen decken; sie setzt das Koitusbedürfnis der Frau herab, verarmt ihre heterosexuellen Strebungen und verstärkt ihre autoerotische, narzistische Befriedigung[1]); die Rationalisierung verschleiert diesen Zustand vor den Männern und

[1]) Einen psychologisch tief erfaßten Beleg findet man bei Balzac, Zwei Frauen.

legt dem Verkehr mit ihnen einen höheren Akzent bei, als gerade in diesem Zustand der Fall ist.

Das hieße aber: das lange Säugen bedarf gar keines speziellen Motivs. Es hat für Mutter und Kind soviele Annehmlichkeiten, Lust im engsten Sexualsinn des Wortes (Wollust) so gut wie sublimierte Glückseligkeit zu bieten, daß es durchaus als der natürliche verständliche Zustand anzusehen ist, wenn die Mutter ihre Brust dem Kind so lange reicht, als es die physiologischen Bedingungen nur gestatten wollen, das Kind sie so lange nimmt, als sie ihm geboten wird. Daß diese Beziehung überhaupt vor dem Altern der Mutter ein Ende findet, hat seine sozialen (sozialpsychischen) Gründe auf seiten der Mutter und auch auf seiten des Kindes, vielleicht noch überdies psychische, die wir noch nicht kennen und in diesem Buche nicht zu erarbeiten haben. Obzwar die sexuellen Motive — von seiten der Mutter — zum Verständnis bereits hinreichen würden, soll nicht vergessen sein, daß schon in den primitivsten Verhältnissen libidinöse Befriedigungen in der Relation Mutter — saugendes Kind eintreten, die von der Lust der engeren Brustzone unabhängig sind. Die Mutter liebt ihr Kind mit größeren Quantitäten von Libido, als an die erogene Zone gebunden ist. Und diese Liebe geht, wie jede, darauf hinaus, Lust zu spenden, das geliebte Objekt glücklich zu machen. Es gibt kaum eine Situation, in der die gespendete Lust so sinnfällig wird, so restlos akzeptiert wird, als beim Säugling, der selig an der Brust einschläft oder gierig an ihr trinkt. Die Liebe zum Kind ist hier völlig realisierbar und wird durch die Identifikation mit dem geliebten Objekt doppelt genossen. Es ist die vollendete Rückkehr, die Befriedigung aller regressiven Tendenzen, zugleich mit der Befriedigung des Luststrebens, beides in Harmonie mit der Realität und den Wertungen und Forderungen genossen, was im Unbewußten und Bewußten der säugenden Mutter statt hat; statthaben kann, wenn keine konterkarrierenden Einflüsse vorhanden sind. Es scheint dies Grund genug, solche Situation so lange wie möglich festzuhalten. Ein intuitives Verständnis dieser Situation fehlt auch dem Mann nicht; er kann sie für sich freilich nur indirekt herstellen: in der Verehrung der Mutter Maria.

Das Problem liegt vielmehr in den Verhaltungsweisen, die das Säugen abkürzen. Erstaunlicherweise gehören hierher sowohl die primitivsten wie die kultiviertesten Völker; Samoaner, Hottentotten und die Anweisung unserer Spezialärzte. Man wird von vornherein gern annehmen, daß bei jenen und diesen sehr verschiedene Motive wirksam sind. Und es gibt eine Reihe von Tatsachen, die unsere Maßnahmen als objektiv richtige erweisen, so wird wenigstens behauptet, und ich kann mich diesem Eindruck nicht entziehen. Dennoch sei gewissenhaft bemerkt, daß nicht über jeden Einwand und Zweifel erhaben feststeht, ob wir die Tatsachen auch endgültig erkannt haben. Hierher gehören die Angaben der Ärzte über die diätetische Zukömmlichkeit der Milch bei sehr langer Laktationsdauer. Freilich handelt es sich ja bei der Entwöhnung nicht darum, daß die Menge und Qualität der Nahrung geregelt wird, sondern um den völligen Entzug der Mutterbrust; jenes läßt sich wohl auch ohne dieses ordnen. Ferner wird als Tatsache angeführt, daß die Laktation aufhört. Hiegegen aber spricht das Beispiel der Bäuerinnen und sogar der Proletarierinnen in manchen Gegenden, die weit über die ärztlich empfohlene Zeit hinaus die Kinder zu stillen pflegen. Es spricht für den Zeitpunkt des vierten Vierteljahres auch das Zahnen und die zunehmende Verdauungskraft des kindlichen Magens. Beides schließt aber neben geeigneter Nahrung fortgesetztes regelmäßiges Stillen nicht aus. Gewiß nicht ohne rationale Motivierungskraft sind die ökonomischen Verhältnisse. Die schlechternährte Mutter wird weniger und weniger geeignete Milch haben als die wohlhabende. Aber die Stilldauer läuft nicht parallel der ökonomischen Situation. Armut wird gelegentlich ein Motiv zu langem Säugen; und gerade die wohlhabenden Schichten halten sich gern an die Forderungen der Diätetiker unter den Kinderärzten. Ich will mit all dem nicht eine Entscheidung über die objektive Triftigkeit der Rationalisierung arrogieren, nur darauf hinweisen, daß sie uns nicht so weit imponieren muß, ihrer Psychogenese nicht nachgehen zu wollen.

Für die psychische Motivation des Verhaltens der Kulturvölker — ihrer gebildeten bürgerlichen Schichten — bietet sich zu allererst die Tatsache, daß deren Mütter eine allgemeine und weitgehende Abneigung überhaupt zu stillen entwickeln; ihre Unfähigkeit es zu tun, ist nicht zum unbeträchtlichen Teil vorgeschoben, zum Teil vielleicht auch aus diesen psychischen Gründen entstanden. Die Erklärung dieser Tatsache ist heute noch nicht zu geben; es fehlt vor allem an entsprechend sorgfältiger vergleichender Feststellung der Tatsache selbst. Sie ist gewiß in der komplizierten Veränderung begründet, die die weibliche Psyche in den herrschenden Schichten der Gesellschaft erfährt, Veränderungen, die wir derzeit mehr ahnen als kennen, deren Signatur aber — in den hier in Betracht kommenden Relationen — in einer veränderten Einstellung zum Mann und zum Kind begründet ist. Die Homosexualität des Weibes scheint sich in diesen Kulturen beherrschender zu entfalten, den Akzent vom Weiningerschen Typus Mutter auf den Typus Dirne verschiebend.[1]) Die Brust als erogene Zone wird bei dieser Verschiebung eine sehr veränderte Rolle erfahren, die angedeutet sei durch die berechtigte Sorge der Frau, durch das Säugen werde ihre Brust entstellt. Und die Einstellung zum Kinde noch mehr. Es wird mit stärkerer Ambivalenz wenn nicht mit offener Ablehnung aufgezogen. Die spezifisch weibliche Situation der

[1]) Ist es vielleicht nicht gänzlich überflüssig, daß ich betone, daß der Gebrauch dieser Worte völlig unverbindlich gemeint ist, lediglich als bequeme Termini, die sehr komplizierte Tatbestände abbreviieren, völlig unabhängig von Weiningers Psychologie und noch mehr — womöglich — von seiner Wertung?

säugenden Mutter wird abgelehnt werden — meistens sehr beklagtes Versiegen der Laktation unbewußt erzeugend — weil die beherrschende Linie des Sexuallebens der Frau in die Identifikation mit dem Vater und nicht mit der Mutter verlegt wird. Dieser Frauentypus wird versuchen, sich dem Stillen zu entziehen; Amme und künstliche Ernährung werden im Vordergrund der Ernährung stehen. Kommt aber Selbststillen zustande, so wird es zur Quelle von Konflikten, die jedenfalls, wie immer sie übrigens verlaufen mögen, eine möglichste Abkürzung des Stillgeschäftes tendieren werden. Als individuelle Erscheinung gibt es diese Frau wohl in allen Kulturen, bei allen Völkern, Klassen und Schichten. Aber es scheint, als würde sie zum dominierenden, Sitte und Rationalisierung schaffenden Typus, zur Norm nur in gewissen, verhältnismäßig seltenen und komplizierten, allemal nur herrschenden Kulturschichten.

Viel von ihren eventuell einleuchtenden Gedanken muß diese Erörterung verlieren, wenn wir uns erinnern, daß ja auch Samoaner und Hottentotten in diesem Punkt sich verhalten wie Völker, „die es herrlich weit gebracht". Soll man auch bei ihnen dieselben komplizierten psychischen Bedingungen annehmen? Ich glaube, das würde zu Schwierigkeiten führen. Wir wissen wenig über ihre Einstellung zu Kindern. Aber von den Samoanern ist doch ein und das andere Detail berichtet, das uns Haltepunkte für die — noch einmal sei es gesagt, sehr unverbindlich, bloß anregend gemeinte — Spekulation bietet. So erfahren wir bei Ploß (2): „Meist entwöhnt man im 4. Monat, wenn nicht der Vater einen besonderen Auftrag vom Familiengott hatte, daß das Stillen fortgesetzt werden müsse. Geschah dies, dann gedieh das Kind vortrefflich und erhielt den Titel ‚Banane Gottes'." Das ist bedeutsam genug. Es kann uns vielleicht lehren, daß die unzureichende Stilldauer trotz dem Wissen um seine Schädlichkeit festgehalten wird; daß dieses Verhalten von den Männern ausgeht; und daß es einer Kompensation bedarf: Wehe, wenn den Kindern erlaubt wird, sich kräftig (zur Banane Gottes) zu entwickeln. Vielleicht danken wir nur dem spärlichen Bericht die Möglichkeit, dies Verhalten in oben Festgestelltes und Angenommenes einzureihen. Die Männer fürchten ihre Nachkommenschaft, sie halten sie schwächlich — bis zu gewissen Grenzen — sie wagen kräftige Kinder (mit der Mutter in Liebe unifizierte) nur, wenn eine spezielle schützende Relation zur Gottheit hergestellt ist. (Die Frau der hochkapitalistischen Gesellschaften erweist sich hierin deutlich als Mann.)

Ich kann nicht behaupten, daß uns das Studium all dieser Gebräuche in unseren kinderpsychologischen Fragen etwas geholfen hätte. Im Gegenteil finden wir uns vor einem Bündel neuer Probleme. Aber das muß uns nicht kränken. Gelingt es beim heutigen Zustand der Psychologie auf dem Weg zur theoretischen Zusammenfassung bloß Probleme zu stellen, so ist das vielleicht noch nützlicher als alle Spekulationen, die ja in der

Psychologie immer eine andere, geringere Bedeutung haben, als etwa in der Physik, und gar in der heutigen Psychologie, die noch so wenig von der Mannigfalt der Phänomene sorgfältig erfaßt hat. Wir trösten uns also mit dem Wert der Anregung zu weiteren Untersuchungen um so leichter, als ja die Gebräuche — auch unabhängig von ihrem psychologischen Erkenntnisgehalt — in das Programm unserer Bemühungen gehören, und halten das Eine fest, das sich mit zwingender Deutlichkeit ergab: Die Abstillung ist, in der frühesten Kindheit vorgenommen, eine Versagung, die das Kind von der Außenwelt erfährt, die seinen autonomen Bedingungen und der phylogenetisch — vermutlich — vorgezeichneten Entwicklungsbahn widerspricht. Der von der heutigen Pädiatrie empfohlene Zeitpunkt mildert diese Heteronomie. Die Zahnung, in der sich der Säugling zu Ende des ersten Lebensjahres zu befinden pflegt, disponiert ihn vielleicht zu einer Art Abfindung mit dieser Versagung; er ist ohnehin recht böse mit seiner oralen Zone, die ihn enttäuscht hat, er entzieht ihr libidinöse Besetzungen. Auch von einer anderen Seite her kann vielleicht eine gleichsinnig wirkende Tendenz angenommen werden. Das Ende des ersten Lebensjahres ist auch die Zeit, in der — offenbar spontan, autonom — eine gewisse Abwendung von der Mutter einsetzt: das Kind überwindet die Angst, ohne Brustdeckung, frei, zu gehen, und es führt freiwillig seinen Körper von der Mutter weg. Und schließlich wird man erwägen, daß in denselben Monaten auch die Sprache bedeutsame Fortschritte macht. Das Sprechen bietet jedenfalls oraler Libido eine Verwendungsmöglichkeit; ohne daß hier näher untersucht sei, wieweit diese Möglichkeit auch realisiert wird, und mit welchen Quanten, auf Grund welcher Mechanismen.

Bei unseren Kindern ist die zeitliche Koinzidenz im allgemeinen dieser Phänomene sicher. Es bedürfte schon sehr gewichtiger Argumente, sollte man darauf verzichten, in dieser Koinzidenz auch eine Relation zu sehen. Leider läßt sich aber derzeit nicht entscheiden, wie man diese Erscheinungen einander kausal zuordnen kann. Wir wissen nichts über die Termine von Gehen und Sprechen bei nichtentwöhnten Kindern; wir wissen auch viel zu wenig über die feinere Struktur dieser Erscheinungen bei unseren Kindern, nichts über ihre gegenseitige Korrelation.

Trotz dieser Milderungen wird jeder, der sich auf den Boden der in diesem Buch vorgetragenen Anschauungen stellt, aus Überzeugung oder aus wohlwollender wissenschaftlicher Neugier die Tiefe der Versagung sehr hoch einschätzen. Handelt es sich doch um eine radikale Versagung der Befriedigung der für den Säugling mächtigsten Libidostrebung. Diese Erwartung wird womöglich noch gesteigert, wenn man aus Analysen — eigenen und Stärkes, Abrahams, Ranks — die nicht leicht zu überschätzende Rolle der Abstillung im System Ubw mit Erstaunen immer wieder erfährt. Dieser Erwartung, die doch so wohlbegründet scheint, widerspricht, so scheint es, die Erfahrung am Säugling strikte. Gewiß, die

Entwöhnung äußert sich, aber so kurz und im Vergleich zu unseren Erwartungen so gering, daß wir uns geneigt fühlen, die Voraussetzungen, die zu so unberechtigten Erwartungen geführt haben, gründlich zu revidieren.

Wie gesagt, die vorliegenden Tatsachen sind spärlich, wenig sorgfältig gewonnen, zufällig, der Kritik in jeder Hinsicht eine breite Angriffsfläche bietend. Immerhin wollen sie aber zunächst betrachtet sein. Tut man dies etwa an Hand der Scupinschen Aufzeichnungen, die wir oben reproduzierten, so findet sich keine Schwierigkeit, sie ökonomisch zu verstehen. Wir sehen die Äußerungen von Unlust, die wir begreifen und deuten können, als die Unbefriedigung eines Triebzieles: die begehrte Mutterbrust wird nicht erreicht. Schreien, entsprechende Greif- und Bemächtigungsversuche werden unternommen, sie führen nicht zum Ziel. Ersatzbefriedigung wird gesucht, Lutschen etc. Und sie führt nicht zur Befriedigung. Angst, Unruhe, Reizbarkeit werden wir als Symptome einer größeren Quantität Libido deuten, die nicht gebunden, nicht abgeführt und nicht abgesättigt werden kann, weil das Triebziel nicht erreicht werden kann. Befinden wir uns in ähnlicher Situation, so erleben wir sie als Sehnsucht, und benehmen uns ähnlich wie der Säugling. Wir werden einerseits von Unruhe ergriffen, reizbar und zu Ersatzbefriedigungen geneigt sein; andererseits aber wird uns eine gewisse Apathie ergreifen. Diese hat ihren Grund darin, daß wir ein gut Stück unserer psychischen Energie, unserer Libido der Phantasie, phantasiemäßiger Befriedigung unserer Sehnsucht zuwenden werden, die uns ein gut Stück Befriedigung zu geben mag. Ähnliches sehen wir am Säugling auch; auch er wird bis zu einem gewissen Grad apathisch, „traurig“ möchte man sagen, resigniert. Wir wissen natürlich nicht, was in ihm vorgeht, weil wir ja nur aus seinen Handlungen seine inneren Vorgänge erschließen können, gerade diese aber in diesem Zustand fehlen. Wir können aber kaum anderes tun, als einen äquivalenten Vorgang bei ihm anzunehmen. Es wird ja über das Vorstellungsleben und seine Beziehung zur Triebbefriedigung noch einiges vermutend anzuführen sein. Hier genügt die Annahme: die auf die versagte, die andauernd ausbleibende Befriedigung gerichtete Libido wird zunächst den Wunschhalluzinationen zugewendet; sie ist zu Handlungen, Neubesetzungen nicht zur Verfügung. Das Handeln, das Interesse an irgendwelchen Dingen der Außenwelt hört für diese Zeit auf, oder erscheint herabgesetzt, unsteter.

Objektiv ist zwischen der Trauer und der Sehnsucht kein Unterschied. Er liegt nur im Erleben; und auch hier bloß in einem Element: die Sehnsucht ist hoffnungsvoll, sie hat das Triebziel nicht aufgegeben, sie erwartet die Befriedigung in irgend einer Zukunft. Die Trauer ist hoffnungslos, sie tritt ein, wenn wir uns überzeugt haben, daß das Ersehnte unerreichbar ist, daß die augenblickliche Versagung zur definitiven, zum Verlust geworden ist. Sie besteht vollends im Aufhören des Antriebes zu jeder Handlung, sie wendet ein noch größeres Quantum und dieses noch konsequenter auf die Phantasietätigkeit und auf gewisse sehr schlecht verstandene Umsetzungen, deren Resultat wir als Überwindungen des Verlustes kennen lernen, wovon ein wichtiger Mechanismus uns durch Freud (7) einen ersten Grad von Präzision gewonnen hat. Bei der Überwindung des Verlustes spielt die Identifikation mit dem Verlorenen eine gewisse Rolle.

Beim Säugling ist Trauer und Sehnsucht gewiß nicht zu unterscheiden. Beide liegen sehr nahe beieinander. Vielleicht erscheint ihm die Mutterbrust verloren, wenn er eine halbe Stunde vergeblich geschrieen hat; sieht er die Mutter nach kurzem Schlaf wieder, so entsteht die hoffende Sehnsucht aufs neue. Es hat wenig Sinn, so poetisch es sein mag, uns in das Fühlen des Säuglings hineinzuversetzen, wir werden über die Phänomenologie seines Erlebens doch nichts erfahren. Wir sehen ihn aber sich verhalten, als würde er sein Triebziel erreichen wollen, dann wieder so, als hätte er es aufgegeben. Und zwar dauert es eine Zeitlang, bis er weder, wenn er hungrig ist, noch wenn er die Mutter oder gar ihre Brust sieht, auf ihren Arm genommen wird, oder sonst objektiv in die ehemalige Befriedigungssituation gerät, Bemühungen macht, seine Sehnsucht zu stillen. Soviel ich sehe, unterliegt das konkrete Verhalten des Kindes sehr mannigfaltigen individuellen Differenzen. Bei manchen Kindern ist von Sehnsucht und Trauer sehr wenig zu bemerken; andere weisen ein deutliches Zustandsbild auf, das sich in dieser Weise deuten läßt, aber es hält nur sehr kurz an; wieder andere halten es mehr weniger lang fest. Gelegentlich geht diese Apathie so weit, daß es zu völliger Verweigerung der Nahrungsaufnahme kommt (Hochsinger). (Es ist nicht ohne Interesse zu sehen, daß zeitlebens die Trauer eine gewisse Neigung hat zur Nahrungsverweigerung.) Über diese Verhaltungsweise haben wir nicht zu sprechen, soweit sie ein richtiges Krankheitsbild zustande bringt, die Ernährungsneurose (Hochsinger). Aber die Verweigerung der Nahrung als solche ist für die Entwöhnungsschwierigkeiten regelmäßig bezeichnend. Und sie ist eigentlich verwunderlich. Sie zeigt jedenfalls daß die R.-Triebe, die wir für alle Maßnahmen verantwortlich machen, welche zur Stillung des Hungers dienen, weitgehend libidonisiert wurden. Was das Kind erstrebt, ist nicht, geeignete Nahrung zu erhalten, sondern sie auf bestimmte Weise zu genießen. Dies ist für das Kind zur untrennbaren Befriedigungssituation geworden. Ja diese bestimmte Weise scheint in den Vordergrund des Triebzieles gerückt zu sein. Auf sie richtet sich der Trieb, so daß der Geruch der Milch z. B., die in der Flasche geboten wird, nicht zum Anreiz fürs Trinken wird, so wohlbekannt er sein mag. Aber es sind hier die Zusammenhänge sehr dunkel, wissen wir doch nicht, ob das Verhalten bei Kindern, die vor der Entwöhnung bereits Beikost hatten, und solchen, die bei der Abstillung zum erstenmal überhaupt andere Nahrung erhalten als durch die Mutterbrust, voneinander unterschieden ist.

Beachtenswert bleibt, daß die Entwöhnung in gewissen Fällen sich nicht glatt vollzieht; daß hier die Ansatzstelle zu einer von der normalen so differenten psychischen Entwicklung ist, daß wir sie als pathologisch bezeichnen müssen. Unsere Kenntnisse über die individuellen Variationsmöglichkeiten sind so gering, daß jede Aussage hierüber besonders unvorsichtig ist. Vielleicht gibt es manche Entwicklungsetappe schon im ersten Lebensjahr, an der eine ganze Anzahl von Individuen stehen bleibt. Wir wissen es nicht; die Psychopathologie vermag uns keine Auskunft zu geben. Umso mehr verdient angemerkt zu werden, daß die Entwöhnung der erste deutlich feststellbare Anlaß ist, an dem pathologisch-psychische Entwicklung abzweigt, eben jene Ernährungsneurosen, die in extremen Fällen bis in die Vorpubertät bestehen bleiben; wohl in allen aber einen Beitrag zur Disposition zur Neurose stellen. Gelegentlich kann also die Entwöhnung zum psychischen Trauma werden. Das heißt, die psychische Situation, in der die Versagung gesetzt wird, und sie selbst enthalten Anforderungen an die Plastizität der Triebe, die nicht immer voll bewältigt werden können.

Im allgemeinen aber — eben im sogenannten normalen Fall — werden diese Anforderungen rasch und gut bewältigt. Nach verhältnismäßig kurzer Zeit sehen wir das Kind frei von Reizbarkeit, Apathie usw. Wir sehen es weder beim Anblick der Mutterbrust, noch bei der Mahlzeit sich irgend so verhalten, daß eine Erinnerung, eine Folge der veränderten Ernährungsweise bemerkbar würde. Wir sehen es schließlich bald auch die neue Tätigkeit anscheinend libidinös gefärbt ausüben, und finden kaum, daß die Brust der Mutter ein besonders bevorzugtes Triebziel wäre.

Wir sind gewohnt — mit Recht — die Intensität einer psychischen Einwirkung nach der Dauer und dem Umfang ihrer Nachwirkungen abzuschätzen. So scheint es doch, daß uns die Tatsachen zwingen zu sagen: wenn die Entwöhnung überhaupt einen Zustand, der der Trauer ähnlich wäre, setzt, so ist es doch eine kurze und schwache Trauer. Und das nötigte zur Feststellung, die Mutterbrust ist gar kein wichtiges Ziel der Sexualtriebe, die libidinöse Komponente an der oralen Tätigkeit ist gar nicht vorhanden oder sehr gering. Wenigstens trifft dies alles für den normalen Fall zu, gilt dies generell.

Ich glaube nicht, daß dies die Tatsachen — die spärlichen vorliegenden — irgend zwingend nahelegen. Man kann sie vielleicht so deuten, wenn man von einer bestimmten Voraussetzung her an sie herantritt. Man muß es aber nicht, wenn man diese Voraussetzungen nicht teilt. Das heißt aber, daß die Deutung sich nicht aus den Tatsachen ergibt, sondern aus der Voraussetzung. Und zwar mit welcher immer man an sie herantritt. Die Tatsachen sind noch vieldeutig. Denn wir kennen die entscheidenden überhaupt noch nicht. Das ergibt sich aus einer kurzen Besinnung darauf, daß ja die Folgen der Entwöhnung, der Versagung vielleicht überhaupt, auf dem Gebiete des Phantasielebens liegen müssen, wenn sie vorhanden sind. Die psychischen Prozesse, die wir mit Versagung, Sehnsucht, Trauer, Überwindung der Trauer, Verlust, Verzicht meinen, sind keine objektiv feststellbaren; sie äußern sich nur lückenhaft und vieldeutig oder spät und indirekt, nach ihrem Ablauf. Und auch die Mechanismen, die nach psychoanalytischer Erwartung bei dieser Überwindung tätig sind, Verdrängung und Identifikation, arbeiten geräuschlos, als Prozeß unbemerkbar, erst vollzogen erkennbar. Das heißt, die Entscheidung darüber, wie weit die Wirkungen der Entwöhnung reichen, werden wir aus einer intimen Kenntnis der Verhaltungsweisen des Kindes zu seiner Welt, und jener seiner Handlungen zu schöpfen haben, die Äußerungen seines Phantasielebens sind, deren Keime zum mindesten sind. Der nächste Abschnitt bringt uns erst das Material zu solcher Beurteilung; wir müssen daher den Abschluß dieses Kapitels aufschieben bis an den Schluß dieses Buches.

Nur ein Faktum sei hier angeführt, damit wir mit seiner Hilfe den geometrischen Ort ahnen, an dem das Verständnis der Entwöhnung sich wohl erschließen wird. Aus der Fülle der Veränderungen, die das Verhalten des Kindes zu seiner Welt am Ende des ersten Lebensjahres — koinzident mit der vollzogenen Entwöhnung — aufzeigt, ist eines von besonderer Aufdringlichkeit. Das Kind erfindet, möchte man sagen, ein merkwürdiges Spiel, das von Dix so beschrieben wird: „Mit 0;5 warf er auch wohl zufällig seine Klapper aus dem Wagen. Über das Verschwinden, den folgenden Schall war er sehr erstaunt, was ich daraus sah, daß er mich mit offenem Munde fragend, staunend ansah. Er war aber noch hilflos in der Situation, wußte nicht, wohin er sich zu wenden hatte. Aber schon ein paar Tage später verzeichnete ich, daß er alles hinauswarf und dem fallenden Gegenstande nachsah. 0;6 Er setzte diese Übungen fort, so daß es besonders um diese Zeit seine Lieblingsbeschäftigung war. Auch war ein Fortschritt ... zu beobachten: Er hielt den Gegenstand zum Wagen hinaus, beugte sich nach, ließ fallen und blickte unverwandt nach. 0;9: Unermüdlich war er im ‚Herauswerfen' der Dinge.“ Erfindet das Kind das Spiel schon frühe, durch Zufälle und das Suchen der Schallquelle (des Dinges) geleitet, so erfährt es neue Intentensivierung und Bedeutung während der Entwöhnung. Versuchen wir dieses Spiel mit der Entwöhnung in Relation zu setzen; erinnern wir uns der geistreichen Sätze Freuds (9) anläßlich eines ganz ähnlichen Spiels, eines recht älteren Kindes, und all dessen, was in diesem Abschnitt verstreut enthalten ist, so haben wir so etwas wie eine Einsicht: Spontane, rhythmisch, vom Passiven ins Aktive gewendete Wiederholung als Bewältigungsweise der Traumas. Das Kind hat aufgehört Säugling zu sein, es beginnt erwachsen zu sein; es hat erlernt, sich von Objekten zu trennen, anstatt sie alle zur Einverleibung in den Körper (oral, oder durch Pressung) zu begehren; es hat eine Welt bekommen, etwas von ihm selbst Getrenntes. Aber vielleicht ist dies bloß Einfall, der sich nicht belegen läßt.

E. Der Säugling und seine Welt.

Körper-Ich und Außenwelt.

Das Unternehmen, das wir uns in diesem Buch auferlegt haben, die Entwicklung des Kindes zentral auf seine Triebe zu beziehen, führt bald nach zwei Richtungen an eine Grenze, die wir nicht übersteigen können, aber deutlich anzeigen müssen. Auf der einen Seite ist es das Erbgut, das wir annehmen müssen und nicht weiter analysieren können. Es erscheint uns einmal in Form von gewissen generellen Tatsachen und Eigenschaften, so daß zwei Triebgruppen vorhanden sind, oder daß die psychischen Abläufe sich nach dem Lustprinzip orientieren. Genauer gesagt, sind dies alles natürlich bloß Formulierungen, in die wir die gegebenen Tatbestände gruppieren und vereinheitlichen (deuten), aber wir können weitere Fragen nach den Determinanten dieses Verhaltens nicht stellen ohne die Kinderpsychologie zu verlassen. Wir decken alle Möglichkeiten durch die Annahme irgend einer Phylogenie, und sind geneigt, je genereller der Tatbestand gilt, umso tiefer in der phylogenetischen Reihe seine Determinanten zu erwarten, wir sprechen von Eigenschaften des psychischen Apparates, von allgemeinen Tatsachen (Tendenzen) des Seelenlebens. Ferner müssen wir einsehen, daß ein nicht geringer Teil des speziellen Triebverhaltens angeboren ist, angeboren in bezug auf die Zeitpunkte des in Erscheinungtretens, der Triebziele, der Triebgegenstände. Wir werden hier im allgemeinen vermuten, daß die Determinanten recht jung aus der phylogenetischen Reihe her wirken; daß sie vielleicht noch der Menschheit angehören, und über sie nicht weiter zurückweisen. Auf jeden Fall aber wird sich eine entwicklungstriebpsychologische Untersuchung des Säuglingsalters immer recht nahe an der phylogenetischen Grenze befinden, und daher gut tun, sich vor Augen zu halten, daß sie diese oft vielleicht, gewiß gelegentlich, unwissentlich überschritten hat und kausale oder andere Bezüge im Individuellen gesucht und mit Aufwand von Geist und Scharfsinn gefunden hat, die in Wahrheit phylogenetisch bedingt sind. Immerhin bleibt diese Grenzüberschreitung noch immer im Gebiet des Lebenden, sie mag psychische Determinanten an Stelle von physiologischen oder biologischen gefunden haben, es bleiben doch solche, die mit den Trieben, dem Triebhaften innige Verwandtschaft haben. Die Grenze ist tatsächlich fließend. Denn wie immer man die Psyche vom Körper, das psychische Geschehen vom biologischen scheiden mag, auch in diesem wirken Kräfte, die den Trieben wesensverwandt; so sehr verwandt, daß ja das Wort Trieb früher der Biologie angehört hat als der Psychologie und in ihr noch keineswegs unbestritten und auch nicht ohne terminologische Schwierigkeit verwendet werden kann.

Vom anderen Ende her begegnen wir einer schärferen Grenze. Das Individuum, von seinen Ahnen her mit generellen psychischen Qualitäten und speziellen Verhaltungsweisen und Tendenzen ausgestattet, lebt in einer Welt; seine Triebe haben gar keinen anderen Sinn, als in dieser Welt, an ihr wirksam zu werden. Nach unserer Anschauung läßt sich die Tendenz der Triebe dieser Welt gegenüber kurz charakterisieren. Die einen — R.-Triebe — sichern den Ablauf der biologischen Prozesse im Organismus, sie sichern, wie Freud sagt, die phylogenetisch vorgezeichnete Todesbahn des Individuums. Die anderen — Sexualtriebe — suchen Reizlust auf gleichfalls phylogenetisch vorgezeichneten Bahnen. Beide haben eine bestimmte Relation zur Welt. Die einen — R.-Triebe — sind darauf aus, die Welt zu vernichten; biologisch: sie zu verzehren; psychisch: sie nicht zur Kenntnis zu nehmen oder höchstens solange als nötig ist, um ihren Störungswert zu überwinden. Die anderen — Sexualtriebe — sind darauf aus, die Welt als Lustquelle zu genießen; sie sind bereit, die Welt insoweit auch zu verändern, als nötig ist, um ihr ein Lustoptimum abzugewinnen. Beide aber stoßen auf den Widerstand dieser Welt und haben sich mit ihm in irgend einer Weise abzufinden. Diese Welt ist nicht biologisch und nicht psychisch. Sie ist real. Die Welt ist gegeben und entzieht sich jeder Psychologie — auch der Biopsychologie. Hier ist eine Grenze, die unüberschreitbar ist. Und wir sind an sie gelangt, wenn wir von den Wahrnehmungen des Säuglings zu sprechen haben.

Damit sei keine erkenntnistheoretische Überzeugung bekannt. Denn diese ist für die Psychologie derzeit irrelevant. Denn selbst wer die Realität der Welt nicht für denknotwendig hält, wird zugestehen, daß hieraus heutiger Psychologie noch keine Aufgabe erwächst. Auch er wird sich völlig weglos vor der Aufgabe sehen, das Quale der Wahrnehmungsgegenstände aus psychischen Determinanten zu verstehen. Daher empfiehlt sich ein naiver Standpunkt, der jenseits aller Erkenntnissheorie steht. Die Wahrnehmungen (ihre Gegenstände) sind durch die Realität gesetzt, sie sind die gegebene, reale Welt. Nicht psychisch, sondern vielmehr Auslöser und Ziele, Regulatoren der psychischen Abläufe. Wohl unnötig zu bemerken, daß das Wahrnehmen (der Akt) hingegen völlig psychisch ist. Es ist wichtig, sich dessen zu erinnern, wenn man im Begriff ist, die Welt des Säuglings aus seinem — seiner Triebe — Verhalten zu ihr sich vorzustellen.

Wenn in diesem Kapitel von der „Welt" die Rede ist und nicht — wie bisher meistens — von Reizen, so ist damit ausgedrückt, daß an eine Gesamtheit dieser Reize, und zwar an eine geordnete, organisierte Gesamtheit gedacht werden soll. Diese Zusammenfassung der Reize zu einer geordneten Welt hat psychologisch nur einen Sinn, wenn sie auf ein Ich bezogen wird, das dieser Welt gegenübersteht. Denn jenseits der Erkenntnistheorie kann man zwar die Welt des Ich als real gegeben betrachten, aber nicht die Welt als solche. Das implizierte bereits einen sehr präzisen erkenntnistheoretischen Standpunkt. Im Titel der„ Säugling und seine Welt" ist also die Anschauung mitbehauptet, der Säugling habe ein Ich. Es liegt mir fern, eine Meinung über diesen vielumstrittenen Punkt: die Entstehung des Ich, auf solche Weise einzuschmuggeln. Im Gegenteil soll sie ausführlich erörtert werden, obzwar wir ja in diesem Punkt zu keiner Schlüssigkeit gelangen können; nur neue Fragestellung für Beobachtung und Experiment als dauernd fruchtbares Resultat solcher Spekulation erhoffen können.

Die reale Welt, die mir gegeben ist, enthält Bestandteile, die ich als meinen Körper in einer ganz bestimmten Stellung zum Ich erlebe. Er gehört zu meinem Ich; er gehört nicht zur Welt, die ich in dieser Relation Außenwelt nenne. Die Ichnähe, die Ichverknüpftheit meines Körpers erweist sich, phänomenologisch gewiß erst bei der Analyse, darin, daß er allein mir in doppelter Weise gegeben ist: optisch, akustisch, taktil usw. wie die übrige Welt und durch Gefühlsdata (Schmerz, Organ-, Gemeingefühle und motorische Data). Ich und Körper sind für das nicht analysierende Erleben eins. Die zeitlich und simultan zum Ich geordneten Erlebnisse sind auf diesen meinen Körper bezogen, schließen ihn mit ein. Er hat theoretisch eine Art Mittelstellung zwischen Welt und Ich, indem er beiden Reichen zugehört, phänomenologisch aber ist er Teil (Träger, Werkzeug) des Ich. Dieser Sachverhalt wird durch den Terminus Körper-Ich ausgedrückt.

Es ist ein Verdienst Schilders, mehrfach mit Nachdruck auf diesen Zusammenhang hingewiesen zu haben. Er unterstreicht damit, so scheint es, nur einige beiläufige Bemerkungen Freuds. Aber auf diese Betonung kommt es für die Entwicklungspsychologie an. Denn sie macht darauf aufmerksam, was, soviel ich sehe, bisher gar nicht beachtet wurde, dem Verhalten des Kindes Beachtung zu schenken, als einem Tatsachengebiet, das gewiß Schlüsse auf die Entwicklung des Ich erlaubt. Preyers Beobachtungen, die ja nicht mehr als einen Ansatz darstellen, sind seither nicht systematisch erweitert und vertieft worden[1]).

Ordnen wir vorerst die spärlichen Beobachtungen, so kann zunächst gesagt werden: das Kind verhält sich anfangs zu seinen Körperteilen genau so wie gegenüber fremden Gegenständen. Es folgt mit dem Blick den sich bewegenden Händen und Füßen, genau wie einer Kerzenflamme etwa; betrachtet die greifende Hand so aufmerksam, wie es nur einem beliebigen fremden Vorgang interessiert zusieht; es beobachtet und betastet sich selbst im Bade, besonders die entfernten Füße (39. Woche) (Preyer), beißt sich in Finger, Arm, Zehen, daß es vor Schmerz aufschreit (409. Tag), schlägt heftig auf den eigenen Kopf (41. Woche),

[1]) Compairés Polemik gegen Preyer bringt keine neuen Tatsachen; und wendet sich auch nur gegen Preyers Deutungen, diese übrigens zum Teil sogar bestätigend.

preßt die eine Hand mit der anderen fest auf den Tisch, wie irgend ein Spielzeug, usw. Preyers Beobachtungen nach läßt all solches Verhalten, insbesondere das aufmerksame Sich Selbst-Betrachten erst im zweiten Lebensjahr nach, sichtlich nach. Es ist als ob das Kind seinen Körper nunmehr kennt, kein Interesse mehr für ihn hat.

Der Schluß liegt nahe: das Kind hat anfangs von seinem Körper keine Kenntnis, es muß ihn erst von den anderen Dingen der Welt unterscheiden lernen. Und soweit das Ich mit dem Körper zusammenhängt, muß seine Entwicklung in Etappen verlaufen, die dieser Kenntnisnahme des Körpers zugeordnet sind. Und ähnliche Formulierungen schweben seit Preyer der Kinderpsychologie auch vor. Wollen wir zu etwas präziserer Erfüllung dieser recht vagen Vorstellung gelangen, so muß darauf hingewiesen werden, daß der Sachverhalt durch ein Faktum wesentlich kompliziert ist. Denn zugleich, während das Kind sich zu seinen Körperteilen wie gegenüber fremden Dingen verhält, kennt es sie doch als seine „eigenen". Das Kind, das seine greifende Hand aufmerksam beobachtet, kennt diese Hand ja durch kinästhetische Data; die Bewegung geschieht auch im Dienst irgend eines Zweckes. Was hier als Kennenlernen des Körpers beschrieben wird, ist ein optisches Kennenlernen, gelegentlich auch sein taktiles, akustisches. Es kennt ihn zugleich „motorisch-viszeral", eben auf jene Weise, in der wir von Anfang an nur unseren Körper, als das einzige Ding der Welt kennen lernen. Dies will betont sein. Was das Kind bei dem gedachten Verhalten — vielleicht — noch nicht besitzt, ist die Zuordnung gewisser optischer Data zu motorischen. Es ist noch fraglich, wie weit diese Zuordnung unerläßlich ist, um einen bestimmten Körperteil als Körper-Ich-Teil zu erleben. Der Mund ist gewiß der Sitz mit der wichtigsten und aufdringlichsten Sensationen des Säuglings; in ihm spielen sich wichtige und lebhafte Erlebnisse ab. Er bleibt aber, wenn wir vom Spiegelbild absehen, zeitlebens optisch unerfaßt. Er wird aber trotzdem nicht wie ein fremdes Ding behandelt. Wenn solches Verhalten berichtet wird (auch von Preyer), so gehört es einem Zeitpunkt an, der nach der Zahnung liegt, also bereits eine recht beträchtliche Komplizierung des Verhaltens zum Körper involviert. Die Zuordnung der optischen Data zu den motorischen, wie abgekürzt gesagt sei, ist bedeutungsvoll; aber der Körper ist von Anfang an in einer Weise gegeben, die nur ihm zukommt: motorisch. Und zwar ist er hier auch von Anfang an in unlöslicher Verknüpfung mit Handlungen, Bedürfnissen, Befriedigungen, Lust und Unlust gegeben. Es handelt sich also bei dieser Zuordnung, die gewiß stattfindet, und zwar sich langsam in Etappen entwickelt, nicht um die Entwicklung des Ichgefühls oder Ichbewußtseins, sondern nur um die Zuordnung optischer Erfahrungen (bzw. taktiler usw.) zum motorischen Körper-Ich, um dessen Abgrenzung von der Außenwelt.

Für diesen Prozeß macht man seit Preyer in erster Linie die Schmerzempfindungen verantwortlich. Dies ist sehr naheliegend und einleuchtend. Schmerzen empfinden wir nur an unserem eigenen Körper. Das Kind, das ursprünglich seine Körperteile wie Stücke der übrigen Außenwelt behandelt, macht nach und nach die erstaunliche und eindringliche Erfahrung, daß hier denn doch ein Unterschied vorliegt. Beißt es in seinen Finger, so wie in seine Beinklapper, so wird es anders wie in diesem Fall in jenem Schmerz empfinden. So gewiß dies ist, und die Schmerzerfahrungen bei der optischen Abgrenzung des Körper-Ichs irgend eine fördernde Rolle spielten, so würde ich diesen Faktor doch nicht überschätzen. Das Verhalten des Säuglings ist sehr lange ein solches, daß man den Eindruck gewann, daß seine Schmerzempfindlichkeit sehr gering ist. Dix, der die Bedeutung des Schmerzes für die Abgrenzung des Körpers recht hoch einschätzt, sagt selbst an anderer Stelle: „Bei seinen Schaukelbewegungen auf der Chaiselongue stieß sich Bubi (10. Monat) an den Kopf. Statt nun zurückzuweichen, stieß er noch siebenmal damit gegen die Wand, ganz als wäre der Kopf ein fremdes Objekt. Damals zog er sich auch die Haut vom Körper, indem er seine Bauchfalte faßte und tüchtig daran zerrte . . . Dann kniff er sich, schlug sich mit der Faust auf den Kopf . . .“ Die erwartete Schmerzreaktion bleibt beim Säugling in sehr vielen Fällen aus. Aber auch später gibt es merkwürdiges Verhalten: Dix: „Demgegenüber war ich oft wieder erstaunt, wie gleichgültig er sich bei ziemlich bedeutenden Verletzungen verhielt. Mit 1;7 hatte er sich unterhalb des Knies an einem Blechkasten geschnitten, daß er eine 4 cm lange Wunde hatte. Er kam ganz lustig zu mir und sagte nur: Papa blut.“ In den ersten sechs bis acht Monaten scheint die Schmerzäußerung überhaupt intensiver und häufiger auf Reize im Körperinnern zu folgen (bei Darmbeschwerden etwa) als auf solche, die an der Körperoberfläche ansetzen. Und diese letzteren sind doch für unsere Erörterung die entscheidenden. Im letzten Abschnitt der Säuglingszeit werden die Schmerzreaktionen häufiger, deutlicher und eindeutiger. Aber wir haben gar keinen Anhaltspunkt in diesem Alter zu schließen, daß ein Biß in den Finger, ein Schlag auf den Kopf, die Schmerz herbeiführen, unternommen wurden, weil das Kind Finger und Kopf noch nicht als seine eigenen kennt. Diese Handlungen können sehr komplizierter Natur sein. Ich vermute, daß sie es tatsächlich sind. Der Schmerz und seine Äußerungen sind sehr unsichere Tests für die stattgehabte Zuordnung. Wir haben schon früher darauf verzichtet, eine Psychologie des Schmerzes — die noch nicht vorliegt — nebenbei anzudeuten. Aber in diesem Zusammenhang ist es nötig, an zwei Punkte zu erinnern: Die Schmerzäußerungen sind von der Umwelt leicht und nachhaltig beeinflußbar. Es ist, als spielten schon in diesem frühen Stadium bei lebhaften Schmerzäußerungen Motive der Art mit, die wir bei wehleidigen Kindern und Erwachsenen regelmäßig antreffen: Wunsch, Sympathie zu gewinnen; es ist, als wirkten dieselben Motive auch bei der Mäßighaltung der Schmerzäußerung mit. Welche Tatbestände durch diese Analogie gedeckt werden, kann hier nicht untersucht werden. Zweitens hat der Beobachter leicht den Eindruck, daß die Schmerzäußerung sich nicht, nicht nur, auf die physische Verletzung bezieht. So erzählt Dix: „mit 1;2 klemmte er sich einmal selbst mit einem Kastendeckel ein Händchen ein. Sicher hatte er bei dem zuklappenden Kastendeckel eine Schmerzempfindung; aber sie stand absolut in keinem Verhältnis zu dem Schreien, was bald darauf erfolgte. Ich war mir dabei vollkommen klar, daß es weniger der Schmerz als vielmehr die unerklärliche Tatsache war, daß er festgehalten wurde, daß er eingeklemmt war, ohne daß er wußte, wie es geschah. Dies Unbekannte, Unheimliche erregte ihn ... Zunächst ließ ich ihn, in der Erwartung, daß er sich selbst befreien werde. Als ich aber eine Zeitlang seinen verkehrten Maßnahmen zugesehen hatte, errettete ich ihn. Da ich nun zum ganzen Abenteuer lachen mußte über den kleinen Tollpatsch, blickte er mich zunächst ganz verwundert an, indem er aufhörte mit Schreien, hielt nur das gequetschte Patscherl zum ‚Blasen‘ hin. — Ich blies und — ‚alles, alles war wieder gut.“ Dies alles mache nur neuerlich darauf aufmerksam, daß hier noch Probleme vorliegen. Die Rolle des Schmerzes in der Körperabgrenzung ist nicht sicher festzustellen. Sie ist kaum einfach. Gibt es doch Beobachtungen, denen gegenüber man sich versucht fühlt zu sagen, der Schmerz — in erwachsenem Sinn des Wortes — hat die Ausbildung des Körper-Ichs zur Voraussetzung.

Neben und vor der Schmerzempfindung wird gleichfalls seit Preyer ein zweiter Faktor zur Erklärung herangezogen. Die oft zitierte klassische Stelle bei Preyer heißt: „Ein anderer wichtiger Faktor ist die Wahrnehmung einer durch eigene Tätigkeit bewirkten Veränderung an allerlei faßbaren bekannten Gegenständen der Umgebung, und der psychogenetisch merkwürdigste, jedenfalls ein höchst bedeutungsvoller Tag in dem Leben des Säuglings ist der, an dem er zuerst den Zusammenhang einer von ihm selbst ausgeführten Bewegung mit einem auf dieselbe folgenden Sinneseindruck erfährt.“ Man sieht, hier ist weniger das Körper-Ich gemeint, das uns gerade beschäftigt, sondern mehr das „Ichgefühl“, Ich-Bewußtsein als solches. Aber Preyers Standpunkt ist wohl zu verwenden. Wir haben uns ihm schon früher einmal stark genähert. Ich glaube, es hat viel Wahrscheinlichkeit für sich, zu sagen: Das Körper-Ich entfaltet sich an der Erfahrung der Folgsamkeit der Organe. In einem bestimmten Entwicklungsmoment folgen Arme und Finger dem Wunsch, ein gesehenes Objekt in den Mund zu bringen, in einem anderen die Beine, dem Impuls sich fortzubewegen; von da an gehören die Arme und Finger, gehören die Beine zum Körper-Ich. Die Zuordnung der optischen und motorischen Daten ist kaum ein Prozeß besonderer Schwierigkeit und Bedeutsamkeit. Ordnet der Säugling doch bereits sehr früh die Data verschiedener Sinnesgebiete einander zu, so optisch-akustische Bezüge im dritten Lebensmonat. Man darf hier füglich ein Problem sehen, aber kein spezielles der Körper-Ichentwicklung. Schematisch zur Verdeutlichung des genannten läßt sich beispielsweise vorstellen: Die motorischen Data der Armbewegungen und die optischen Data haben vor dem dritten Monat keinen Zusammenhang; im dritten werden die motorischen Data dem Körperich eingeordnet und nun ist die Koordinierung der motorischen mit den optischen aktuell geworden, sie vollzieht sich zugleich. Es kann aber ruhig angenommen werden, daß die optisch-motorische Koordination bestand, ehe die Aufnahme des Organes in das Körper-Ich vollzogen wird. Dies ist für den Prozeß nicht relevant.

Bevor wir dem Gedanken der „Folgsamkeit" der Organe ein wenig nachgehen, muß eine Schwierigkeit expressis verbis einbekannt werden, mit der jede Betrachtung der Psychogenese des Ichs behaftet ist. Wir sind von vornherein geneigt, das Ich als höchst komplexes Phänomen zu bewerten, möchten gerne sehen, daß das Auftreten des Ichbewußtseins spät festzustellen ist, sozusagen als Krönung der seelischen Entwicklung. Die sorgsame Beobachtung und vorsichtigste Deutung aber lehrt, daß dem nicht so sein kann. Wenn man von den primitiven Zuordnungen, die uns soeben beschäftigt haben, spricht, so muß man schon bei ihnen, indem man die Entstehung des Ichs beschreiben will, ein Ich hypostasieren. Preyer drückt diese Schwierigkeit so aus: „Denn was bedeutet ‚dem Kinde erscheinen seine Füße, Hände, Zähne wie fremdes Spielzeug'? und ‚das Kind biß sich in den eigenen Arm, wie es unbekannte Gegenstände zu beißen pflegte'? Welchem Teile erscheint? Was ist das Beißende in dem Kinde . . .? Offenbar ist das Subjekt im Kopf ein anderes als im Rumpf." und sieht sich genötigt, dem Kind zwei Iche zuzuschreiben: „Das Gehirn-Ich ist ein anderes als das Rückenmark-Ich. Jenes spricht, sieht, hört, schmeckt, riecht und fühlt, dieses fühlt nur, und beide sind anfangs, so lange Gehirn und Rückenmark organisch nur locker und funktionell gar nicht miteinander verbunden sind, ganz voneinander isoliert . . . Man muß also zwei Ichs im Kinde, das ein Großhirn und ein Rückenmark hat und sich seinen Arm als schmackhaft, als beißbar vorstellt, notwendig annehmen. Wenn aber zwei, warum nicht mehrere? Anfangs, wenn die Seh-, Hör-, Riech- und Schmeckzentren im Gehirn noch unvollkommen entwickelt sind, perzipiert jedes für sich . . . Erst durch häufiges Zusammenvorkommen disparater Sinneseindrücke beim Schmecken—Berühren, beim Sehen—Tasten, Sehen—Hören . . . können die verschiedenen Vorstellungszentren, gleichsam Ichbildner, wie bei der Begriffsbildung zu der Bildung des einheitlichen Ich, welches ganz abstrakt ist, führen."

Man wird dieser Preyerschen Hilfsvorstellung heute nicht leicht mehr einen Wert zumessen. Aber irgend eine Annahme muß man machen. Denn das Ich entsteht überhaupt nicht individuell, sondern entfaltet sich nur im Laufe der Ontogenie. Nimmt man Bewußtsein vom Anfang des postnatalen Lebens an, so hat man ein Ich mitgedacht. Es ist schwer ein Bewußtsein zu denken, eine Wahrnehmung zu denken ohne einen Träger, ohne ein Bezugsystem auf andere frühere oder gleichzeitige Bewußtseinsphänome. Als Substrat ist das Ich von Anfang des bewußten Lebens an vorhanden. Läßt man das Bewußtsein an irgend einem Punkt der individuellen Entwicklung, jedenfalls an einem sehr frühen, entstehen, so ist mit ihm zugleich auch das Ich entstanden. Und zwar so, daß eine weitere Analyse oder Ableitung nicht möglich ist. Aber nicht allein als Substrat, als Bezugssystem hat das Ich keine Psychogenese. Auch das Ich als Instanz, als zentrale Ordnungsinstanz für mannigfaltige, an sich heteronome und heterogene Abläufe ist von Anfang an gegeben. Denn das Kind wird als Individuum geboren. Es weist Verhaltungen auf, die seinen ganzen Körper einheitlich zusammenfassen; gewisse Abläufe als Hilfen und Voraussetzungen anderen einordnet, die einzelnen Vorgänge mit einander harmonisiert, die Körperteile und ihre Funktionen organisiert. Im Prinzip gilt dies auch für die Handlungen des Neugeborenen, wenn auch ihr Umfang und die Intensität ihrer Organisiertheit hinter dem physiologischen Verhalten zurückstehen mag und es nötig ist, in gewissen Zusammenhängen ihre Unorganisiertheit zu betonen. Das Saugen und das Schreien sind von einem gewissen Zentrum aus strukturierte, organisierte Abläufe. Nicht der Mund saugt, sondern das Kind, es saugt. Sein übriger Körper ist nicht unbeteiligt; seine übrigen psychischen Prozesse sind mit dem Saugen in Harmonie gebracht. Dieses strukturierende Zentrum, das, wenn auch sehr unentwickelt, doch bei jeder Handlung vorhanden ist, ist das Ich, einerlei ob, wie es phänomenal einem Bewußtsein, oder im Bewußtsein des Säuglings gegeben oder repräsentiert sein mag.

Unsicher und oberflächlich müssen solche allgemein psychologische Erörterungen scheinen, da wir keine feste Terminologie, keine gesicherte Anschauung der Psychologie auf das kinderpsychologische Objekt anwenden können, wenn es sich um Fragen handelt, die derzeit noch völlig im Fluß sind. Und welche wichtige psychologische Frage wäre heute nicht im Fluß? Es kann nicht ausbleiben, daß man dem Autor Eklektizismus vorwerfen wird, andere werden ihn einseitig schelten; diese werden finden, er habe die verschiedenen heutigen psychologischen Standpunkte nicht klar verstanden, jene hingegen werden sagen, er nehme von ihnen überhaupt keine Notiz. Da sich aber — soviel ich sehe — eine Psychologie des Säuglings nicht anders schreiben läßt, so muß ich, da das Unternehmen nun einmal begonnen ist, all diese Vorwürfe wagen und in Kauf nehmen. Sich nicht anders schreiben läßt als: Überall dort, wo eine allgemein psychologische Frage, der Methode oder des Meritorischen, zu entscheiden ist, ohne viel Beweis und Erörterung, denjenigen zu wählen, der am fruchtbarsten zu sein zu versprechen scheint. Von den definitiven Anschauungen über das Ich bleibt ja ziemlich unabhängig, daß, um es so völlig unvorgreiflich zu formulieren, das Ich der Entwicklungspsychologie nicht als entstehendes, sondern als gegebenes Objekt vorliegt, dessen Entfaltung zu beschreiben und zu verstehen die Aufgabe bleibt.

Auch das Körper-Ich ist von Anfang an vorhanden; weil von Anfang an eine Anzahl von Organen dem Körperbedürfnis folgsam sind. Ein Kern des Körper-Ichs ist in der oralen Zone von Anfang an vorhanden. Kopf, Hände, Arme, Rumpf, Beine, Füße wachsen diesem Kern etappenweise — so möchte ich annehmen — hinzu.[1]) Versuchen wir uns dies vorzustellen, so gelangen wir etwa zu folgenden Erlebnisschemata des Säuglings — wobei natürlich über das Quale der Bewußtseinsphänomene nichts ausgesagt sein will, trotzdem, ebenso selbstverständlich wir uns nur mit unseren Vorstellungen eine Vorstellung bilden können. Ein gesehenes Ding weckt den Impuls sich seiner oral zu bemächtigen, die Arme und Finger greifen danach, erfassen es und führen es in den Mund. Diese Situation vergleiche man mit der gleichzeitigen: das Objekt sei zu fern, um ohne Körperbewegung erreicht zu werden. Auch hier trete der Wunsch auf, sich seiner zu bemächtigen, die Hände greifen danach, aber der Impuls führt weder an den Händen noch an der oralen Zone zur Erfüllung des Wunsches. Der Unterschied, der gewiß in beiden Situationen sehr beträchtlich ist, läßt sich vielleicht so vorstellen: In beiden Fällen erlebt der Säugling einen Impuls mit allen seinen zugehörigen Sensationen in der oralen Zone, und außerdem eine ganze Reihe von motorisch viszeralen Daten. Diese seien nun nicht weiter lokalisiert. Sie sind vorhanden, aber nichts veranlaßt, sie aus dem Sehnsuchtserlebnis auszusondern. Auch wir erleben immer wieder solche Situationen, in denen wir zwar eine Fülle von motorischen Sensationen haben, diese aber—ohne einen besonderen Anlaß nicht lokalisieren — zuweilen und zum Teil auch trotz des Anlasses gar nicht lokalisieren können, sondern einheitlich als Aufregung etwa erleben. Im ersten Falle nun tritt eine Reihe dieser Data aus der Fülle der übrigen heraus, sie tritt in einen ganz bestimmten Zusammenhang mit der oralen Zone, sie nimmt eine Richtung, schließt sich der zirkumskripten Zone an: die Arm- und Fingerbewegungen. Sie sind von dann an mit dem Impuls zugleich vorhanden, sie gehören zu ihm und zu seiner Zone. Der Erfolg knüpft sie an das Ich, könnte man auch sagen, um den Anschluß an Bühlers Be-

[1]) Ich berühre hier nahe den Begriff des Körperschemas, über den Schilder (2) zu ähnlichen Resultaten kommt. Nur handelt es sich beim Körperschema um die Betonung des Vorstellungsmäßigen, das hier noch nicht gesondert im Vordergrund steht.

griff des Lernens zu gewinnen. Während der Mißerfolg der Beinbewegungen im zweiten Beispielsfall, diese in der ungesonderten Masse der motorischen Eindrücke, die zum Wunsch, Begehren usw. gehören, beläßt. So würde sich das Körper-Ich um die orale Zone gruppieren. Will man das Schema ausgestalten, daß es restlos die bekannten Tatsachen deckt, so wäre zu erinnern, daß die Augen zur oralen Zone gehören. Die erste Erweiterung wäre, daß die Nackenmuskulatur und die Ohren dem Körper-Ich — natürlich nur motorisch bzw. akustisch, nicht aber optisch — hinzugefügt würden, bei den Kopfwendungen nach der Schallquelle. Dann kämen Finger und Arme hinzu; ferner der Rumpf, die Beine schließlich, endlich die Füße und ganz zuletzt die Zehen. Diese Erweiterungen müssen schon mit gewissen Relations- und Richtungserlebnissen verknüpft sein, so daß es etwas gäbe, das wir ausdrücken müßten als „zwischen Mund und Bein". Daß aber das Körper-Ich eine Kontinuität und zwar eine räumlich lokalisierte Kontinuität hat, dafür spräche: erstens, daß die gesamte Körperoberfläche Sensationen vermittelt, die zwar nicht dem Prinzip der Folgsamkeit gemäß dem Körper-Ich als Werkzeuge angehören, aber als Zielpunkte von Wünschen und Strebungen eine beträchtliche Rolle spielen. Die Haut als Ganze ist erogen, ihre Erogenität wird im Bade, z. B. in Verbindung mit Handlungen erlebt; und diese Oberflächenzone ist von intensiveren erogenen Zonen unterbrochen. Es scheint, als wäre die Haut überhaupt die allgemeine und primitive Projektionsfläche für die „inneren" Sensationen. Wir lokalisieren zeitlebens gewisse innere Reize nach außen; wir spüren den Zahnwurzelschmerz außen am Zahnfleisch, den Reiz in den Bronchien als Hustenreiz im Kehlkopf, den Kopfschmerz außen am Kopf, wir greifen bei Leibschmerzen auf den Bauch usw. und wo die Projektion nicht ganz auf die Oberfläche geschieht, sind wir doch geneigt, den schmerzenden Reiz gegen die Oberfläche hin zu verschieben, ihn als Fremdkörper zu deuten (Federn). Besteht aber solch ein Mechanismus — wenn er auch gänzlich unverstanden sein mag — so erleichterte er uns das Verständnis der früh einsetzenden Zuordnung von optischem und motorischem Erleben. Vielleicht ist aber auch umgekehrt diese Projektionsneigung bis zu einem gewissen Grad optisch bedingt. Allgemein wäre nur zu formulieren: die erogenen Zonen sind kat exochen „folgsam"; denn sie verschaffen Lust, so wie nur die geeignete Berührung stattfindet.

Eine leicht zu machende Beobachtung kann als Beleg dienen: wir sind geneigt, ein unfolgsames Organ aus dem Körper-Ich auszuschließen. Wenn dein Auge dich ärgert, so reiß es aus, sagt der Bibelspruch. Und wir empfinden nach ihm, wenn uns ein schmerzendes Organ wie ein Fremdkörper erscheint, der in uns wütet, wir ein eingeschlafenes Bein als etwas nicht zu uns gehöriges erleben, oder wir die Hand, die eben ein Wasserglas umgeworfen hat, wie befremdet und strafend einen Augenblick betrachten.

Für die Psychologie des Säuglings mag dieses Verhalten gelegentlich von einer gewissen Bedeutung sein. Etwa bei jenen Umsetzungen, die wir dem zahnenden Kinde sozusagen in den Mund schoben.

Die oben erwähnte Beziehung der Zehen zum Körper-Ich ist zwar nur ein unscheinbares und unwichtiges Detail, es fügt sich aber in unsere Anschauung so gut, daß es lohnt, ein paar Worte anzumerken. Noch in recht später Zeit verhält sich das Kind zu seinen Zehen, als wären sie ein fremdes Spielzeug. So berichtet Preyer z. B.: „Dasselbe Kind, welches gern den Angehörigen, denen es wohlwill, den Zwieback an den Mund hielt, bot ihn ganz von selbst geradeso seinem eigenen Fuß an, indem es, auf dem Boden sitzend, das Gebäck wartend an die Zehen hielt; und dieser sonderbare Einfall kam im 23. Monat mehrmals vor. Das Kind ergötzte sich daran."

In diesem Alter freilich darf man schon eine recht komplizierte psychische Situation annehmen, so daß hier vielleicht etwas ganz anderes vorliegt, als eine einfache Verwechslung von Außenwelt und eigenem Körperteil. Jedenfalls scheinen die Zehen länger als etwa die Beine dem Körper-Ich fern zu sein. Im Sinn unserer Anschauung könnte man vermuten, daß dies daher rührt, daß die Zehen nicht „folgsam" sind. Sie werden zu keinerlei Zweckhandlungen verwendet. Beim Gehen und Stehen sind sie kaum vom Fuß gesondert, beim Strampeln haben sie keine Spezialfunktion. Sie werden nicht im Folgsamkeitszusammenhang erlebt, sie können daher so lange dem Körper-Ich fremd bleiben, bis für dessen Abgrenzung und feinere Struktur andere Faktoren maßgebend werden. Falsch ist, glaube ich, der Schluß, ein Körperteil gehöre nicht dem Körper-Ich an, weil der Säugling sich so benimmt, als ließe er sich vom Körper trennen. Die Unabtrennbarkeit (ohne Schmerzen) kann sehr wohl eine Erfahrung sein, die erst recht spät gemacht wird. Dies zu vermuten liegt nahe, weil die eigenen Kleidungsstücke, zwar trennbar sind, aber doch für das primitive Ich, wenn auch vielleicht nicht geradezu zum Körper-Ich gehören, diesem doch sehr nahe sind.

Eine Folgerung aus dem Gesagten ist unabweislich, die nicht sorgfältig erwogen, leicht zum Einwand werden kann. Der Säugling muß Dinge, die zu seinem Körper nicht gehören, als ebenso folgsam erleben, wie jeweils bestimmte seiner Körperteile. Wenn der Säugling schreit und die Mutterbrust erscheint, ist das nicht im wesentlichen der gleiche Prozeß, als wenn er die Klapper haben will und er greift darnach? Ich glaube, man darf sich die Dinge so denken. Das heißt aber, daß die Außenwelt als ein Stück Körper-Ich erscheint. Man muß wohl etwas dieser Art für einen Teil der Außenwelt annehmen. Und zwar im wesentlichen für jenen Teil von ihr, der Mutter heißt. Sie, Körperteile von ihr, Brust, Mund, Augen, Hände, eine Reihe ihrer Handlungen mag sehr wohl vom Körper-Ich ungeschieden sein, ihm zugehören. Vielleicht noch manches Stück der habituellen Umwelt des Kindes auch. Wir nähern uns hier wichtigen Gedankengängen, die Ferenczi (1) näher verfolgte, in Ausführung Freudscher (4) Gedanken. Es wird von ihnen noch zu sprechen sein. Hier genügt vielleicht die Überzeugung, daß es leicht zwei verschiedene psychische Prozesse sind, die für die Entwicklung des Körper-Ichs maßgebend sind. Der eine fügt aus den Gestalten der Welt in etappenweiser Entfaltung um den Kern, der der oralen Zone und ihren unlokalisierten motorischen Anhängern entspricht das Körper-Ich. Er fällt das Körper-Ich aus der Welt aus. Der andere verfeinerte diesen Prozeß durch gleichzeitige und nachträgliche Korrekturen, er grenzt das Körper-Ich genau gegen die Außenwelt ab. Dabei hat er nach zwei Richtungen zu wirken; einmal findet er das Körper-Ich zu groß, die Mutter muß ausgeschieden werden; ein andermal findet er es zu klein z. B. um auf ein Erwähntes zu rekurieren, sind ihm die Zehen einzufügen. Man wird auch versucht sein, anzugeben, wer der Motor dieser feineren Abgrenzung ist: die Enttäuschung. Wenn das Kind erlebt, daß ein Stück seines eigenen Körper-Ichs die Folgsamkeit versagt, so wird es dieses Stück aus seinem Körper-Ich verbannen. Solche Enttäuschung wird, um wiederum anzuknüpfen, einen zentralen Punkt bei der Entwöhnung betreffen. Hier dürfte dann die entscheidende, durch manche Enttäuschung von früher her vorbereitete, Ausscheidung der Mutter aus dem Körper-Ich erfolgen. Ganz nach dem Bibelspruch. Sie wird zur Außenwelt. Nun kann man sie zärtlich behandeln; was früher keinen Sinn hatte. Doch dieser Satz führt in spätere Überlegungen, die Anknüpfung an frühere andeutend.

Nicht vergessen sei schließlich, daß diese Entwicklungen libidinöser Natur sind. Sie spielen sich gar nicht, oder nur zum unwichtigsten Teil in der Sphäre des Intellektuellen oder Rationalen ab. Es sind triebhafte Prozesse, sie finden unter libidinösen Verschiebungen statt. Auch dabei muß hier noch diese erinnernde Andeutung genügen.

Die affektiven Stellungnahmen.

Wer einen Säugling im vierten Jahresviertel beobachtet, wird sein Verhalten nicht anders beschreiben können, als unter Gebrauch von mannigfaltigen Affektbezeichnungen. Er wird Zorn, Stolz, Furcht, Ärger vorfinden. Zwar ist dieser Eindruck noch lange kein Beweis dafür, daß diese komplexen affektiven Stellungnahmen auch wirklich, und immer im gemeinten Fall, vorhanden sind; er zeigt aber, daß in der ersten Periode des Lebens sich das anfangs wohl einförmige Verhalten in eine ganze Anzahl wohl unterscheidbarer Zustände aufgesplittert hat. Zur Phänomenologie dieser Zustände ist bisher sehr wenig und nichts systematisches getan. Wir sind noch sehr weit davon, eine Psychogenese dieser Stellungnahmen geben zu können. Besonders, ihre Anfänge und ihre Differenzierungen liegen sehr im Dunkeln.

Das ist um so bedauerlicher, als man hoffen dürfte, aus der Entwicklung der Stellungnahmen sehr wahrscheinliche Schlüsse auf die Entwicklung des Ichs zu ziehen. Jede neue Stellungnahme muß wohl eine Erweiterung, jede Differenzierung eine Verfeinerung, jede Intensivierung eine Erstarkung des Ichs begleiten, hervorrufen oder zur Voraussetzung haben. Denn die Stellungnahmen sind Gesamtreaktionen des Individuums, wir verstehen unter ihnen Reaktionen, die eine bestimmte Beziehung zum Ich haben. Und wir sprechen beim Säugling erst dann von affektiven Stellungnahmen und vom Stellungnehmen überhaupt, wenn wir den Eindruck — oder auch die Überzeugung — festhalten wollen, daß es sich hier um organisierte, einheitlich zusammengefaßte Reaktionen handelt. Es ist zuzugeben, daß die Grenze sehr fließend ist; und der Eindruck nach beiden Seiten hin trügerisch sein kann. Vergleichen wir aber zwei Verhaltungsweisen aus den ersten Lebenstagen und dem sechsten Monat miteinander, so läßt sich leicht einsehen, was gemeint ist. Vergleichen wir etwa eine einfache Handlung von Reaktionstypus I: Schließen des Auges bei grellem Lichteinfall mit Scupins Schilderung: „Nun stieß er ungeduldige Ächztöne aus, streckte den Körper hartnäckig gerade, warf sich mit plötzlichem Ruck nach vorn, und sofort wieder, sich steif machend, zurück; er machte mit diesen Bewegungen den Eindruck unglaublichen Eigensinns. Als wir auch darauf noch nicht reagierten, ertönte plötzlich ein langgezogener Quietschton auf „i", unser Sohn aber saß mit dunkelrotem Köpfchen und geballten Fäustchen da, die zusammengekniffenen Augen mit wütendem Ausdruck auf uns gerichtet nnd strengte sich dann mächtig an, um sein nicht endenwollendes heiseres i hervorzuquietschen." Im ersten Fall ist sozusagen nur das Auge beteiligt, im zweiten der ganze Körper. Im ersten Fall handelt es sich um eine einfache ererbte Handlung mit einem einfachen Unlustgefühl, im zweiten wirkt eine ganze Fülle ererbter Mechanismen mit einem guten Teil des erworbenen Erfahrungsschatzes zusammen, sie ist von einer Skala und Mannigfaltigkeit verschiedener, gemischter Affekte und Gefühle begleitet. Das Verhalten ist im zweiten Fall hochorganisiert im Vergleich zum ersten.

Entsprechend den beiden Reaktionstypen I und II lassen sich die Stellungnahmen in Abwehr und in Begehr sondern. Es sind dies die fundamentalen und primitiven Verhaltungsweisen, die Urstellungnahmen, die gegenüber der Welt möglich sind. Sie sind — von jeder Relation zum Ich abgesehen, also rein objektiv — das Merkmal alles Organischen. Von Begehren war an verschiedenen Stellen bereits ausführlich die Rede, von den Zielen des Begehrens, von den Mitteln der Befriedigung, von der Triebgrundlage. Daher seien die Ergänzungen, die nunmehr nötig werden, erst nachgetragen, wenn über die Abwehr einiges gesagt wurde.

Die Stellungnahme Abwehr drängt sich dem Beobachter nicht geradezu auf. So häufig und allgemein die einfache Abwehrhandlung von Anfang an ist — die Stellungnahme Abwehr ist nicht ohneweiters scharf anzugeben. Wir suchen daher einen eindringlichen Fall. Er bietet sich uns beispielsweise in folgenden zwei Scupinschen Notizen: „7. Monat. Entwöhnung . . . Eine besondere Kindermilch . . . sollte das Kind mittels Pfropfens und Flasche nehmen. Doch schon nach dem zweiten Zuge wies der Junge dies Ansinnen energisch zurück, schlug nach der Flasche, strampelte mit Armen und Beinen, runzelte Stirn und Augenbrauen, sah die Mutter indigniert und so recht anklagend an, und begann lebhaft zu schelten: ‚awa-wa-wa-ba-mam-mam' usw. und dazwischen bei jedesmaliger Annäherung des Pfropfens eine ablehnende seitliche Kopfbewegung und ein bittendes: ‚haben, haben!' Schnell wurde ein Augenblick benutzt, in dem das Kind gerade den Mund öffnete, der Pfropfen hineingeschoben und das unruhig bewegte Köpfchen festgehalten. Wütend wehrte sich Bubi, klemmte den Pfropfen zwischen die Kiefern und biß mit den Zähnchen hinein. Das machte ihm so lange Spaß, bis einige Tropfen Milch in seine Kehle gerieten; mit einer Miene, als schmecke er Abscheuliches, stieß er Hand und Flasche fort." „7. Monat. In Wut gerät das Kind, wenn man es in den Wagen setzen will, während es gerade den Wunsch hat getragen zu werden. Es bekommt alsdann einen roten Kopf, quietscht heiser und macht den Körper hartnäckig steif, so daß es geradezu eine Unmöglichkeit wird, es niederzusetzen."

Eine grobe und oberflächliche Analyse solcher komplizierter Abwehrhandlungen zeigt uns das unmittelbar verständliche — banale — Bestreben, die Außenwelt vom Körper fernzuhalten aus der Körpernähe zu entfernen, wozu alle bereits erworbenen motorischen Fähigkeiten verwendet werden: Abwendung des Kopfes, Wegschieben des Körpers, von unbeholfenen Versuchen bis zur gelingenden Flucht in Kriechen, Laufen, Gehen; Wegschieben des störenden Objektes mit Händen, Füßen, Kopf, Körper. Das wiederholte Wegschieben wird zum Stoßen und Schlagen. Hingegen wird Beißen, Kratzen, den Arm des Feindes festhalten u. dgl. m. kein ursprüngliches Verhalten sein, sondern aus den Begehrhandlungen in die Abwehr übernommen sein, nachdem die Einsicht in die Wirkung des Schmerzes beim abgewehrten Objekt oder in die Bedingungen der abzuwehrenden Handlung gewonnen ist. Die Gelegenheit zu solcher Abwehr ist allermeistens gegenüber Personen gegeben, die dem Kind eine Lage, ein Kleidungsstück eine Berührung aufnötigen wollen, die es ablehnt, oder eine Einführung in eine Körperöffnung vornehmen, die ihm unangenehm ist, etwa Klistier, oder Reinigung von Nasen, Ohren; oder Änderungen der geliebten Nahrungsmittel und -gefäße. Aber dieselbe Aktion wird vom Kinde vorgenommen, wenn es gilt, ein Insekt oder ein unbequem liegendes Kleidungsstück (Decke) zu entfernen. Diese Abwehr setzt natürlich eine gewisse Entwicklung des motorischen Apparates voraus. Ihr Prinzip ist aber bereits in den ersten Lebenstagen festgelegt, wenn das satte Kind die Brustwarze aktiv aus dem Munde ausstößt. Mit den wachsenden Machtmitteln und Einsichten wächst die Kompliziertheit dieser Abwehraktionen; ihr Prinzip ist aber das gleiche: Ausstoßen des Feindlichen aus oder vom Körper.

Weniger deutlich ist neben (und anstatt) dem Aus(weg)stoßen das Absperren. Der Mund wird fest verschlossen, wenn der abgewehrte Gummipfropf ihm einverleibt werden soll, der Anus wird heftig zusammen gepreßt, wenn die Irrigation verhindert werden soll. Vielleicht ist das Steifmachen der Glieder auch hieher zu zählen. Sonst müßte man ihm eine eigene Gruppe anweisen. Das Absperren wird noch ausschließlicher gegenüber den Eingriffen der Pflegepersonen angewendet, als das Ausstoßen. Es spielt eine große Rolle in der Zimmerrein-Erziehung des Säuglings (und des kleinen Kindes). Hier ist sehr deutlich eine Zeitlang zu sehen, wie das Kind sehr wohl die Analmuskulatur bereits beherrscht und auch verstanden hat, daß von ihm verlangt wird, die Defäkation in den Topf zu verrichten, wie es aber gelegentlich oder auch eine gewisse Zeit lang, sich weigert, das Geschäft auf dem Topf zu erledigen, so wie ihm dieser aber entzogen wird, die drängende Kotmasse freiläßt. Auch wenn es sich darum handelt, dem Kind einen in den Mund genommenen Gegenstand zu entreißen, kann man die Bekanntschaft mit seiner sehr energischen Absperr-Abwehr machen.

Schließlich gehört das Schreien zu den Abwehraktionen. Es differenziert sich dieses Schreien aus der Universalhandlung Schreien und wird bald von aufmerksamen Pflegepersonen als spezifische Äußerung erkannt und verstanden. Aber es fehlt jede Möglichkeit seine Charakteristika heute bereits wissenschaftlich zu formulieren. Ein Merkmal trifft es aber wohl, wenn man den Eindruck des Abwehrgeschrei als kurze heftige Stöße mit merklichen Pausen, bei einer Mundstellung, die den Lauten m, n, p, b, t, d entspräche, formuliert. Auf die Ausblicke, die sich von hier aus hypothetisch auf die Genese der Sprache vielleicht ergäben, muß verzichtet werden, nicht allein, weil sie in eine Spekulation zu führen drohen, sondern auch und vor allem, weil die Sprachentwicklung erst von der Psychologie der frühen Kindheit her erlaubt, die Erscheinungen des Säuglingsalters rückblickend zu verstehen.

Die radikalste Abwehr der störenden oder unangenehmen Außenwelt ist die Einstellung des Wahrnehmens, ist der Abbruch der Beziehungen zu ihr: Einschlafen, Ohnmacht, Dämmerzustand und dergleichen Erscheinungen mehr. Es liegt aus vielen Gründen nahe, in dieser radikalen Verhaltungsweise auch eine ursprüngliche zu sehen; es läßt sich aber irgend zulängliches darüber nicht aussagen, weil keinerlei Beobachtungen vorliegen — in der mir zugänglichen Literatur enthalten sind, die solche Deutung nahelegen. Gewiß sind die Apathie-Zustände und der Schlaf

— von denen die Rede bereits auch in diesem Sinn war — hierher zu zählen. Wir vermögen aber die Anläße zum Einschlafen von einander nicht zu unterscheiden. Die sogenannte natürliche Ermüdung nach einer gewissen Zeit Wachens von einer speziellen „Ermüdung" durch Enttäuschung oder abzuwehrende Reize ist nicht abzugrenzen. Und daher von dem zweifellos später vorhandenen Prozeß der Übergabe des psychischen Apparates an katergische Kräfte, als eines aktiven Ichvorganges, als einer Leistung der Libido nichts sicheres aus dem Säuglingsalter zu berichten. Nur um nicht völlig daran zu vergessen, sei aufmerksam gemacht, daß von vornherein nahe lag anzunehmen, die Abwehrhandlungen würden eine gewisse nähere Affinität zu den katergischen Prozessen aufweisen. Denn radikalste Abwehr ist gewiß Abziehung der Libido von den Objekten, Rückziehung der Libido ins Ich. Und die Ichlibido steht der „Organlibido", der Katergie sehr nahe; narzistische Zustände stehen im vollen Ausbildungsgrad theoretisch an der Grenze der psychischen überhaupt.

Die Erörterung der Abwehr-Stellungnahmen zeigt uns zwei andere affektive Zustände in nahem Zusammenhange, die ohne diese Analyse nicht so einleuchtend einzureihen wären. Der Trotz (Eigensinn) ist in den Äußerungsformen wenigstens, die er im Säuglingsalter hat, nichts anderes, als eine energische Abwehr, und zwar eine vom Absperrtypus. Ich will nicht behaupten, daß nicht auch schon in so früher Zeit Trotz-, Eigensinnäußerungen vorkommen, die noch andere Elemente in sich tragen, aber es kann für die Psychogenese dieses Affektes nicht ganz gleichgültig sein, daß die genetische Analyse dieses später so wichtigen und mannigfaltigen Stellungnehmens seine Wurzeln in der Abwehr und in erster Linie in der Absperrung hat. Doch würde uns dies ausführlicher erst bei der Darstellung der frühen Kindheit zu beschäftigen haben. Von der Abwehr der ausstoßenden Art führt eine direkte Entwicklungslinie in eine Fülle von affektiven Verhaltungsweisen, die auch beim Erwachsenen schlecht studiert, beim Kinde überhaupt noch nicht geordnet sind, und daher ganz grob zusammengefaßt seien als: Angriff, Kampf, Zerstörung, Strafen. Diese weitere Entwicklung der Abwehr nur ins Auge zu fassen, heißt einsehen, daß sehr bald die Abwehraktionen in den Dienst des Begehrens treten werden. Und daß wir in der Psychologie der frühen Kindheit hier vor sehr verwickelten Tatbeständen stehen werden. Wir dürfen mit dieser Andeutung die nähere Darstellung für einen anderen Zusammenhang aufsparen, tröstlich versichert, daß unsere heutigen Kenntnisse, auch wo sie nicht so armselig spärlich sind, wie in der Psychologie der Säuglingszeit, einer einheitlichen Durchdringung des Stoffes Schwierigkeit und Aufgabe reichlich genug übriglassen.

Die Analyse der Begehrensaktionen hat uns in einem früheren Abschnitt ausführlich beschäftigt. Soweit Ergänzungen nötig sind, werden sie des weiteren sich leicht einfügen lassen. Und wir können feststellen, daß das Begehren, für sich selbst gewiß schon in der ersten Lebensperiode eine recht mannigfaltige affektive Stellungnahme, die Möglichkeit zu zirkumskripten anderen Zuständen in sich enthält. Nämlich dann, wenn die Begehraktion zu keinem Resultat führt. Das Begehren besteht in den verhältnismäßig einfachen Bedingungen des Säuglingsalters aus dem Bemühen, dem Wunsch ein Objekt körpernah zu bringen. Genau umgekehrt der Abwehr, die es allemal körperfern bringen will. Es gibt von dieser Formulierung — so viel ich bemerken kann — nur eine Ausnahme vor der Zeit des Wegwerfens von Gegenständen: das Sehenwollen, das nicht immer Körpernähe des Gesehenen verlangt, sondern sich mit dessen Bewegtheit begnügt. Dies soll beachtet sein; aber zugleich auch sei erinnert, daß dies Sich Begnügen sekundär sein mag, und auch niemals Bemächtigungsversuche und -intentionen ausschließt. Begehren ist ursprünglich gewiß Bemächtigungsdrang. Aber bereits im späteren Säuglingsalter hat hier eine gewisse Ermäßigung stattgefunden, die mit einer Differenzierung verknüpft ist. Die Störung dieses Bemächtigungsbegehrens, seine Behinderung, erzeugt nun einen ganz bestimmten affektiven Zustand, der zur Stellungnahme gedeiht: den Zorn, die Wut.

Die oben gebrachte Stelle aus Scupin (S. 242) gibt ein anschauliches Bild des Zornes. Er hat jedenfalls Züge, die der agressiven Abwehr sehr verwandt sind. Besonders dort, wo die Störung durch eine reale Behinderung hervorgerufen ist, wird der Zorn nichts anderes als Abwehr sein, und zwar gesteigerte agressive Abwehr. Und ein Stück dessen bleibt dem Zornausbruch mit seinem Umherschlagen, Zerstören usw. zeitlebens, es bezeichnet ihn. Man könnte daher den Zorn auch mit gutem Grund den agressiven Abwehren zuzählen. Ich habe aber den Eindruck, als lohnte es sich hier eine Unterscheidung zu machen, als könnte man einen Zustand charakterisieren, der nicht agressive Abwehr, der wenigstens nicht dies allein ist. Man sieht ihn am deutlichsten, wenn die Störung keine körperliche Behinderung ist, am undeutlichsten, wenn sie eine, die nicht bewältigt werden kann, ist. Der Säugling, der vergeblich nach seiner Mutter ruft, wie im zitierten Beobachtungsfall, sieht sich durch nichts behindert, und doch durch kein Mittel in die Lage versetzt, sein Ziel zu erreichen. Es gelingt ihm nicht, das Mutterbild in Körpernähe zu bringen. Er schreit, schreit immer stärker, bis zum Paroxysmus, um schließlich in klagendes Weinen zu verfallen. Dabei werden seine Hände und sein Körper in heftigen Bewegungen, aber in unorganisierten, gehalten. Er bietet ein Bild ohnmächtiger Wut; wie sie die Autoren, die — vielleicht nur vorgebliche — Erinnerungen aus der eigenen Säuglingszeit niedergeschrieben haben, als eine fundamentale Lebenssituation geschildert haben (auf solche Aufzeichnung sei später eingegangen). Dieser Zustand richtet sich nicht nur gegen die Außenwelt, sondern hat auch seine Intention auf das ganze Ich. Was der ohnmächtigen Wut ihr Charakteristikum gibt, ist,

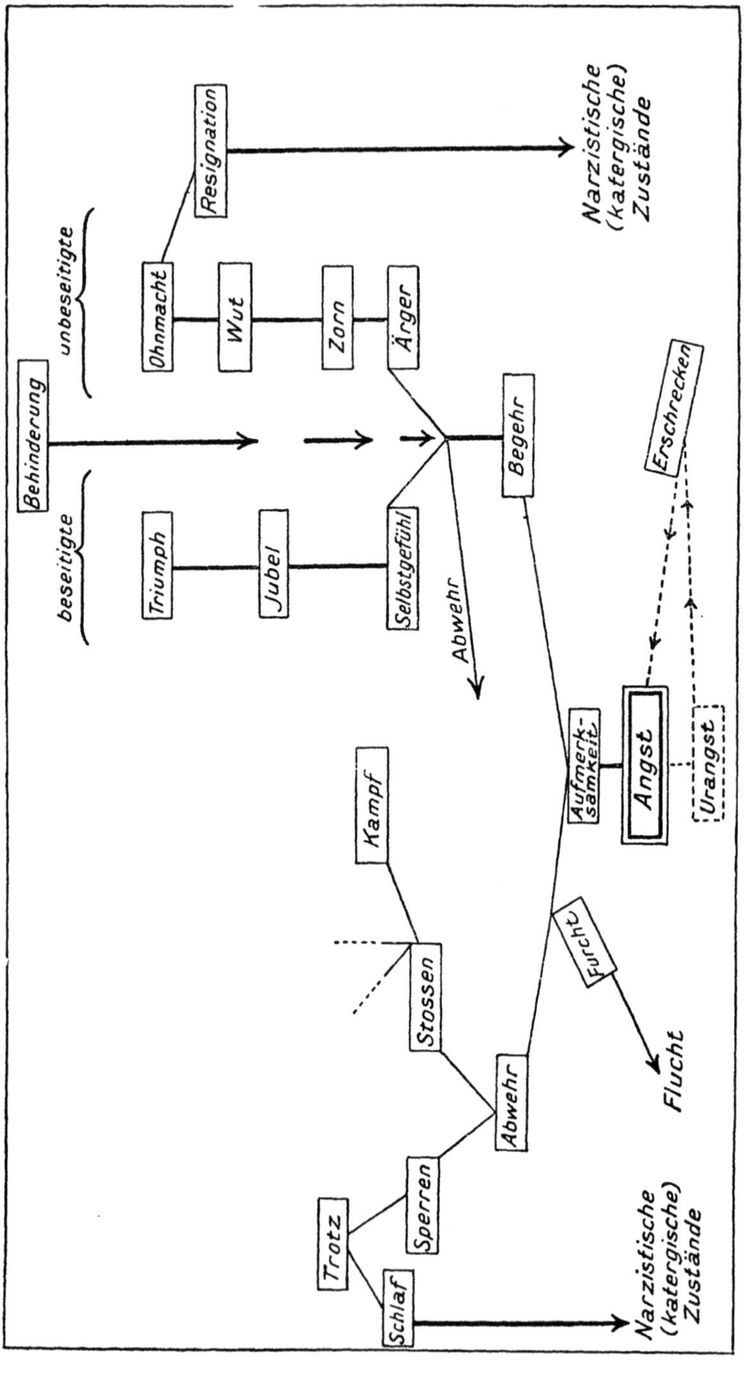

Übersicht über die Entwicklung der Stellungnahmen.

daß in ihr eine bestimmte Relation des Ichs zur Außenwelt gegeben ist, eben die Ohnmacht. Ein Zustand mit sehr starkem Unlustakzent von sehr eigenartigem phänomenologischen Aspekt. In ihm sind Wut, Zorn, Ärger, Resignation und Trauer einheitlich verbunden, so sehr sie im übrigen different sind, und so verschieden die Gesamtstellungnahme zum Ich in diesen beiden Gruppen ist. Wie sich dies alles beim Säugling verhält, wissen wir nicht. Aber wir haben keinen Anlaß die Keime dieser Zustände nicht auch bei ihm anzunehmen. Die Differenzierung ist gewiß nicht vorgeschritten. Darum scheint es auch gewaltsam, den Zorn diesen gestörten Begehrungen zuzurechnen. Ebensogut ist sein Platz bei den Abwehren. Es sei auch mit dieser Zurechnung nur das Element des Ohnmächtigen betont. Besser wäre es, eine schärfere Nomenklatur zu schaffen, aber diese hätte ja eine schärfere phänomenologische Scheidung der Stellungnahmen zur Voraussetzung. So bleiben wir bei der mißverständlichen Bezeichnung. Und der Zorn wird eine Art Gegenstück zum Trotz. Ganz deutlich, wenn er sich zur resignierten Ohnmacht und apathischen Folgsamkeit ausbildet. Auf jeden Fall aber in einem Element: der Zorn ist Reaktion auf eine Ich-Ohnmacht, der Trotz ist ein Ich-Sieg. Innerhalb des weiten Kreises der Begehrenstörungen sind mannigfach Differenzierungen vorhanden; sie sind nur noch nicht formulierbar für das Säuglingsalter. An ihrer Stelle mag eine Übersicht völlig unvorgreiflich zeigen, welche Resultate wir beispielsweise uns von künftigen Untersuchungen erwarten (vorstellen) können.

Die Überwindung einer Begehrenstörung hat Jubel zur Folge. Wir sprachen davon schon. Haben aber auch diesen affektiven Zustand einzuordnen und werden nicht zögern, ihn dem Zorn gegenüber zu stellen. Es ist dieselbe laute, unorganisierte Bewegtheit, nur daß sie höchst lustvoll ist, wenn diese unlustvoll ist, daß sie lacht, statt zu weinen. Der Jubel ist auch ein Relationserlebnis zwischen Ich und Außenwelt. Und zwar ein Sieg des Ich über die Außenwelt. Zur Scheidung von dem Trotz gibt die Zeichnung einen Anhaltspunkt, der in Terminis am Material der Säuglingspsychologie nicht zu formulieren ist. Auch der Jubel ist nur ein markanter Vertreter eines ganzen Kreises: Selbstgefühl — Triumph.

Alle diese Stellungnahmen haben eine entschiedene Beziehung zum Ich: sie sind nur denkbar als Stellungnahmen des Ich — in ihrer vollen Entfaltung und Differenzierung. Sehen wir sie im Laufe der weiteren Lebensmonate sich langsam aus völlig undifferenzierten Zuständen entwickeln; sehen wir, daß ihr motorischer, ihr Körperanteil anknüpfend an die primitiven angeborenen Reaktionen vom Typus I bis III immer mannigfaltiger und präziser wird; sehen wir aber dann von einem bestimmten Zeitpunkt an den Körperanteil immer unwichtiger, unpräziser, unbezeichnender werden im Vergleich zum Gesamtbild, dann wird uns die Annahme recht zwingend, daß wir in der Entwicklung der affektiven Stellungnahmen einen Index für die Entfaltung, Präzisierung und Differenzierung des Ich vor uns haben. Die affektiven Stellungnahmen sind Leistungen des Ich. Sie sind aber vermutlich zugleich auch dessen Bildner. Indem die Umwelt zu gewissen Stellungnahmen zwingt — Triebe auslöst — und sich der Durchführung (Festhaltung) dieser Stellungnahmen zugleich widersetzt — Störungen und Hinderungen einführt — zwingt sie zur Entfaltung des Ich, schafft sie Vergleichsmöglichkeiten, schafft sie Realität und Ich als Gegensätze. Realität als Anlaß zu Begehr und Abwehr, Realität als das gegen Begehr und Abwehr widersetzliche Etwas. Konnten wir sagen, die Erweiterung des Körper-Ichs knüpft an die Tatsache der Folgsamkeit der Organe an; so können wir sagen die Entgegensetzung von Welt und Ich knüpft an die Situation der Unfolgsamkeit der Objekte an. Solange der Schrei des Säuglings, ein Zugreifen seiner Hand, ein Ruck mit dem Körper, ein Stoß mit dem Fuß die zur Befriedigung nötigen Dinge herzaubert oder wegzaubert, ist kein Gegensatz zwischen Ich und Realität vorhanden. Das Kind ist im Besitze eines allmächtigen Ich. Oder besser, es gibt nur ein Ich, in dem Bedürfnisse und deren Befriedigungsmittel nebeneinander, diese durch jene gesetzt, gegeben sind. Es lebt sich sehr angenehm „im Besitz von solchen Flubissen und Golchen" heißt es beim tiefsinnigen Morgenstern. Die Welt gehorcht der Magie der einfachen Körperbewegung und des intensiven Lautes könnte man in Anlehnung an Freud (4) und Ferenczi (1), die diesen Gedankengang formuliert haben, sagen[1]). Erst wenn und soweit diese Magie versagt, ist das Ich in Gegensatz zur Welt gesetzt. An dem Punkt (der Zeichnung): Kampf, Behinderung, Ärger, Zorn setzt diese Kluft an, bei Wut, Ohnmacht wird sie erlebt; bei Jubel und Triumph ist das Ich über die bereits feindliche Welt siegend, bei Ohnmacht, Resignation ist es besiegt. Bei Trotz behauptet es sich durch Negierung der Kluft.

Wahrnehmung und Trieb.

Wir haben uns bisher mit der affektiven Seite des Erlebens befaßt, gewiß nicht ausführlich genug für ihre psychologische Bedeutung, aber vielleicht schon mehr als unser Wissen erlaubt. Es wird Zeit, sich mit der sensorischen zu befassen. Sie ist gewiß um nichts unwichtiger. Und die Psychologie hat sich mit ihr unvergleichlich mehr beschäftigt als mit der affektiven. Nicht aber die Säuglingspsychologie. Wir wissen vom sensorischen Erleben des Säuglings noch weniger, als von seinem affektiven. Ich muß mich daher mit einigen Bemerkungen zufrieden geben; die nicht allein wegen ihres geringen Tatsachengehalts, sondern auch wegen ihrer sehr empfindlichen Lückenhaftigkeit nicht mehr als Aphorismen sein wollen.

[1]) Hinweis: Die Technik des Zaubers besteht tatsächlich in rhythmischen Bewegungen und gesprochenen Formeln.

Zunächst eine terminologische Anmerkung. Ich spreche von der Wahrnehmung und meine damit den Prozeß, das Wahrnehmen, die Zuwendung. Der Inhalt, Gegenstand der Wahrnehmung, soll als solcher bezeichnet werden. Ich verwende das Wort Wahrnehmung im gebräuchlichen Sinn für die sensorischen Prozesse. Es darf aber nicht vergessen sein, daß auch den affektiven Vorgängen ein Wahrnehmungselement zugehört. Daß die in das Innere des Körpers lokalisierten Sensationen so gut Wahrnehmungen sind, wie die durch Auge, Ohr usw. uns gegebenen Data. Es gilt für sie vielleicht alles, was allgemein über die Wahrnehmung gesagt wird, gewiß aber das eine sehr wichtige: Auch diese Wahrnehmung hat es mit Gestalten, mit Strukturen zu tun. Es gibt für das Erleben so wenig kinästhetische Empfindungen, wie visuelle. Auch jene sind strukturiert z. B. als Bewegungsmelodien gegeben.

Alles spricht dafür, wie bereits in den beiden ersten Abschnitten erörtert wurde, daß dem Säuglingsbewußtsein von Anfang an Strukturen gegeben sind, daß nur solche zur Wahrnehmung (in dem präzisierten Sinn) gelangen. Die Theorie vom anfänglichen Empfindungschaos ist unhaltbar. So sehr sie auch unserem Bedürfnis entsprechen mag, die Anfänge vom ausgebildeten Zustand recht weit abstehend, zu denken, die Kompliziertheit aus der Einfachheit entstanden vorzustellen. Die logische Einfachheit ist hier nicht die psychologische. Es bietet sich aber noch eine andere Möglichkeit das entwicklungspsychologische Erkenntnisideal auch an diesem Erscheinungskomplex zu befriedigen. Denn daß die Struktur des Gegenstandes auch zur primitiven Wahrnehmung gehört, muß nicht einschließen, daß diese von gleicher Art sei, wie die des Erwachsenen oder älteren Kindes. Volkelt hat von diesem Gedankengang ausgehend, die Vorstellungen der Tiere untersucht. Er zeigt, daß auch für sie die Chaos-(Mosaik-)theorie nicht zutreffen kann. Er kommt zum Ergebnis, daß zwar im Tierbewußtsein die Wahrnehmungen in gewissem Sinn „getrennt“ sind, eine Vorherrschaft der Komplexqualität besteht, aber dasselbe Ding „außerhalb eines ganz bestimmten Umkreises von Situationen nicht durch das gleiche dinghafte Gebilde repräsentiert wird wie innerhalb“. Es besteht eine „Unkonstanz der Modifikation des tierischen Bewußtseins durch Gegenstände, die uns gleich erscheinen“.

Will man diese Befunde und die daran geschlossenen Konsequenzen der Kinderpsychologie fruchtbar machen, so hat man in ihnen vorerst Anregungen zu experimentellen Untersuchungen und systematischer Beobachtung zu sehen. Erst diese kann eine Entscheidung bringen. An dieser Stelle kann nichts als ein unverbindlicher Eindruck, basiert auf den vorliegenden Beobachtungen, ausgesprochen werden. Dieser geht aber wohl dahin, daß es sich beim Säugling recht anders als bei den — von Volkelt herangezogenen — Tieren verhalten muß. Es fehlt ihm, so viel ich sehe, ganz an den Erscheinungen, die Volkelt als völlige Unangepaßtheit richtig beschreibt. Der Säugling kann zwar in die Lage kommen, daß er einer Situation gar nicht gewachsen ist, und er ist sehr oft in dieser peinlichen Lage, dann handelt es sich aber nicht darum, daß er im Besitz der Mittel (inklusive der sensoriellen Erfahrung) zur Bewältigung der Situation wäre, und sie aus bloßer Verkennung des sensorischen Tatbestandes nicht anwenden würde. Ein Fall in dem sich Volkelts Spinne befindet, die eine Mücke ganz derselben Art, wie sie sie täglich zu verzehren pflegt, wenn sie sich an bestimmten Stellen des Netzes verfing, nicht allein nicht angreift, sondern sich vor ihr fürchtet und zurückzieht, falls die Mücke sich an einem ungewöhnlichen Ort des Netzes verfängt, also die Mücke nicht als solche als ungefährliche und schmackhafte Speise, als Mücke eben, erkennt, sondern nur wenn eine Anzahl anderer Data gegeben sind, die wir als nicht zum Gegenstand Mücke gehörig betrachten: ein solcher Fall völliger Unangepaßtheit scheint beim Säugling nicht vorzukommen. Sondern der Säugling ist zahlreichen Kategorien von Situationen bloß deshalb nicht angepaßt, weil er seine Arme, Finger usw. nicht beherrscht. Er versagte aber nicht, so scheint es, in einer speziellen Situation, deren Kategorie er angepaßt wäre.

Während für die Spinne erst das Zusammentreffen einer ganzen Reihe von Bedingungen den Impuls zum Ergreifen auslöst, also ein sehr komplexer Gegenstand als eine Struktur aufgefaßt, und das Fehlen eines für unsere Wahrnehmung sehr geringfügigen Elements bereits als eine fundamental andere Struktur aufgefaßt wird, an die gar kein Impuls oder gar auch der entgegengesetzte geknüpft ist, genügen beim Säugling einige wenige Merkmale zur Erreichung eines Impulses. Anders wie bei der Spinne lautet beim Säugling die Wahrnehmung: Bewegtes, nah genug, klein genug — zugreifen! Ich will nicht bestreiten, daß auch bei diesem Tatbestand sich die Volkeltsche Formulierung vielleicht eindeuten läßt. Es scheint mir aber wichtiger auf den Unterschied zu verweisen. Der Säugling hat Strukturen, die aus wenigen Elementen aufgebaut sind. Und diese Strukturen sind vielfach zentriert um Farben, Bewegtheitsformen uud geometrische Relationen. Das heißt, er hat von vorneherein als Struktur bildende Merkmale solche von Abstraktionskraft. Es ist ein Schritt von seinen Wahrnehmungen zum anschaulichen Begriffe und zur Allgemeinvorstellung — wie allgemein verständlich ohne präjudizierende Termini gesagt werden könnte.

Neben diesen allgemeinen Strukturen bildet er aber sehr bald auch sehr komplizierte. Die Mutter ist eine solche. Hier genügen nicht mehr die allgemeinen Merkmale des Menschen um eine bestimmte Verhaltung hervorzurufen, sondern hier ist die Wahrnehmung bis zum Elemente des Individuums vorgeschritten. Wobei nun in gewissem Sinn zutrifft, was die Spinne lehrt: ein scheinbar geringfügiges Detail macht die wohlbekannte Person zur fremden (siehe auf S. 118 die Veränderung des Huts und deren Folgen). Weder der Versuch, diese Struktur von der allgemeinen abzuleiten, noch eine spezifische Spekulation sei hier unternommen. Begnügen wir uns, den Tatbestand zu verzeichnen und ihn dahin zu präzisieren: diese spezielle Struktur ist zunächst nur für die Personen der nächsten Umgebung des Kindes gegeben; vielleicht nur für seine Mutter.

Im dritten Vierteljahr spätestens, vielleicht schon viel früher, ist die strukturierte Welt des Kindes — so scheinen die Tatsachen aufzudrängen — wesentlich mannigfaltiger geworden. Es verhält sich ganz so, als hätte es eine ziemliche Anzahl von Dingen in wesentlich derselben Struktur wie wir selbst. Mir ist es fraglich, wie weit wir Recht haben, hier Entwicklungen des Erlebens anzunehmen. Immerhin, die Annahme liegt nahe genug. Und dann wird man gewisse Determinanten für diese Entwicklung verantwortlich machen wollen. Es war davon schon die Rede. Die Dinge sind dem Säugling nicht in lebenswichtigen Situationen gegeben. Daß muß man betonen. In unseren psychologischen Terminis ausgedrückt: die Wahrnehmung steht nicht in erster Linie im Dienste des R.-Triebes. Diese biologisch als ursprünglich anzusehende Beziehung ist beim Säugling zerrissen. Er sieht, hört, tastet weitgehend unabhängig von R.-Triebimpulsen. Sein Sensorium steht zum großen Teil unter der Herrschaft des Sexualtriebes. Wahrnehmung ist zum guten Teil libidinöser Prozeß. Das heißt, daß sich die Strukturen nicht allein nach ihren lebenswichtigen Relationen und Elementen aufbauen. Die Wahrnehmung erstreckt sich nicht nur soweit als die Verzehrung verlangt, sie gibt nicht nur Nachricht von Störungswerten, die aus der Welt geschafft werden sollen, sondern sie gelangt zu einem weiten Bereich darüber hinaus; sie vertieft sich sozusagen in die Gegenstände selbst und bietet als solche dadurch Lust.

Daß der Begriff des Lebenswichtigen bei der Entwicklung des menschlichen Säuglings nicht ohne Vorsicht zu gebrauchen ist, deutete ich schon des öfteren an. Es ist nicht ganz unnötig sich das klar zu machen. Man kann mit ihm nur eine Beziehung auf die Zukunft meinen. Für den Säugling ist es keineswegs lebenswichtig, daß er seine Mutter erkenne. Sondern erst für das ältere Kind kann diese Fähigkeit von Wichtigkeit werden. Und daß das in den Wahrnehmungsstrukturen, in jener Art und Deutlichkeit geschehe, die das schließliche Ergebnis der Entwicklung ist, hat seine Notwendigkeit (Lebenswichtigkeit) nur, weil das Kind in eine ganz bestimmt gebaute, ganz Bestimmtes fordernde Gesellschaft hineinwachsen wird. Es kann sich also lediglich darum handeln, daß diese Fähigkeiten ehemals, als sie phylogenetisch erworben wurden, eine biologische Relation hatten. Beim heutigen Säugling (Kind) sind sie erbmäßig vorgezeichnet oder Resultate der Einwirkung der Gesellschaft, der Reaktion auf sie. Das heißt, es ist überflüßig und verdunkelnd, diese biologische Relation zu suchen (im kinderpsychologischen Zusammenhang). Sie ist in den ererbten Verhaltungsweisen bereits enthalten oder sozialpsychischer, nicht aber biologischer Natur. Das Leben eines Organismus ist nicht von der spezifischen menschlichen Wahrnehmungsweise abhängig; andere Organismen haben andere Wahrnehmungen und sichern ihr Leben ebensogut. Wir haben daher nichts Erklärendes gewonnen, wenn wir darauf hinweisen, daß der Säugling, indem er so lebt, wie es als Resultat seiner Ahnenreihe und seiner spontanen Reaktionen sich ergibt, sein Leben erhält. Nicht aus dieser letzten Harmonie zwischen Organismus und Umwelt ergibt sich psychologisches Verständnis; sondern wir haben die Wege aufzudecken, aus denen sich diese Harmonie schließlich ergibt, wobei nicht die Relation dieses Weges zum Ergebnis, schon gar nicht die teleologische Beziehung unser Problem sein kann.

Wenig befriedigt findet sich das entwicklungspsychologische Verlangen, die komplizierten Erscheinungen aus einfachen abgeleitet zu sehen. Wir finden das Wahrnehmen von den Anfängen an, die sich überhaupt erschließen lassen, in wesentlichen Zügen dem Erwachsenen gleich. Und sind darauf angewiesen, uns mit quantitativen Unterschieden zu begnügen. Fügen wir hinzu, daß die affektive Komponente in der frühesten Wahrnehmung offenbar überwiegt, daß die Sensationen, die aus dem Körperinnern kommen, vermutlich mehr Aufmerksamkeit erfahren, als für die reife Funktion üblich ist, daß vielleicht das Bedeutungsrelief der Data der verschiedenen Sinnesorgane bis zu einem gewissen Grad anders ist, indem vielleicht das Geruchsorgan für die Wahrnehmung des Säuglings eine größere, das Ohr eine andere Rolle spielt, als beim Erwachsenen, so haben wir immerhin eine Anzahl sehr wahrscheinlicher Abweichungen vor uns, wenn auch keine solche, die als wesentliche zu bezeichnen wäre.

Man muß sich darüber nicht endlos wundern. Man kann sich klar werden, daß wir ja bei den Wahrnehmungen vom Bewußtsein sprechen. Und wenn wir feststellen, die primitivsten Wahrnehmungen seien bereits strukturiert, und zwar vermutlich den erwachsenen wesensähnlich strukturiert, so ist damit kaum anderes gesagt, als: das Bewußtsein — von den Gegenständen ist hier nicht die Rede — ist von seinem ersten Auftreten an mit dem gleichen — oder wesensähnlichen Quale versehen, das ihm zeitlebens zukommt. Unser Bewußtsein ist eine Qualität, die als solche nicht erlebt wird, sondern sich an oder mit bestimmt strukturierten Phänomenen abspielt. Man kann versuchen, nach verschiedenen Richtungen hin Entwicklungen des Bewußtseins anzunehmen, zu konstruieren, aber in dieser einen ist das kaum möglich: Bewußtsein annehmen, heißt das Erlebnis bestimmter Strukturen und Relationen behaupten. Und menschliches Bewußtsein wird wohl auch in seiner primitivsten Form menschliche Weltstrukturen und Ich-Relationen haben. Das letztere scheint unmittelbar evident. Das erste nicht weniger, hält man sich vor Augen, daß die Wahrnehmungen — einerlei wie man sich erkenntnistheoretisch stellt

— für das subjektive Erleben Data mit einer Gegenstandsintention sind, und daß dies wohl für das menschliche Bewußtsein gewisse feste Verhältnisse sind. Beim naiven Realismus, den wir hier, lediglich zur Vereinfachung der psychologischen Phänomene, festhalten, können wir auch sagen: die Wahrnehmungen sind irgendwie das Resultat außerpsychischer Reize, Einwirkungen einer Welt. Sie sind konstant. Die Ich-Relation ist es auch, die Bewußtseinswelt ist also von zwei Punkten her beim Säugling und beim Erwachsenen identisch. Wir können nichts anderes als eine Wesensähnlichkeit erwarten. Die Empirie verläßt uns freilich, noch und bis zu einem gewissen Grad für immer, beim Entscheid dieser Frage. Wir werden daher vorläufig die Wesensähnlichkeit annehmen, und brauchen sie nicht beweisen; das Gegenteil aber müßte uns einwandfrei bewiesen sein, sollten wir uns zu seiner Anerkennung entschließen können.

Bisher war von Wahrnehmung die Rede, ohne daß die „Vorstellung“ von ihr deutlich abgesondert wäre. Und das hat seine guten Gründe. Erstens wissen wir von den Vorstellungen noch weniger als von den Wahrnehmungen. Zweitens aber bestehen einige Anhaltspunkte, die uns nahelegen, hier für die Psychologie des Säuglings sehr beträchtlich andere Verhältnisse anzunehmen, als für die des Erwachsenen. Die Psychoanalyse und die eidetische Forschung treffen sich in der gleichen Auffassung. Die Grenze zwischen Wahrnehmung und Vorstellung ist in der frühen Kindheit völlig fließend; die beiden Welten Wahrnehmung und Vorstellung differenzieren sich aus einen gemeinsamen Vorstadium. Jaensch nennt es für die optische Wahrnehmung Anschauungsbild. Wir sprechen von halluzinatorischen Reproduktionen. Man kann annehmen, daß der Unterschied zwischen Reproduktion und Wahrnehmung anfangs nicht in ihrer sinnlichen Lebhaftigkeit liegt; man kann andererseits nicht gut glauben, daß die Beziehung der Wahrnehmung zu einer Außerichwelt, einer Realität dem frühesten Alter bereits gegeben ist. Sondern man wird annehmen wollen, daß wir in Traum und Anschauungsbild, in halluzinatorischen und visionären Erscheinungen Zustände vor uns haben, die den Wahrnehmungen des Säuglings sehr ähnlich sind. Was nun diesen Zuständen gemeinsam ist, wäre in ihrer Plastizität zu finden. Jaensch zeigt das sehr einleuchtend am optischen Anschauungsbild (A-B). In ihm kommen Raumverlagerungen, optische Transporte, Veränderungen der Größenrelationen und bei manchen Typen sehr weitgehende Veränderungen verschiedener Art vor. Veränderungen, die nicht in den Bedingungen der realen Welt, sondern des psychischen Zustandes, der psychischen Funktion gegeben sind. Das A-B folgt den psychischen Tendenzen, während die ausgebildete Wahrnehmung ihnen Widerstand entgegensetzt. Die Wahrnehmung hat Konstanten, die dem A-B fehlen. Jaensch entwickelt die genetische Anschauung, daß die A-B den ursprünglichen Typus darstellen, aus dem sich die Wahrnehmung entwickelte. Es verwirklicht sich dabei eine Tendenz, deren Ziel, nie erreichtes Ziel, die reine Rezeption ist, könnte man sagen. Eine genauere Analyse jener Veränderungen fehlt in den bisher publizierten Studien von Jaensch und seinen Mitarbeitern; auch die Motive wurden nicht speziell untersucht. Doch wird auf die Bedeutung affektiver Faktoren, des Interesses und der Aufmerksamkeit hingewiesen. Aus dem vorliegenden Material gewinnt man den Eindruck, es werde im A-B das Sehding wie ein Triebobjekt behandelt, es wird herangezogen, weggeschoben, vergrößert, in den Mittelpunkt gestellt, festgehalten, ganz so behandelt, als handelte es sich um reale Dinge, an denen mit den Händen triebgemäße Veränderungen vorgenommen werden.[1]) Von den Wahrnehmungen des Säuglings spricht Jaensch nicht explizite; doch ist außer Zweifel gelassen, daß für den Säugling gewiß gilt, was er von der frühen Kinheit im allgemeinen sagt. Freiling, ein Mitarbeiter Jaensch's, erwähnt eine Beobachtung von Stern: „Seinem 8 Monate alten Sohne wurde, als er seine Saugflasche erwartete, im Scherze eine Puppenflasche vorgehalten, die 15mal kleiner war, als die wirkliche Flasche. Da geriet er in die größte Aufregung und schnappte nach der Flasche, als ob sie die wirkliche wäre. Stern schließt hieraus auf ein Fehlen der Größenkonstanz“ und deutet sie, im Sinne der Eidetik: „Wir würden die von Stern angenommene Unsicherheit in der Größenschätzung nicht darauf zurückführen, daß im Kinde noch nicht die Assoziation zwischen Entfernungs- und Größeneindruck, die nach Stern die richtige Größeneinschätzung bedingt, genügend gefestigt sei. Wir neigen vielmehr zu der Erklärung, daß auch hier affektive Momente eine subjektive Vergrößerung des Gegenstandes hervorriefen.“

Verknüpfen wir Freuds Hinweise mit diesen Anschauungen von Jaensch, so gelangen wir — teilweise bereits gesagtes zusammenfassend — zu folgender Vorstellung. Reproduktion und Wahrnehmung sind einander ursprünglich wesensähnlich. Der Säugling hat Gesichtsphänomene gleicher Art, ob sie nun auf Reize im Auge auftreten oder aus inneren Bedürfnissen (Trieben oder Assoziationen). An diesen Gesichtsphänomenen setzen Triebhandlungen an, die bis zu einem gewissen Grad triebgemäße Umgestaltungen an den Gesichtsphänomenen zur Folge haben. Andererseits ist das Auftreten der Gesichtsphänomene selbst in gewissen Sinn und zwar gelegentlich Triebhandlung. Denn die gewünschten Phänomene werden erzielt durch motorische Leistungen, Schreien (bis die Mutter erscheint), Zuwendungsbewegungen, usw. oder durch Reproduktion. Dies Stadium könnte als magische Halluzination benannt werden. Es wird starke Unlusterlebnisse mit sich führen, und zwar zumeist vielleicht vom Freßtrieb her, der bald die Erfahrung vermitteln muß, daß

[1]) Von Jaensch nicht formuliert; aber sehr ähnlich, wenn er sagt: „Hier zeigt sich die Möglichkeit, die Wahrnehmungslehre an die Trieblehre anzuschließen“. Kein gleichgültiger Augenblick für die Entwicklung der Psychologie.

zwischen halluzinierter und realer Brust ein Unterschied besteht, und auf die deutliche, von den anderen Gesichtsphänomenen unterschiedene Auffassung der Realität hindrängen wird. Noch sicherer wird vom Bemächtigungstrieb her, im Zusammenhang mit der Abgrenzung des Körper-Ichs, die ja auf Koordinierung von Wahrnehmungen verschiedener Sinnessphären tendiert, in der gleichen Richtung eine Entwicklungsanregung ausgehen. Man kann nun annehmen, daß von hier aus eine Art Verdrängung der A-B einsetzt, daß sie ärmer, unlebendiger werden. Dem würden sich aber die Jaenschschen Befunde nicht leicht einfügen. Überdies bleibt ja die Welt der Reproduktionen triebgefügiger als die der Wahrnehmungen. Sie wird also Lust bieten, die sich der Verdrängung widersetzt. Dem entspricht, daß die A-B der Erwachsenen und Jugendlichen noch glänzendere Farben haben, als die Wirklichkeit. Trotzdem wird man sich schwer entschließen, zu vermuten, die Wahrnehmung würde Energieverarmt gemacht. Es werden also komplizierte Prozesse sein, die wir uns noch schwer genauer vorstellen können, die aber in irgend einer Weise eine Differenzierung der magischen Periode herbeiführen; sie bleibt für gewisse Gebiete unangetastet, andere — offenbar die nahe mit den Bemächtigungsäußerungen verknüpften — werden von einer schärferen Erfassung betroffen. Im Sinne der früheren Erörterungen wäre zu vermuten, daß die enttäuschenden, die unfolgsamen Gesichtsphänomene in eine gelockerte Beziehung zum Ich gesetzt werden, sie werden irgendwie Nicht-Ich, objektiv. Zugleich aber gehen andere von ihnen eine besonders enge Verknüpfung zum Ich ein, sie werden sozusagen subjektiv, Produktionen, Bestandteile des Ich. Und zwischen ihnen wäre die größere Menge der ohne ausgesprochene Beziehung zum Ich. Die Ich-fremd-gemachten wären die Ansätze zur Wahrnehmung, zur Welt, die Ich-nahe gemachten die Ansätze zur Vorstellung, zur Phantasie; die Ich-neutralen eine Art Reservoir, aus dem beide Welten ihre Zuschüsse erhielten. Mit diesen Scheidungen setzten auch wohl Prozesse ein, die zur Produktion als Gegensatz zur Reproduktion (und zur Wahrnehmung) führen werden. Wir hätten es hier mit einer Phase der ersten Eingrenzung der magischen Halluzination zu tun. Sie fiele zusammen (zeitlich und dynamisch) mit der Phase der Abgrenzung des Körper-Ichs. Dieses ergänzend, ihm das Intellektual-Ich hinzufügend, das, ähnlich dem Körper-Ich, durch Ausscheidungen (der Welt) enttäuschender Phänomene und durch Ausfüllung aus dem Ich-Neutralen sich vom Nicht-Ich abgrenzt.

All dies gilt unmittelbar nur für die optische Welt. In irgend einer wesensähnlichen Weise dürfen wir uns die Entwicklung auch für die anderen Sinnessphären denken. Doch würde es uns nicht überraschen, im einzelnen bei ihnen recht andere Verhältnisse anzutreffen, wenn uns das Material der Empirie eindringende Erörterung erlauben würde.

Probleme, die heute noch kaum zulänglich gestellt werden können, bietet die Psychologie des Raumes. Kein Wunder, daß die Psychologie des Säuglings zu diesem Thema recht wenig beizubringen hat. Immerhin sind wir über einige Punkte sehr wohl orientiert. Stern (2) hat der Entwicklung der Raumwahrnehmung in der frühen Kindheit eine sorgfältige Studie gewidmet. Er unterscheidet: den Urraum, den Nahraum und den Fernraum. Der Urraum ist „die Gegend des Mundes". „In der zweiten Lebenswoche vermag das Kind schon hellen Gegenständen, die nahe vor sein Gesicht gebracht und langsam . . . bewegt werden, zu folgen. Mit dieser Leistung reicht das Kind über den Urraum hinaus in den Nahraum, auf den nun etwa $^1/_4$ Jahr lang seine Raumbeherrschung beschränkt bleibt. Er besteht ungefähr aus einer Halbkugel, die sich um den Kopf als Zentrum mit einem Radius von etwa $^1/_3$ Meter nach vorn erstreckt." „Im Laufe des zweiten Vierteljahres öffnet sich der optische Fernraum."

Man sieht, daß der Raum, sein Wachsen und seine Präzision in naher Beziehung steht zur Entwicklung des Körper-Ichs, des Ichs und der Welt. Stern (2) deutet das so an: „Wie die Eroberung des Nahraums eine sehr unvollkommene war, solange das Kind sich den optischen und taktilen Eindrücken nur passiv hingab und nicht aktiv zugreifen konnte, so ist auch die Eroberung des Fernraums höchst unvollständig, solange das Kind passiv warten muß, bis die Ferneindrücke an sein Auge (Ohr) treffen. Vollendet wird diese Entwicklung erst dadurch, daß das Kind den Fernraum selber aktiv überwindet. Hiezu dient die eigene Lokomotion". Die Entstehung des Raumes vollendet erst die Abgrenzung von Ich und Welt. Denn die Abgrenzungs-, Ausscheidungs- und Ausfällungsprozesse, von denen bisher die Rede war, müssen keine Relation zum Raum haben. Zwar wird für jede bewußte Wahrnehmung irgend ein Raum — auch schon beim Säugling — anzunehmen sein, in dem sie erscheint, so wie Wahrnehmung ohne eine Ich-Relation, ein Ich als Substrat, Subjekt nicht gedacht werden kann und Wahrnehmung ohne Gedächtnis kaum einen Sinn meinen dürfte, aber diese Räume sind nicht der Raum. Er ist die Zentralbeziehung aller dieser Räume; er ist vor allem in einer festen Relation zum Ich (Körper-Ich). Dieser, der Raum ist Außenraum, außerhalb des Körpers, in Ich-Ferne. Mit ihm zugleich ist der Innenraum gesetzt, wenn auch kaum in diesem Sinn zugleich psychisch gegeben. Der Innenraum, der von der Körperoberfläche umgrenzt ist und in den alles lokalisiert wird, was Ich-nah ist oder wird. Hat dieser Außenraum sich konstituiert, so werden die ich-fremd-gemachten oder Ich-fremd-gedachten Phänomene in ihn hinausgestoßen. Die Ich-nahen werden dem Innenraum eingefügt. Das Ich kommt so in den Körper, alles Nicht-Ich in die Welt, den Außenraum. Wir müssen durchaus annehmen, daß dies ein Prozeß von beträchtlicher Dauer ist. Die Grenzen sind fließend. Die Zugehörigkeit eines Phänomens zu einem der beiden Räume braucht nicht dauernd zu sein; es kann hin und her bezogen werden. Und es mag einen großen Kreis von Dingen geben, die lange Zeit raumlos (in dieser Relation zu dem Raum sind) sowie sie Ich-neutral sind. Der psychische Mechanismus der Projektion (Freud) ist es, dessen Ansätze wir hier vor uns haben. Er ist durchaus das Analogon der Handlung des Fortstoßens, des Ausstoßens. Er ist eine solche Handlung, nur daß sie nicht motorisch vorgenommen wird. Aber auch der umgekehrte Prozeß ist zu beobachten, aus den Beobachtungen zwingend deutbar: Das Analogon zur Einverleibungshandlung, die psychische Einverleibung. Wir haben es bei ihr wohl mit dem Ansatz jenes psychischen Mechanismus zu tun, den wir als Identifikation in einer Psychologie der frühen Kindheit sehr eingehend zu erörtern hätten.

Daß alle diese Entwicklungen entlang von erblich vorgezeichneten Bahnen ablaufen, kann nicht bezweifelt werden. Trotzdem ist es berechtigt, in der Psychologie des Säuglings nach jenen Motiven zu fragen, die sich dem Individuum, im Individuum, als Anlässe, Fördernisse, Hemmungen des vorgezeichneten Ablaufs präsentieren. Wir haben sie als die libidinöse Lust auf einer Seite, als die Enttäuschung auf der anderen Seite kennen gelernt. Die Aufgabe, die sich an dieser Stelle gewiß erhebt, ist sehr leicht genannt: die Psychogenese des Ichs und der Welt des Säuglings ist zusammenfassend auf die Beteiligung der beiden Triebgruppen zu prüfen, sie ist dann in die Energietheorie einzuordnen. Aber diese leicht genannte Aufgabe ist nur sehr schwer zu lösen; wenn man das überhaupt wird als Lösung gelten lassen, was an spekulativen Vorschlägen, Ansätzen zu Vorschlägen, mehr hingesetzt als mit Gewicht vertreten werden könnte. Aber dies muß der Autor schuldig bleiben, d. h. er verschiebt die Leistung auf später. Alles zu Sagende wird gewinnen, wenn es ans Material der Ich-Entwicklung der späteren Kinderjahre angeknüpft wird. Schlüsse auf das Ich des Säuglings sind vielleicht — wo sie die strittigsten Punkte berühren — doch zwingender, wenn sie sich auf Äußerungen der Zwei-, der Fünfjährigen stützen, als wenn sie dem stummen Säugling in den Mund gelegt werden.

Die Bedeutung der Entwöhnung.

Suchen wir uns nun, nachdem wir uns einige flüchtige Vorstellungen von den Beziehungen des Säuglings zur Welt, von seinem Wahrnehmungs- und „Phantasie"leben gebildet haben, eine Anschauung über die Bedeutung der Entwöhnung zu bilden, so finden wir uns nicht mehr so ganz zweifelnd, wie nach dem Studium des eigentlichen Entwöhnungsprozesses. Ein wichtiges Zusammentreffen wird uns veranlassen eine Hypothese auszusprechen, die uns gestattet, alles über die Libidoentwicklung bisher Festgestellte und Vermutete festzuhalten und neue Fakta und Vermutungen ihm einzugliedern. Wir sahen auf der einen Seite, daß die Mutterbrust ihren Wert als Libidoobjekt für das Kind bald nach stattgehabter Entwöhnung verliert. Auf der anderen Seite sahen wir, wie die Außenwelt ungefähr um die gleiche Zeit durch Ausstoßung dem Ich entgegengestellt wird, als die Zusammenfassung der „unfolgsamen" Objekte. Beides sind Veränderungen der libidinösen Besetzung; beide sind gleichgerichtet. Die Verminderung, welche das Libidoquantum erfährt, wenn die Brust ein mehr gleichgültiges Objekt wird, und die Entfernung vom Ich, die alle jene Objekte erfahren, die in die Außenwelt projiziert werden, beide Vorgänge sind als Reaktion aufzufassen, die durch eine Enttäuschung erzwungen wurde. Es liegt nahe anzunehmen, daß der Kern, um den sich die Außenweltsprojektion gruppiert, die enttäuschende Brust ist, die unter Entziehung von Libido aus dem Körper Ich ausgeschieden wird. Die anderen Objekte werden bildlich gesprochen von der verbannten Mutterbrust mit in den Außenraum gerissen. Für diese Ausbreitung der Projektion auf andere, nicht so sehr unfolgsame Objekte spricht die Tatsache, daß in diesem Alter für das Kind die Brust der Mutter längst nicht mehr ein isolierter Gegenstand, sondern ein Teil der Mutter ist, so daß das Mutterbild als Ganzes das Schicksal teilen muß, das die Brust erfährt, das ursprünglich der Brust zugedacht war.

Diese Vermutung möchte nichts anderes sein als eine Hypothese. Soll sie aber diesen ihren Zweck erreichen, d. h. Anlaß zu neuen Beobachtungen sein, ist wohl noch nötig, sie durch etliche Sicherungen ansprechender zu machen. Ein Einwand ist sofort bereit: Wie verhält es sich mit jenen Völkern, die erst spät entwöhnen, wo sind die entsprechenden Folgen in ihrem Weltbild zu sehen? Wir wissen darüber noch nichts, darum hat der Einwand noch wenig Gewicht, er müßte erst Tatsachen zutage fördern. Aber unsere geringen Kenntnisse reichen hin, ein Argument für die vorgetragene Anschauung zu gewinnen. Tatsächlich nehmen die früh entwöhnenden europäisch-amerikanischen Kulturvölker allen anderen gegenüber in dem hier wichtigsten Punkt eine Sonderstellung ein. Keines von ihnen hat eine so harte Realität, hat eine so streng vom Ich geschiedene Außenwelt wie diese in der kapitalistischen Ordnung stehenden Nationen. Die Realitätsprüfung, wie Freud sagt, die scharfe Sonderung zwischen Wirklichkeit und Phantasie, ist eine der gebieterischsten Kulturforderungen; die Schwäche dieser Realitätsprüfung bezeichnet den neurotischen Menschen; er ist durch sie, durch das Wort neurotisch, gewertet als den Lebensanforderungen dieser Zeit nicht völlig angepaßt. Und die Tendenz der Kultur geht durchaus auf Rationalisierung, Eliminierung magisch-animistischer Denk- und Verhaltungsweisen. Was so differenten Rassen und Kulturen, wie Lappländer und Chinesen sind, gemeinsam ist gegenüber den Europäern-Amerikanern ist gewiß, daß ihr Weltbild wesentlich weniger vorgeschrittene Rationalisierung enthält als das dieser; ihre Realität hat weniger scharfe Konturen. Die Möglichkeit läßt sich, so scheint es mir, nicht kurzerhand abweisen, daß der frühe Entwöhnungstermin und die plötzliche Entwöhnungsweise der Ausgangspunkt, der erste Anstoß zu einer Entwicklung sind, die schließlich zum genannten Charakteristikum des Weltbildes führt, indem die Abgrenzung des Körper-Ichs von der Aussenwelt bei diesen Völkern früh, energisch, scharf und hart erfolgt. Natürlich kann dieser eine Faktor nur ein Stück der Entwicklung determinieren; er kann etwa ihr Anstoß sein. Nicht mehr. Ich will nicht verschweigen, daß sich die Völker, die in der Abstillungstabelle (S. 217) neben den Europäern genannt sind, in diese Erörterung wenig einpassen wollen. Vielleicht werden künftige Untersuchungen gerade bei diesen Völkern die Tatbestände aufdecken, die der fraglichen Annahme entsprechen.

Erstaunlich und zunächst scheinbar sehr gewichtig gegen eine nachwirkende Bedeutung der Entwöhnung sprechend, ist die Tatsache, daß, soweit ich weiß, niemand sich der Zeit erinnert, da er noch an der Mutterbrust trank. Autoren, die wie Spitteler, Stifter, Tolstoi (Ossipov) und Jean Paul (2) Erinnerungen aus dem ersten Lebensjahre niederschrieben, erwähnen doch nicht die Ernährung vor der Entwöhnung. Tolstoi findet dies bei sich selbst sehr merkwürdig: „Es ist sonderbar und schauderhaft zu denken, daß ich von meiner Geburt bis zum Alter von drei Jahren, als ich an der Brust saugte, als man mich von der Brust abnahm, als ich zu kriechen, zu gehen, zu sprechen anfing, wieviel ich auch in meinem Gedächtnis suche, keinen einzigen Eindruck außer ... (zwei Erinnerungen) ... finden kann. Wann habe ich denn angefangen? ... Lebte ich denn damals nicht, ... als ich schlief, an der Brust saugte, die Brust küßte und lachte und meine Mutter erfreute? Ich lebte und lebte glücklich (Ossipov)."

Diese Lücke in den Erinnerungen kann aber keineswegs ein Einwand sein, wissen wir doch, daß die früheste Kindheit als Ganzes auch in ihren für die spätere Entwicklung und das seinerzeitige Erleben bedeutsamsten Momente fast völlig der Amnesie verfällt. Und so wird wohl sehr bald nach der eingetretenen Versagung die Brust als Triebziel vergessen. Dies Vergessen erleichtert die Überwindung der Versagung und die Verwendung der Libido zu anderen Zielen. Nur kann es sich hierbei — nach unserer Auffassung — nicht um ein einfaches Vergessen handeln. Der Freßtrieb hat von Anfang an gelernt, als das Mittel seiner Befriedigung die Brust zu begehren; die libidinösen Strebungen der oralen Zone haben sich gleichfalls von den ersten Lebenswochen an zu einem nicht geringen Teil an dieses Objekt gebunden. Die Brust war monatelang begehrt und genossen worden. Es muß sich eine sehr feste Verbindung zwischen den Wünschen gebildet haben, die der oralen Zone entstammen und der Brust, die sie befriedigt. Und das halluzinatorische Reproduktionsbild Brust muß eine große Bereitschaft erworben haben, auf orale Wünsche zu reagieren. Diese Verbindung muß gelöst sein, soll das versagte, enttäuschende Objekt aufhören Triebziel zu sein, ständig unerfüllte, unerfüllbare Sehnsucht zu wecken. Die Zerstörung dieser Verbindung wird durch die Entziehung aller Aufmerksamkeit, der Besetzung, herbeigeführt; sie war erleichtert durch die Scheidung des ursprünglichen Gesichtsphänomens in die Außenwelt: reale Brust und die Vorstellung: Erinnerung an die Befriedigungssituation. Die Erinnerung wird unmöglich, sie ist weder von den oralen Bedürfnissen und dem Hunger her reproduzierbar, noch von dem Anblick des realen Objektes. Das heißt die Erinnerung an die Brust als Triebziel, die Vorstellung der Brust als Triebziel ist nicht allein vergessen, sondern verdrängt. Freilich ist der Terminus der Verdrängung, der dem entwickelten Ichzustand des Erwachsenen entnommen ist, hier noch nicht ganz präzis anzuwenden. Doch sind seine wesentlichen Merkmale bei den Vorgängen, die uns eben beschäftigen, vorhanden. Und das detaillierte Studium der Verdrängung muß für einen anderen Zusammenhang aufgespart bleiben.

Daß bei der Abstillung ein Vorgang statthat, den wir Verdrängung nennen dürfen, ergibt sich auch daraus, daß die Psychoanalyse an Gesunden und Kranken in zahlreichen Fällen nachzuweisen vermag, daß die vergessene Situation im Unbewußten erhalten ist, ins Bewußte drängt und in mannigfach entstellter Form, in Träumen, Phantasien, Handlungen und Symptomen die, freilich dem Ich ohne Analyse unkenntliche, Bewußtwerdung, Erinnerung durchsetzt. Freud (15) hat dies am Beispiel der berühmten Leonardoschen Erinnerung sehr wahrscheinlich gemacht. Sie lautet: „es kommt mir als eine ganz frühe Erinnerung in den Sinn, als ich noch in der Wiege lag, ist ein Geier zu mir herabgekommen, hat mir den Mund mit einem Schwanz geöffnet und viele Male mit diesem Schwanz gegen meine Lippen gestoßen." Die tiefste Erlebnisschichte dieser Erinnerung oder Phantasie ist gewiß eine entstellte Wiederkehr des verdrängten Saugerlebnisses. Vielleicht gilt ein Ähnliches für Jean Pauls einzige frühe Erinnerung: „Ich bin zu meiner Freude imstande, aus meinem zwölf- höchstens vierzehnmonatlichen Alter eine bleiche, kleine Erinnerung, gleichsam das erste geistige Frucht-Schneeglöckchen aus dem dunklen Erdboden der Kindheit noch aufzuzeigen. Ich erinnere mich nämlich noch, daß ein armer Schüler mich sehr lieb gehabt und ich ihn und daß er mich auf den Armen — was angenehmer ist als später auf den Händen — getragen und daß er mir in einer großen schwarzen Stube der Alumnen Milch zu essen gegeben. Sein fernes, nachdunkelndes Bild und sein Lieben schwebte mir über spätere Jahre herein." (Jean Paul 2.)

Einen Schimmer von Erinnerung an die Zeit vor der Entwöhnung wird man vielleicht in Stifters Zeilen finden können. Stifters Erinnerungen sind wenig bekannt, sie decken sich aber in wichtigen Punkten mit der hier vorgetragenen Meinung, so daß ich sie ausführlich bringe, so weit sie sich auf die früheste Zeit beziehen. Sie sind gewiß so wenig direkte Erinnerung, Dokumente, wie alle anderen früheren Erinnerungen, sie zeigen aber, daß der einfühlende Dichter, auf den Resten wirklicher Erinnerung und dem Wiederkehren des Verdrängten schöpfend, zu ähnlichen Resultaten gelangt, wie die Entwicklungspsychologie. Als Urerinnerungen bezeichnet er folgende: „Weit zurück in dem leeren Nichts ist etwas wie Wonne und Entzücken, das gewaltig fassend, fast vernichtend in mein Wesen drang und dem nichts mehr in meinem künftigen Leben glich. Die Merkmale, die festgehalten wurden, sind: Es war Glanz, es war Gewühl, es war unten. Dies muß sehr früh gewesen sein, denn mir ist, als liege eine hohe, weite Finsternis des Nichts um das Ding herum. Dann war etwas anderes, das sanft und lindernd durch mein Inneres ging. Das Merkmal ist: es waren Klänge. Dann schwamm ich in etwas Fächelndem, ich schwamm hin und wieder, es wurde weicher in mir, dann wurde ich wie trunken, dann war nichts mehr." „Die folgenden Spitzen werden immer bestimmter, Klingen von Glocken, ein breiter Schein, eine rote Dämmerung. Ganz klar war etwas, das sich immer wiederholte. Eine Stimme, die zu mir sprach, Augen, die mich anschauten, und Arme, die alles milderten. Ich schrie nach diesen Dingen. Dann war Jammervolles, Unleidliches, dann Süßes, Stillendes. Ich erinnere mich an Strebungen, die nichts erreichten, und an das Aufhören von Entsetzlichem und Zugrunderichtendem. Ich erinnere mich an Glanz und Farben, die in meinen Augen, an Töne, die in meinen Ohren, und an Holdseligkeiten, die in meinem Wesen waren. Immer mehr fühlte ich die Augen, die mich anschauten, die Stimme, die zu mir sprach, und die Töne, die alles milderten. Ich erinnere mich, daß ich das „Mam" nannte. Diese Arme fühlte ich mich einmal tragen. Es waren dunkle Flecken in mir. Die Erinnerung sagte mir später, daß es Wälder gewesen sind, die außerhalb mir waren. Dann war eine Empfindung wie die erste meines Lebens, Glanz und Gewühl, dann war nichts mehr. Nach dieser Empfindung ist wieder eine große Lücke. Zustände, die gewesen sind, mußten vergessen worden sein. Hierauf erhob sich die Außenwelt vor mir, da bisher nur Empfindungen wahrgenommen worden waren. Selbst Mam, Augen, Stimme, Arme waren nur als Empfindung in mir gewesen, sogar auch Wälder, wie ich eben gesagt habe . . . Mam, was ich jetzt Mutter nannte, stand nun als Gestalt vor mir auf und ich unterschied ihre Bewegungen, dann der Vater, der Großvater, die Großmutter, die Tante. Ich hieß sie mit Namen, empfing Holdes von ihnen, erinnere mich aber keines Unterschiedes ihrer Gestalten.“ Vielleicht haben wir ein Recht, in jene „große Lücke“ die Entwöhnung einzusetzen.

Wie steht es mit den Flaschenkindern? Diese Frage bedarf in Ermanglung eines schlüssigen Beobachtungsmaterials wenigstens einer kurzen Erwägung. So gern zuzugeben ist, daß in verschiedenen Beziehungen zwischen der Ernährung durch die Brust und der vermittels der Flasche beträchtliche Unterschiede bestehen mögen — in Bezug auf die Abstillung ist eine wesentliche Differenz kaum vorhanden. Auch der Säugling, der von Geburt an oder seit den ersten Lebenswochen statt der Mutterbrust die Flasche erhielt, muß abgestillt werden, d. h. erhält an Stelle der geliebten Saugflasche Nahrung, die gekaut werden muß und deren Anblick, Konsistenz, Verwendungsweise seinem bisherigen Triebziel nicht entspricht. Für ihn war die Saugflasche zu einem Bestandteil der Mutter geworden, der ihn, und somit, die ihn, enttäuscht, ganz ebenso wie das Brustkind die Brust und ihre Trägerin. Er steht vor der Notwendigkeit sein Triebziel zu vertauschen, was ihm durch Verdrängung und Projektion gelingen wird. Wirklich wesentlich geändert ist der Prozeß bei jenen Kindern, deren Ernährung durch die Flasche von zahlreichen verschiedenen Personen geschieht, so daß das Kind, Mutter (bzw. Pflegerin) und Milchquelle, Flasche, nicht als einen zusammenhängenden als Ganzen geliebten Gegenstand kennen lernt. Ein Fall, der bei Säuglingen gegeben sein kann, die in Anstalten aufwachsen. Wir dürfen erwarten, daß deren Studium uns interessante Fakta kennen lehren wird, von denen wir derzeit nichts Einzelnes wissen. Wohl aber ist unter dem Namen des Hospitalismus bekannt, daß sich solche Kinder ganz allgemein nicht wünschenswert, abweichend von anderen, entwickeln.

Die Abstillung ist demnach als sehr bedeutsame Versagung anzusehen, die die orale Gruppe der Sexualtriebe trifft, und auf die das Kind nach einer kurzen Auflehnung in Zorn und Trotz mit Abziehung der Libido vom enttäuschenden Objekt durch Projektion und Verdrängung reagiert. Gemildert ist die Versagung dadurch, daß seit der Zahnung eine Entsexualisierung der oralen Zone — verbunden mit Ansätzen von Verdrängungs- und Projektionsprozessen — begonnen hatte. Die dem alten Objekt entzogene Libido wird offenbar zum Teil den neuen Nahrungsmitteln und der neuen Ernährungsweise zugeführt; zum anderen Teil aber der Mutter, die ein Objekt in der Außenwelt geworden ist, als Aggression und Zärtlichkeit zugewendet. Dies ist ein Prozeß, den ich an dieser Stelle nur eben andeuten möchte, dessen Verständnis sich aber vielleicht bei Betrachtung der frühen Kindheit besser erschließen wird.

Der Prozeß der Überwindung der Versagung ist mit all dem aber noch nicht abgeschlossen. Die Enttäuschung, die das Kind durch die

Versagung erlebt, ist eine Verletzung und Schwächung seines Ich, eine Niederlage und sehr beträchtliche Einschränkung seiner narzistischen Allmachtssituation. Wir sehen aber das Kind nach der Entwöhnung in seinem Ich beträchtlich gewachsen. Nicht allein, daß es schärfer konturiert einer Außenwelt gegenübersteht, sondern das Ich hat die Herrschaft über den ganzen Körper gewonnen, die Beine sind folgsam geworden, das Kind kann im Dienste des Bemächtigungsstrebens als Ganzes sich im Raume bewegen; es hat schließlich durch Überwindung der Angst vor dem Freigehen ohne Brust-Bauch-Deckung eine entschiedene Loslösung vom Mutterkörper, von der Mutternähe vorgenommen, sich von der fötalen Situation für die Zeit seines Wachseins so völlig befreit, wie er es nur je als Erwachsener können wird, und damit die Anpassung an die postnatale Biosphäre zu einem wesentlichen Stück vollzogen. Diese um das Ende des ersten Lebensjahres einsetzende Entwicklung ist uns aus dem Bemächtigungsdrang, der Entsexualisierung der Beine, der Zuführung von so freigewordener Libido ins Ich und dessen mächtige Verstärkung ein wenig verständlich geworden. Die Verwandlung jener Angst in Gehlust und Stolz, ihre Bindung in den spontanen rhythmischen Artikulationen des Gehens, die Übertragung von Libido, die der Mutter galt, auf den „Raum" hat uns einige Details aufgeklärt.

Wir können denselben Prozeß aber auch von seiten der Entwöhnung betrachten, und gelangen dann vielleicht zu einem ersten Verständnis eines anderen Stückes von ihm. Ein Teil der vom Objekt Brust-Mutter abgezogenen Libido scheint zur Identifikation verwendet zu werden. Der Enttäuschung folgte die Trauer; sie mag kurz und als die erste Trauer, die den Menschen befällt, noch wenig tief und undeutlich, von allen den später hinzukommenden so schmerzlichen und verlängernden Komplikationen frei sein. Aber im Prinzip wird auch sie schon die gleiche Trauerarbeit leisten, die alle folgenden zu bewältigen haben werden (Freud 7). Der äußere Verlust wird durch die Trauer in einen inneren Gewinn verwandelt, das verlorene Objekt wird durch Identifikation mit ihm im eigenen Ich und unverlierbar aufgerichtet. Das Kind behandelt die Mutter und die mannigfaltigen Objekte seines Interesses, sein Spielzeug etwa, so wie es selbst behandelt wurde; die Abweisung, den Verlust, die es passiv durch eine äußere Gewalt erfahren hat, teilt es nun aus durch Abwendung, Weggehen, Wegwerfen und zwar aktiv, gewissermaßen Gewalt ausübend. Was ihm in einem einmaligen, andauerndem Entzug geschah, übt es in zahllosen Wiederholungen aus. Auch hier, wie wir am Wegwerfen-Spiel angedeutet sehen konnten, bereits durch Zahnung und vielleicht auch durch den steten Rhythmus von Kommen und Verschwinden der Mutter, Hunger und Stillung, Sehnsucht und Befriedigung seit etlichen Monaten vorbereitet.

Ehe nicht sorgfältige Untersuchungen vorliegen, läßt sich nicht entscheiden welches die Beziehung zwischen diesen beiden Entwicklungsrichtungen ist, der Icherstarkung, die durch das Gehen bezeichnet ist, und der Icherstarkung, die das Resultat der ersten Trauerarbeit ist. In der Kinderpflegeform, die gegenwärtig in europäisch-amerikanischen Kulturkreisen herrschend ist, koinzidieren beide zeitlich ungefähr. Man könnte sogar, wenn eine präzise Entscheidung vermutet werden soll, eher die Entwöhnung als den auslösenden Faktor ansprechen; doch scheint es, als müßte dem nicht unter allen Umständen so sein, sondern als wäre das Verhältnis bei anderen Pflegeformen das umgekehrte. Die Koinzidenz wird zu einer Verstärkung des Resultates führen; zu jener härteren Abgrenzung von der Realität träte dann auch ein stärkeres Ich. Die frühe, plötzliche Versagung an dem wichtigen und vielfach zu solchem Eingriff vorbereiteten Zeitpunkt des endenden ersten Lebensjahres böte die Möglichkeit, so scheint es, zur Entfaltung eines energischen Ich. Andererseits wirkt diese energische Form der Versagung nicht selten traumatisch: die Überwindung gelingt nicht und hinterläßt eine Disposition zu mannigfaltigen Fehlentwicklungen. Diese zu besprechen, kann in diesem Buch nicht meine Aufgabe sein. Es muß genügen, die Fixierungsstellen anzuzeigen und zu betonen, daß von ihnen nicht allein so starke Abweichungen der weiteren Entwicklung vom Normalen, dem Normierten, ausgehen, daß sie mit Recht als Fehlentwicklungen bewertet werden, sondern auch jene zahllosen Nuancen, die im Rahmen des Normalen liegen, und als individuelle Differenzen anzusprechen sind. Man kann daher metaphorisch vom Trauma der Entwöhnung sprechen. Womit aber nicht mehr gesagt sein will, als eine Versagung, die Schädigungen aller Art als Gefahr in sich schließt. Keineswegs ist die Entwöhnung ein Trauma im Sinn einer Durchbrechung des Reizschutzes, einer Überflutung des psychischen Apparates von Energien der Außenwelt, wie wir den Ausdruck Trauma der Geburt verstanden. Dieses ist ein Terminus der psychischen Energielehre, jenes wäre eine Betonung des Versagungscharakters, also eines Terminus der Trieblehre.

Diesen Unterschied vor Augen kann uns aber das Wort vom Trauma der Entwöhnung (Stärke) auf zwei Beziehungen aufmerksam machen, die Geburt und Entwöhnung miteinander verknüpfen. Erstlich: Es sind dieselben Mechanismen, die das Trauma und die Versagung überwinden, nur spielen sich jene an Quanten psychischer Energie, diese an Trieben und Instanzen ab: die fraktionierte, rhythmische Wiederholung, vom Passiven ins Aktive gewendet, an einem Bruchteil psychischer Energie anstatt an einem beträchtlichen Quantum (bzw. an einzelnen Triebregungen anstatt am Triebganzen) ablaufend. Zweitens: Geburt und Entwöhnung sind von außen gesetzte Wendepunkte der biologischen, psychischen, sozialen Entwicklung des Individuums, die ihm bestimmte Aufgaben stellen, deren Erfüllung Sich-entwickeln, sich der Erwachsenheit je um ein beträchtliches Stück nähern heißt. So daß man jenen Abschnitt der Entwicklung, den der Säugling durchzumachen hat, formelhaft bezeichnen kann, als: Vom Trauma der Geburt zum Trauma der Entwöhnung.

Literaturverzeichnis.

Abraham, K., Versuch einer Entwicklungsgeschichte der Libido. 1924.

Allers, R., Psychologie des Geschlechtslebens. G. Kafka, Handbuch d. vergl. Psychol. 1922.

Baldwin, J. M., Die Entwicklung des Geistes beim Kinde und bei der Rasse. 1898.

Bleuler, E., Naturgeschichte der Seele und ihres Bewußtwerdens. 1921.

Bernfeld, S., Die Psychoanalyse in der Jugendforschung. Bernfeld, Vom Gemeinschaftsleben der Jugend. 1922.

Biedert, Ph., Die Kinderernährung im Säuglingsalter. 1900.

Brehms Tierleben. Bd. I. 1893.

Buchner, M., Die Entwicklung der Gemütsbewegungen im ersten Lebensjahr. 1909.

Bühler, K., Die geistige Entwicklung des Kindes. 1921.

Canestrini, S., Über das Sinnesleben des Neugeborenen. 1913.

Claparède, E., (1) Esquisse d'une théorie biologique du sommeil. Archives de Psychologie. IV. 1905.

(2) Psychologie de l'Enfant. 1922.

Claretie, L., Les Jouets. Maison Quantin. Paris.

Compayré, G., Die Entwicklung der Kindesseele. 1900.

Cramaussel, E., Le Sommeil d'un Petit Enfant. Archives de Psychologie X/XII. 1910/12.

D'Allemagne, H. R., Histoire des Jouets. Chez l'auteur. Paris.

Darwin, Ch., (1) Der Ausdruck der Gemüthsbewegungen bei den Menschen und den Thieren. 1872.

(2) A Biographical Sketch of an Infant. Mind. II. 1877.

Dekker, H., Naturgeschichte des Kindes. Frankh. Stuttgart. 21. Aufl.

Deutsch, F., Die Psychoanalyse am Krankenbett. Kongreßbericht. Intern. Zeitschr. f. Psychoanalyse. X. 1924.

Dix, K. W., Körperliche und geistige Entwicklung eines Kindes. 4 Hefte. 1911/23.

Dyroff, A., Über das Seelenleben des Kindes. 1911.

Eisler, M. J., Über Schlaflust und gestörte Schlaffähigkeit. Intern. Zeitschr. f. Psychoanalyse. VII. 1921.

Feldmann, W. M., The Jewish Child. London. 1917.

Ferenczi, S., (1) Entwicklungsstufen des Wirklichkeitssinnes. Intern. Zeitschr. f. ärztl. Psychoanalyse. I. 1913.

(2) Versuch einer Genitaltheorie. 1924.

Franke, E., Die geistige Entwicklung der Negerkinder. 1915.
Freiling, H., Über die räumlichen Wahrnehmungen der Jugendlichen. Zeitschr. f. Sinnesphysiol. Bd. 55.
Freud, S., (1) Die Traumdeutung. 1914.
(2) Drei Abhandlungen zur Sexualtheorie. Gesammelte Schriften. 5. Bd. 1924.
(3) Über Triebumsetzungen, insbesondere der Analerotik. Gesammelte Schriften. 5. Bd. 1924.
(4) Formulierungen über die zwei Prinzipien des psychischen Geschehens. Gesammelte Schriften. 5. Bd. 1924.
(5) Einige Bemerkungen über den Begriff des Unbewußten. Gesammelte Schriften. 5. Bd. 1924.
(6) Das Unbewußte. Gesammelte Schriften. 5. Bd. 1924.
(7) Trauer und Melancholie. Gesammelte Schriften. 5. Bd. 1924.
(8) Zur Einführung des Narzißmus. Gesammelte Schriften. 6. Bd. 1925.
(9) Jenseits des Lustprinzips. Gesammelte Schriften. 6. Bd. 1925.
(10) Das Ich und das Es. Gesammelte Schriften. 6. Bd. 1925.
(11) Vorlesungen zur Einführung in die Psychoanalyse. Gesammelte Schriften. 7. Bd. 1924.
(12) Totem und Tabu. Gesammelte Schriften. 10. Bd. 1924.
(13) Der Witz. 1921.
(14) Bemerkungen über einen Fall von Zwangsneurose. Gesammelte Schriften. 8. Bd. 1924.
(15) Eine Kindheitserinnerung des Leonardo da Vinci. 1919.
Friedenthal, H., Allgemeine und spezielle Physiologie des Menschenwachstums. 1914.
Friedjung, J. K., (1) Erlebte Kinderheilkunde. 1919.
(2) Beobachtungen über kindliche Onanie. Zeitschr. f. Kinderheilk. IV. 1912.
(3) Die kindliche Sexualität. 1923.
Galanth, Das Lutscherli. Neurol. Zentralbl. 1919.
Garley, D., Der Schock des Geborenwerdens. Intern. Zeitschr. f. Psychoanalyse. X. 1924.
Gaupp, Psychologie des Kindes. Aus Natur- und Geisteswelt. Nr. 213. Teubner.
Genzmer, Untersuchungen über die Sinneswahrnehmungen der neugeborenen Menschen. 1873.
Goerges, Th., Das Kind im ersten Lebensjahr. Berlin: Ullstein.
Groos, K., (1) Die Spiele der Menschen. 1899.
(2) Das Seelenleben des Kindes. 1913.
Heilig, G., Die sinnlichen Gefühle des Menschen. 1919.
Herz, Einige Bemerkungen über das Saugen des Kindes. Jahrb. f. Kinderheilk. VII. 1865.
Hochsinger, Über Ernährungsneurosen im frühen Kindesalter. Berl. Klin. Wochenschr. 1910.
Hovorka, O. und A. Kronfeld, Vergleichende Volksmedizin. 2 Bde. 1908/09.

Hufeland, Ch. W., Guter Rath an Mütter über die wichtigsten Punkte der physischen Erziehung des Kindes. 1803.
Hug-Hellmuth, H., Aus dem Seelenleben des Kindes. 1921.
Ischikawa, T., Beobachtungen über die geistige Entwicklung eines Kindes in seinem ersten Lebensjahr. 1910.
Jaensch, E. R., Über den Aufbau der Wahrnehmungswelt. 1923.
Jungken, J. H., Wohlunterrichtender sorgfältiger Medicus. 1729.
Kempf, E. J., Psychopathology. London. 1921.
Key, A., Schulhygienische Untersuchungen. 1889.
Kirkpatrick, E. A., Grundlagen der Kinderforschung. 1909.
Köhler, W., Intelligenzprüfungen an Menschenaffen. 1921.
Koffka, K., Die Grundlagen der psychischen Entwicklung. 1921.
Krauss, F. S., Folkloristisches von der Mutterschaft. Schreiber, Mutterschaft. Langen. München.
Kroh, O., Subjektive Anschauungsbilder bei Jugendlichen. 1922.
Krueger, F., Über Entwicklungspsychologie. 1915.
Kussmaul, Untersuchungen über das Seelenleben des neugeborenen Menschen. 1859.
Lehmann, Hauptgesetze des menschlichen Gefühlsleben. 1892.
Lindner, S., Über das Saugen an den Fingern, Lippen usw. bei den Kindern (Ludeln). Jahrb. f. Kinderheilk. XIV.1879
Mitchell, P. C., Die Kindheit der Tiere. Hoffmann. Stuttgart.
Moll, A., Das Sexualleben des Kindes. Vogel. Leipzig.
Moro, E., Das erste Trimenon. Münch. Med. Wochenschr. 1918.
Müllerheim, R., Die Wochenstube in der Kunst. 1904.
Offner, M., Das Gedächtnis. 1913.
Ossipow, N.. Tolstois Kindheitserinnerungen. 1923.
Paul, Jean, (1) Levana oder Erziehlehre. 1814.
(2) Meine Kindheit. 1921.
Perez, B., Die Anfänge des kindlichen Seelenlebens. 1902.
Ploß, H., (1) — Bartels. Das Weib in der Natur- und Völkerkunde. 2 Bde. 1895.
(2) — Renz. Das Kind in Brauch und Sitte der Völker. 2 Bde. 1911/12.
Popper, E., Studien über Saugphänomene. Archiv f. Psychiatrie. Bd. 63. 1921.
Preyer, W., Die Seele des Kindes. 1884.
Queck-Wilker, H., Ein erstes Lebensjahr. 1912.
Rank, O., Das Trauma der Geburt und seine Bedeutung für die Psychoanalyse. 1924.
Reik, Th., Probleme der Religionspsychologie. 1919.
Reuss, A. v., Über transitorisches Fieber bei Neugeborenen. Zeitschr. f. Kinderheilk. IV. 1912.
Rühle, O., Das proletarische Kind. 1922.
Sadger, J., Haut-, Schleimhaut- und Muskelerotik. Jahrb. f. psychoanalytische Forschungen. III. 1912.
Sanctis, S. de, Psychologie des Traums. Kafka, Handbuch d. vergl. Psychol. III. Bd. 1922.

Schilder, P., (1) Über den Wirkungswert psychischer Erlebnisse. Archiv f. Psychiatrie u. Nervenkrankh. Bd. 70. 1923.
(2) Das Körperschema. 1923.
(3) Medizinische Psychologie. 1924.
Scupin, G. u. E., Bubi's erste Kindheit. 1907.
Shinn, M. W., Notes on the Developement of a Child. 2 Bde. 1907, 1909.
Sigismund, B., Kind und Welt. Ausgewählte Schriften. 1900.
Sikorsky, J. A., Die seelische Entwicklung des Kindes. 1908.
Spitteler, C., Meine frühesten Erlebnisse. 1914.
Spranger, E., Psychologie des Jugendalters. 1924.
Stärke, A., Der Kastrationskomplex. Intern. Zeitschr. f. Psychoanalyse. VII. 1921.
Stern, W., (1) Psychologie der frühen Kindheit. 1914.
(2) Die Entwicklung der Raumwahrnehmung in der ersten Kindheit. Zeitschr. f. angew. Psychologie. Bd. 2. 1909.
(3) Die Anwendung der Psychoanalyse auf Kinder und Jugendliche. Zeitschr. f. angew. Psychologie. Bd. 8. 1913.
Stifter, A., Selbstbiographie. Betrachtungen und Bilder. Amalthea-Verlag. Leipzig.
Sully, J., (1) Extract from a Father's Diary. Studies of Childhood. 1896.
(2) The Psychology of Tickling. IV. Congrès Intern. de Psychologie. 1901.
Tracy, F., Psychologie der Kindheit. 1912.
Trömner, Zur Biologie und Psychologie des Schlafes. Klin. Wochenschrift. 1910.
Vierordt, K., Physiologie des Kindesalters. Gerhardt, Handbuch d. Kinderkrankheiten. I. Bd. 1877.
Volkelt, J., Über die Vorstellungen der Tiere. 1914.
Watson, J. B., Psychology from the standpoint of a Behaviorist. Philadelphia. 1911.
Weber, M., Grundriß der Sozialökonomik. III. Teil. 1922.

Sachverzeichnis.

Manz'sche Buchdruckerei, Wien. 2976

GPSR Compliance

The European Union's (EU) General Product Safety Regulation (GPSR) is a set of rules that requires consumer products to be safe and our obligations to ensure this.

If you have any concerns about our products, you can contact us on ProductSafety@springernature.com

In case Publisher is established outside the EU, the EU authorized representative is:

Springer Nature Customer Service Center GmbH
Europaplatz 3
69115 Heidelberg, Germany

Batch number: 10815964

Printed by Printforce, the Netherlands